"十二五"职业教育国家规划教材

经全国职业教育教材审定委员会审定

全国医药中等职业教育药学类"十四五"规划教材（第三轮）

供药剂、制药技术、中药学等专业使用

应用药理基础 （第3版）

主　编　黄　瀚

副主编　黄　乾　李　敏

编　者　（以姓氏笔画为序）

李　敏（江西省医药学校）

陈御珍（湛江中医学校）

徐睿瑾（阜阳技师学院）

高　宁（江苏省常州技师学院）

黄　乾（亳州中药科技学校）

黄　瀚（湖南食品药品职业学院）

彭　英（湖南食品药品职业学院）

韩春明（佛山市南海区卫生职业技术学校）

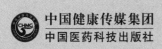

中国健康传媒集团

中国医药科技出版社

内容提要

　　本教材为"全国医药中等职业教育药学类'十四五'规划教材（第三轮）"之一，是根据本套教材的编写指导思想和原则要求，结合专业培养目标和本课程的教学目标、内容与任务要求编写而成。全书共 5 个模块、15 个项目，内容涵盖药理学基础知识及全身各系统用药的药理学和药物治疗学相关内容，具有专业针对性强、紧密结合新时代行业要求和社会用人需求等特点。本教材为书网融合教材，即纸质教材有机融合电子教材、教学配套资源（PPT、微课、视频等）、题库系统、数字化教学服务（在线教学、在线作业、在线考试），使教学资源更加多样化、立体化。

　　本教材主要供全国医药中等职业院校药剂、制药技术、中药学等专业教学使用，也可作为医药行业相关岗位培训和继续教育的教材或参考书。

图书在版编目（CIP）数据

应用药理基础/黄瀚主编 . —3 版 . —北京：中国医药科技出版社，2020.12

全国医药中等职业教育药学类"十四五"规划教材 . 第三轮

ISBN 978 - 7 - 5214 - 2130 - 9

Ⅰ . ①应…　Ⅱ . ①黄…　Ⅲ . ①药理学 – 中等专业学院 – 教材　Ⅳ . ①R96

中国版本图书馆 CIP 数据核字（2020）第 236629 号

美术编辑　陈君杞

版式设计　友全图文

出版　**中国健康传媒集团** | 中国医药科技出版社

地址　北京市海淀区文慧园北路甲 22 号

邮编　100082

电话　发行：010 - 62227427　邮购：010 - 62236938

网址　www. cmstp. com

规格　787mm×1092mm $\frac{1}{16}$

印张　22 $\frac{1}{2}$

字数　504 千字

初版　2011 年 5 月第 1 版

版次　2020 年 12 月第 3 版

印次　2023 年 11 月第 4 次印刷

印刷　三河市万龙印装有限公司

经销　全国各地新华书店

书号　ISBN 978 - 7 - 5214 - 2130 - 9

定价　**66.00 元**

获取新书信息、投稿、为图书纠错，请扫码联系我们。

2011 年，中国医药科技出版社根据教育部《中等职业教育改革创新行动计划（2010—2012 年）》精神，组织编写出版了"全国医药中等职业教育药学类专业规划教材"；2016 年，根据教育部 2014 年颁发的《中等职业学校专业教学标准（试行）》等文件精神，修订出版了第二轮规划教材"全国医药中等职业教育药学类'十三五'规划教材"，受到广大医药卫生类中等职业院校师生的欢迎。为了进一步提升教材质量，紧跟职教改革形势，根据教育部颁发的《国家职业教育改革实施方案》（国发〔2019〕4 号）、《中等职业学校专业教学标准（试行）》（教职成厅函〔2014〕48 号）精神，中国医药科技出版社有限公司经过广泛征求各有关院校及专家的意见，于 2020 年 3 月正式启动了第三轮教材的编写工作。在教育部、国家药品监督管理局的领导和指导下，在本套教材建设指导委员会专家的指导和顶层设计下，中国医药科技出版社有限公司组织全国 60 余所院校 300 余名教学经验丰富的专家、教师精心编撰了"全国医药中等职业教育药学类'十四五'规划教材（第三轮）"，该套教材付梓出版。

本套教材共计 42 种，全部配套"医药大学堂"在线学习平台。主要供全国医药卫生中等职业院校药学类专业教学使用，也可供医药卫生行业从业人员继续教育和培训使用。

本套教材定位清晰，特点鲜明，主要体现如下几个方面。

1. 立足教改，适应发展

为了适应职业教育教学改革需要，教材注重以真实生产项目、典型工作任务为载体组织教学单元。遵循职业教育规律和技术技能型人才成长规律，体现中职药学人才培养的特点，着力提高药学类专业学生的实践操作能力。以学生的全面素质培养和产业对人才的要求为教学目标，按职业教育"需求驱动"型课程建构的过程，进行任务分析。坚持理论知识"必需、够用"为度。强调教材的针对性、实用性、条理性和先进性，既注重对学生基本技能的培养，又适当拓展知识面，实现职业教育与终身学习的对接，为学生后续发展奠定必要的基础。

2. 强化技能，对接岗位

教材要体现中等职业教育的属性，使学生掌握一定的技能以适应岗位的需要，具有一定的理论知识基础和可持续发展的能力。理论知识把握有度，既要给学生学习和掌握技能奠定必要的、足够的理论基础，也不要过分强调理论知识的系统性和完整性；

注重技能结合理论知识，建设理论－实践一体化教材。

3. 优化模块，易教易学

设计生动、活泼的教学模块，在保持教材主体框架的基础上，通过模块设计增加教材的信息量和可读性、趣味性。例如通过引入实际案例以及岗位情景模拟，使教材内容更贴近岗位，让学生了解实际岗位的知识与技能要求，做到学以致用；"请你想一想"模块，便于师生教学的互动；"你知道吗"模块适当介绍新技术、新设备以及科技发展新趋势、行业职业资格考试与现代职业发展相关知识，为学生后续发展奠定必要的基础。

4. 产教融合，优化团队

现代职业教育倡导职业性、实践性和开放性，职业教育必须校企合作、工学结合、学作融合。专业技能课教材，鼓励吸纳1~2位具有丰富实践经验的企业人员参与编写，确保工作岗位上的先进技术和实际应用融入教材内容，更加体现职业教育的职业性、实践性和开放性。

5. 多媒融合，数字增值

为适应现代化教学模式需要，本套教材搭载"医药大学堂"在线学习平台，配套以纸质教材为基础的多样化数字教学资源（如课程PPT、习题库、微课等），使教材内容更加生动化、形象化、立体化。此外，平台尚有数据分析、教学诊断等功能，可为教学研究与管理提供技术和数据支撑。

编写出版本套高质量教材，得到了全国各相关院校领导与编者的大力支持，在此一并表示衷心感谢。出版发行本套教材，希望得到广大师生的欢迎，并在教学中积极使用和提出宝贵意见，以便修订完善，共同打造精品教材，为促进我国中等职业教育医药类专业教学改革和人才培养作出积极贡献。

数字化教材编委会

主 编 黄 瀚

副主编 黄 乾 李 敏

编 者 （以姓氏笔画为序）

李 敏（江西省医药学校）

陈御珍（湛江中医学校）

徐睿瑾（阜阳技师学院）

高 宁（江苏省常州技师学院）

黄 乾（亳州中药科技学校）

黄 瀚（湖南食品药品职业学院）

彭 英（湖南食品药品职业学院）

韩春明（佛山市南海区卫生职业技术学校）

本教材在全国医药中等职业教育药学类专业"十四五"规划教材建设指导委员会指导下，按照中等职业学校药剂、中药、制药技术等相关专业人才培养的基本要求和课程特点编写而成。本教材的编写以立德树人为宗旨，以岗位工作任务为导向，以职业能力培养为核心，充分体现先进性、启发性和实用性的原则。为学生将来从事用药指导、药学信息服务、新药评价、药物不良反应监测等工作奠定基础。

在教学内容编写上，本教材依据中职学生的认知特点和职业要求，按照"必需、够用"的原则，构建模块、项目、任务三层次的知识架构，确立以代表药或常用药的药物基本信息、药动学基本信息、药理作用（含作用机制）、临床应用（适应证）、不良反应与用药禁忌等为基本学习任务的内容体系。全书共5个模块、15个项目。本教材不设药理实验模块，药理实验由本教材使用者依据各专业人才培养目标和实验实践条件，自行决定。

与其他中职应用药理基础相关教材比较，本教材内容具备以下几个特点。

（1）学习任务中，药物基本信息增加了"常用制剂与规格""用法用量"两项，使学生对学习过的常用药，"学"能即"用"。

（2）职业技能培养上，以弄懂、弄通药物的临床应用、不良反应、用药禁忌为目的，每个学习任务的教学，以学生的学习能力为基础，采取项目教学法、混合式教学法、案例教学法、问题教学法等，利于学生领会和掌握代表药物的药理作用、作用机制（学习基础和学习主线）、临床应用（正面应用）、不良反应和用药禁忌（负面效应），充分体现应用药理基础教学的目的性、职业性与实用性，为有效用药、合理用药、安全用药奠定基础。

（3）教学设计上，提倡混合式教学。新课一般采用岗位情景模拟的方式导入，教学内容设置"请你想一想""你知道吗"等栏目，提高学生的学习兴趣，树立积极的职业态度，提升学生的自主学习、协作学习能力。

（4）内容呈现形式上，本教材为书网融合教材，即纸质教材有机融合电子教材、教学配套资源（PPT、微课、视频等）、题库系统、数字化教学服务（在线教学、在线作业、在线考试），使教学资源更加多样化、立体化。

本教材由湖南食品药品职业学院黄瀚老师主编。编写分工如下：黄瀚老师负责编写模块一（项目一至项目三）、模块四中的项目七及统稿工作，陈御珍老师负责编写模块二中的项目四，徐睿瑾老师负责编写模块二中的项目五，韩春明老师负责编写模块三（项目六）和模块四中的项目八，李敏老师负责编写模块四中的项目九、项目十，高宁老师负责编写模块四中的项目十一，黄乾老师负责编写模块四中的项目十二和模块五中的项目十四，彭英老师负责编写模块五中的项目十三、项目十五。

本次编写过程中参阅并引用了相关教材和著作，同时得到了各位编者所在学校的鼓励和支持，在此一并致谢！但由于受编者能力所限，书中难免会存在一些不足之处，恳请使用本教材的师生和读者批评指正，以利于今后进一步修订和完善。

编　者
2020 年 10 月

目录

● 1. 掌握药物、药理学、药物代谢动力学、药物效应动力学的概念。

● 2. 熟悉药理学的研究对象、任务与内容、学习方法。

● 1. 掌握药物效应动力学的基本概念；药物作用的选择性、两重性；药物的作用机制；药物代谢动力学的基本概念、基本参数及其临床意义。

● 2. 熟悉药物的构－效关系、量－效关系；药物的体内过程及影响因素。

● 1. 掌握耐受性、耐药性、依赖性等重要概念。

● 2. 熟悉协同、拮抗的类型与临床意义。

● 1. 掌握传出神经系统递质、受体及其生理效应；肾上腺素、去甲肾上腺素、异丙肾上腺素、酚妥拉明、毛果芸香碱、新斯的明、阿托品的药理作用、临床应用、不良反应及应用原则。

2. 熟悉传出神经系统药物的作用方式与分类；麻黄碱、多巴胺、普萘洛尔、药理作用、临床应用及不良反应；有机磷酸酯类的中毒机制、表现及防治；氯解磷定解毒的原理；山莨菪碱和东莨菪碱的作用特点及临床应用；肾上腺素等常用药的常用制剂与规格、用法用量。

1. 掌握抗精神病药氯丙嗪、抗帕金森病药左旋多巴的作用、临床应用、不良反应；抗癫痫药苯妥英钠、卡马西平、乙琥胺、丙戊酸钠药物的临床应用；镇静催眠药的分类，苯二氮䓬类药物的作用、临床应用、不良反应；中枢兴奋药咖啡因的临床应用；镇痛药的分类，吗啡的药理作用、临床应用、不良反应。

2. 熟悉抗抑郁药的分类、临床应用和不良反应；抗癫痫药苯妥英钠、卡马西平、乙琥胺、丙戊酸钠药物的药理作用、不良反应；治疗阿尔茨海默病药的代表药多奈哌齐、人工合成镇痛药哌替啶、芬太尼的临床应用；镇静催眠药巴比妥类和其他类药物的临床应用、不良反应。

模块三 主要影响体内炎症介质作用的药物

模块四 主要影响各系统功能的药物

1. 掌握解热镇痛抗炎药的共性；阿司匹林的药理作用、临床应用、主要不良反应；常用组胺 H_1 受体阻断药的分类、药理作用、临床用途和不良反应。

2. 熟悉抗痛风药及解热镇痛抗炎药的作用特点；常用白三烯受体阻断药的作用特点。

1. 掌握一线降压药的药理作用、临床应用、主要不良反应及防治和降压药应用原则；抗心绞痛药硝酸酯类、β 受体阻断药、钙通道阻滞药、他汀类药物的药理作用、临床应用、不良反应及防治。

2. 熟悉抗心律失常药的作用、应用和不良反应；降压药 α 受体阻断药、中枢性降压药、血管扩张药硝普钠的作用特点及抗高血压药的合理应用；强心苷类药的分类、药理作用、临床应用、不良反应及防治；高脂血症的分类；贝特类、胆汁酸结合树脂、胆汁酸吸收抑制药的药理作用、临床应用、不良反应及防治。

1. 掌握常用抗消化性溃疡药、止吐药与胃动力药的药理作用、临床应用、主要不良反应及抗消化性溃疡药的应用原则；常用泻药和止泻药的作用特点。

2. 熟悉消化性溃疡的发病原因和机制；止吐药与胃动力药的作用机制和用药指导；常用助消化药的作用特点；常用泻药和止泻药的机制和注意事项。

1. 掌握平喘药物的类别及其代表药物的作用机制、不良反应；祛痰药物的代表药物及作用机制、不良反应；镇咳药物的类别及其代表药物的不良反应。

2. 熟悉平喘药物的用药方法、特点；祛痰药、镇咳药的作用特点。

1. 掌握利尿药的类别及其代表药物；缩宫素的药理作用、临床应用及不良反应。

2. 熟悉各类利尿药物的作用机制；特拉唑嗪的作用特点、不良反应；麦角生物碱的药理作用和临床应用。

1. 掌握止血药维生素 K，抗凝血药香豆素、肝素、链激酶及抗贫血药铁剂、叶酸、维生素 B_{12} 的药理作用、临床应用及主要不良反应。

2. 熟悉促凝血药和抗纤维蛋白溶解药的概念；抗凝血药香豆素、肝素的体内过程；血栓溶解药和抗血小板的作用机制；重组人促红细胞生成素的定义。

1. 掌握糖皮质激素的分类、作用机制、不良反应及禁忌证；甲状腺激素的药理作用，抗甲状腺药物分类；胰岛素及口服降糖药的种类、降血糖机制和不良反应；雌激素、孕激素、雄激素药物的药理作用、临床应用、主要不良反应；抗骨质疏松药的分类、药理作用、临床应用、主要不良反应及用药注意事项。

2. 熟悉糖皮质激素使用方法；生殖过程的生理变化；激素替代治疗的相关药物使用方法；甲状腺激素在体内合成、贮存、释放与调节的动态过程；抗雌激素和抗孕激素药物的作用特点。

1. 掌握抗生素、抗菌谱、抗菌活性、耐药性的基本概念；青霉素类、头孢菌素类、大环内酯类、喹诺酮类的药理作用特点、临床应用、不良反应及使用注意事项；一线抗结核病药的作用特点、不良反应及使用注意事项。

2. 熟悉抗菌药物的作用机制和抗菌药物的合理用药原则；其他 β-内酰胺类、氨基糖苷类、四环素类、氯霉素、磺胺类的药理作用特点、临床应用、主要不良反应及注意事项；磺胺类的药理作用特点、主要不良反应；常用抗真菌药、抗病毒药的作用特点和临床应用。

1. 掌握氯喹、奎宁、伯氨喹、乙胺嘧啶等抗疟药的体内过程、临床应用、主要不良反应及注意事项；抗阿米巴病药、抗滴虫病和抗肠蠕虫病的药物名称、临床应用及主要不良反应。

2. 熟悉疟疾和疟原虫的分类；抗疟药的用法用量、合理应用；阿米巴原虫感染的过程；抗滴虫病用药注意事项。

熟悉抗恶性肿瘤药的分类；常用抗恶性肿瘤药的临床应用与常见不良反应。

模块一

总 论

项目一 绪 论

学习目标

知识要求

1. **掌握** 药物、药理学、药物代谢动力学、药物效应动力学的概念。
2. **熟悉** 药理学的研究对象、任务与内容、学习方法。
3. **了解** 药理学发展简史、研究方法、在新药研究中的作用。

能力要求

具备较强自主学习能力。

📋 **岗位情景模拟**

情景描述 某日，大学生小刘受患高血压病的外婆所托，到附近某大药房购买降压药美托洛尔，接待小刘的工作人员问小刘：你有没有处方（或门诊医嘱本）？用的是酒石酸美托洛尔还是琥珀酸美托洛尔？平常用普通片剂还是缓释片？规格是多少？几句话下来，小刘一头雾水。

分析 你能将上述问题跟小刘解释清楚吗？

药物（drug）是指能影响机体生理、生化和病理过程，用于预防、治疗和诊断疾病的化学物质。药物经加工制成适合临床需要，并符合一定质量标准，便于贮运和使用，并规定有适应证或者功能主治、用法和用量的成品称药物制剂或药品。药物按来源不同可分为天然药物（包括植物、动物、矿物及其加工品）、化学合成药物及生物制品；按指导用药实践理论的不同可分为传统药（如中药、蒙药、藏药、苗药等）与现代药（化学合成药、天然药的有效成分、生物制品等）；按使用管理方式的不同可分为处方药（Rx）与非处方药（OTC）。

药物治疗是各类疾病临床治疗的重要手段。为保证和维护人类的健康，我们应深入了解药物和药品的特性，研制出更有效的药物和更合适、便捷给药的剂型，保障有效、合理、安全用药。

> 🛏️ **请你想一想**
>
> 你了解"药食同源"吗？常见的药食同源的食物或药物有哪些？

一、药理学的概念、研究内容、对象和任务

药理学（pharmacology）是研究药物与机体（含病原体）间相互作用及其规律的一门学科；为防治疾病与有效、合理、安全用药提供基本理论和思维方法。其研究内容

包括药物效应动力学和药物代谢动力学两方面。

药物效应动力学（pharmacodynamics），即药效学，主要研究药物对机体的作用及其作用机制，阐明药物防治疾病的规律。

药物代谢动力学（pharmacokinetics），即药动学，主要研究机体对药物的处置过程及其规律，即研究药物在体内的吸收、分布、代谢和排泄过程及血药浓度随时间变化的规律。

药理学是一门实验性学科。根据实验对象不同可分为临床前药理学和临床药理学。前者是以动物为研究对象，在严格控制实验条件的前提下，从整体、器官、组织、细胞和分子水平上观察和研究药物的作用和作用机制，进行药效学、药动学和安全性评价；后者是以人体为研究对象，验证和研究药物对机体的药效学和药动学过程，以指导临床用药。

药理学的任务在于充分发挥药物的治疗作用，尽可能减少不良反应的发生，提高用药的安全性。为临床合理用药提供科学依据；为开发研究新药或新剂型提供实验资料；同时也为探索细胞、组织、器官生理生化现象及病理过程，揭示生命活动的奥妙提供实验资料。

二、药理学的学习目的和方法

药理学是连接药学与医学、基础医学与临床医学的桥梁学科，是药学类职业院校各专业的专业核心课，也是国家执业药师资格考试最重要的考核科目。中职药学类相关专业的学生学习药理学的目的在于为有效、合理、安全用药打基础。

掌握和领会药理学知识，需要扎实的解剖生理学、生物化学、医学微生物与免疫学等基础知识。重点掌握、熟悉和领会药物的药理作用和作用机制。原因在于药物所有的临床应用建立在药物药理作用的基础上，药物所有的不良反应都与药理作用或机体反应性相关，三者之间的关系如图 1-1。

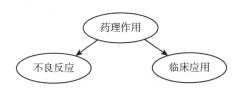

图 1-1 药物药理作用与临床应用和不良反应对应的关系图

其次是理解药物分类，掌握各类药物中代表药的药理作用、作用机制、临床应用、不良反应、药动学特点等，在此基础上，比较同类药物的异同点，归纳总结其共同规律和个性特点，以利于更有效掌握该类药物。

除上述方法外，要注重协作学习，"三个臭皮匠胜过诸葛亮""一语点醒梦中人"即是协作学习的写照；另外要重视对药理学知识点的预习、勤复习、多练习，要善于总结，如把所学知识总结归类成便于记忆、易于理解的思维导图。

三、药理学的发展概况

（一）古代药物学的发展

药理学是在传统药物学的基础上发展起来的。公元 1 世纪前后问世的《神农本草经》是我国最早的一部药物学著作，共收载了 365 种植物、动物和矿物药材及其用法，其中不少药物至今仍广为应用。如麻黄止喘、大黄导泻、海藻治瘿等。公元 659 年，唐代政府颁布的《新修本草》（也称《唐本草》），是我国也是世界上第一部由政府颁布的药典，共收载药物 844 种，比西方最早的《纽伦堡药典》早约 883 年。公元 1596 年，明代李时珍修订的《本草纲目》是我国传统中医药学的经典巨著，全书共 52 卷，约 190 万字，总计收载药物 1892 种。该书出版后，相继被译成英、日、法、德、朝、俄、拉丁等文字在世界各地传播。

古埃及和古欧洲的传统药物学对现代药理学的发展也产生了比较大的影响，目前存世且较为有影响的是古埃及的《埃伯斯医药籍》和盖伦（Galen）的《本草篇》。

（二）现代药理学的形成与发展

19 世纪初，由于化学、生物学及生理学等基础医学学科的发展，促进实验药理学的形成与发展。由此药理学作为一门现代科学开始发展起来。

1804 年，德国科学家 Returner 率先从阿片中分离出吗啡，通过狗的实验，证明吗啡有强大的镇痛作用。

1819 年，法国学者 Magendie 通过青蛙实验，确定了士的宁的作用部位在脊髓，为药理学的发展提供了全新的实验方法。

1846 年，德国的 Buchheim 在借鉴前人的基础上，建立了世界上第一个药理实验室，创立了实验药理学，撰写并出版了世界第一本《药理学》教科书，标志着药理学作为独立学科的诞生；其后，他的学生 Schmiedeberg（1838～1921 年）继续发展了实验药理学，开始研究药物的作用部位，开创了《器官药理学》。

1908 年，英国生理学家 Langley 在研究烟碱与箭毒的作用原理时首先提出药物作用的受体概念，为受体学说的建立奠定了基础。

1909 年，德国的 Ehrlich 从大量有机砷化合物中筛选出有效治疗梅毒的砷凡纳明，开创了用合成药物治疗传染病的新纪元。

1935 年，德国的 Domagk 发现磺胺类药物可以治疗细菌感染。

1940 年，英国的 Florey 在 Fleming（1928 年）研究的基础上，从青菌培养液中分离出青霉素，并将其应用于临床，抗生素时代由此而开始。此后，新的抗生素不断涌现，进入治疗感染性疾病的新时代，促进了化学治疗学的发展。

近半个世纪以来，由于生物化学、细胞生物学、分子生物学、免疫学等学科的迅猛发展与相互融合，以及同位素、微电子、计算机、各种色谱和生物工程技术等先进技术的广泛应用，药理学有了很大发展。对药物作用机制的研究，已由原来的系统、器官水平深入到细胞、亚细胞、分子和量子水平；在广度方面，由于自然科学的相互渗透，诞生了许多药理学的分支学科，如生化药理学、神经药理学、免疫药理学、遗传药理学、时辰药理学、临床药理学、分子药理学、量子药理学等，这些分支学科的建立和发展，极大充实和丰富了药理学的研究内容与研究范围。

我国现代药理学起步虽晚，但也取得了许多傲人的成就：1962 年，我国学者率先提出吗啡的镇痛作用部位在第三脑室和导水管周围灰质；1965 年，中国科研人员首次人工合成了具完全生物活性的结晶牛胰岛素；1972 年，我国学者屠呦呦等从黄花蒿中分离出青蒿素，为世界抗疟事业做出了突出贡献。最近几十年来，我国在心血管系统药物、抗肿瘤药物、抗生素等领域内也都取得了非常突出的成绩。

目标检测

一、A 型选择题

1. 药代动力学研究的内容不包括（   ）
   A. 药物作用机制　　　　　B. 药物的吸收　　　　　C. 药物的分别
   D. 药物的代谢　　　　　　E. 药物的排泄

2. 需要凭处方购买的药品是（   ）
   A. Rx　　　　　　　　　　B. OTC　　　　　　　　C. 药食同源的中药饮片
   D. 功能食品　　　　　　　E. "消"字号药品

3. 学习药理的目的和任务不包括（   ）
   A. 掌握和领会药物作用和作用机制　　　　B. 有效用药
   C. 合理用药　　　　　　　　　　　　　　D. 安全用药
   E. 经济用药

二、X 型选择题

4. 药物的来源包括（   ）
   A. 化学合成　　　　　　　B. 微生物发酵　　　　　C. 植物
   D. 动物　　　　　　　　　E. 矿物

5. 病原体包括（   ）
   A. 病原微生物　　　　　　B. 病原寄生虫　　　　　C. 肿瘤细胞
   D. 机体衰老的细胞　　　　E. 机体超正常水平的代谢废物

书网融合……

自测题

项目二 药物效应动力学与药物代谢动力学基础

任务一　药物效应动力学

PPT

学习目标

知识要求

1. **掌握**　药物效应动力学的基本概念；药物作用的选择性、两重性；药物的作用机制；药物代谢动力学的基本概念、基本参数及其临床意义。

2. **熟悉**　药物的构－效关系、量－效关系；药物的体内过程及影响因素。

3. **了解**　药物作用的性质和方式。

能力要求

1. 具备用药风险管控能力。

2. 具备较强的自主学习能力。

岗位情景模拟

情景描述　工程师小李，因咽喉肿痛、吞咽困难、发热半天就诊。诊断为急性化脓性扁桃体炎。医师医嘱：阿奇霉素分散片，0.5g（2 片）/次，一次/天；对乙酰氨基酚分散片，0.3g（3 片)/次，必要时。小李按医嘱服药 5 小时后，咽喉肿痛症状缓解，但开始出现腹痛、腹泻，腹痛为阵发性，腹泻初为软便，后为稀便。

分析　你认为工程师小李用药后出现了何种状况？是否需要处理？

药物效应动力学简称药效学，是研究药物对机体的作用、作用机制以及药物剂量与效应之间关系的规律。

一、药物的基本作用 🇪 微课

（一）药物作用与药理效应

药物作用（drug action）与药理效应（drug effect）两者意义相近，是指药物与机体生物大分子（酶、受体、离子通道等）结合后，引起的机体生理功能和生化反应的变化。

药物作用的基本形式是兴奋和抑制。凡能使机体组织器官功能活动增强的作用称

为兴奋 (excitation)。能产生兴奋作用的药物称为兴奋药,如肾上腺素能兴奋心脏,使心跳加快、收缩力增强。而能使机体组织器官功能活动减弱的作用称为抑制 (inhibition)。具有抑制作用的药物称为抑制药,如利多卡因、苯妥英钠能抑制心脏传导系统的功能活动,产生抗心律失常等效应。

药物对组织器官兴奋和抑制作用是相对的。同一种药物对不同的组织器官可产生不同的作用或效应,如胆碱受体阻断药阿托品对内脏平滑肌的主导作用是抑制作用,使其松弛;但对心脏的作用却是兴奋作用,使心率加快。另外兴奋作用和抑制作用在一定条件下可相互转化,如硝酸甘油、硝苯地平能缓解心绞痛,但若用法用量不对,则可诱发和加重心绞痛。

(二) 局部作用与吸收作用

药物在用药部位所呈现的作用,称为局部作用 (local action),如口服三硅酸镁在胃内中和胃酸作用,外用络合碘、75%的乙醇溶液局部消毒杀菌作用。

吸收作用 (absorptive action) 又称为全身作用 (general action),是指药物吸收进入血液循环,而后分布到机体有关部位所呈现的作用。如口服布洛芬产生的解热镇痛作用。吸收作用是绝大多数药物在体内的作用方式。

(三) 直接作用与间接作用

药物与组织器官活性大分子物质接触后,引发的原发效应,称为直接作用。直接作用的结果引发的效应称为间接作用。如硝苯地平扩血管、降压作用为直接作用;而降压作用引发的反射性兴奋心脏则为间接作用。再如胆碱受体阻断药阿托品松弛内脏平滑肌作用为直接作用;因为平滑肌松弛,对肌间神经丛刺激减弱产生的止痛作用则为间接作用。

(四) 药物作用的选择性

药物作用的选择性是指药物进入机体后,对某些组织器官产生明显作用,而对另一些组织器官的作用很弱甚至无作用,称为药物作用的选择性。如强心类药物对心肌具有明显的兴奋作用,而对骨骼肌和平滑肌则无明显作用。选择性高的药物针对性强,不良反应较少;选择性低的药物,作用范围广,不良反应较多。

药物作用的选择性是相对的,常与剂量相关。如治疗量的强心苷选择性作用于心脏,随着剂量增加也可影响平滑肌、神经系统,引起恶心、呕吐、头痛、失眠、视觉障碍等不良反应。

(五) 药物作用的两重性

药物作用的双重性是指药物进入机体后,既可产生对机体有利的防治作用 (preventive and therapeutic effect),又可产生对机体不利的不良反应 (adverse drug reaction, ADR),甚至导致药源性疾病的现象。故在临床用药时,应充分发挥药物的防治作用,尽量减少药物不良反应及药源性疾病的发生。

1. 防治作用 包括预防作用和治疗作用。预防作用是指提前用药以防止疾病或疾病症状的发生。例如服用维生素 A 预防夜盲症，补碘预防单纯性甲状腺肿等；治疗作用是指符合用药目的或能达到治疗效果的作用。根据治疗目的不同，可分为对因治疗（etiological treatment）和对症治疗（symptomatic treatment）。

凡能消除致病原因的治疗称为对因治疗，俗称治本。如感染性疾病发生时，使用抗病原微生物药杀灭病原微生物，使用抗病原寄生虫药清除体内病原寄生虫，属于对因治疗。而能缓解疾病症状的治疗称为对症治疗，或称为治标。如发热时，使用解热镇痛药使体温恢复正常，咳嗽使用镇咳药，属于对症治疗。

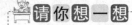

你认为对症治疗重要还是对因治疗重要？请说明你的理由。

2. 不良反应（adverse reactions）　是指不符合用药目的并给患者带来不适或痛苦（含药源性疾病）的反应。药品不良反应机制不同，表现各异，相关的分类法也有多种，如病因分类法、九类分类法等。常用 AB 病因分类法，包括 A 型、B 型、C 型等三类。

（1）A 型不良反应　即剂量与药理作用相关型不良反应。A 型不良反应是药物药理作用的持续或延续所致，与药物剂量明确相关。具体包括副作用、毒性反应、继发反应、首剂效应、撤药反应。具有可预期性、发生率高、死亡率低等特点，与用药者个体状况如年龄、性别、体质、生理病理状态等关系密切。

1）副作用（side reaction）　是指药物在治疗剂量下出现的与用药目的无关的作用。其发生的主要原因是药物的选择性低、作用广泛，当利用其中一种药理作用作为治疗作用时，其他与治疗作用无关的药理作用引发的不适则为副作用。副作用是药物固有的药理作用，一般比较轻微，对机体的危害不大，且副作用和治疗作用可随着治疗目的不同而相互转化。如 M 胆碱受体阻断药阿托品具有松弛内脏平滑肌、兴奋心脏、扩张瞳孔、抑制外分泌腺体分泌等药理作用。当用于治疗胆绞痛时，其松弛胆道平滑肌作用为治疗作用，而松弛胃肠平滑肌引发的腹胀、便秘，松弛泌尿道平滑肌引发的尿潴留，抑制腺体分泌引起的口干、皮肤干燥，兴奋心脏引发的心悸，扩张瞳孔引发的视物模糊等，为副作用。

2）毒性反应（toxic reaction）　是指用药剂量过大、用药时间过长或药物在体内蓄积时，对用药者靶细胞、靶组织、靶器官产生的危害性反应。毒性反应可因剂量过大立即发生，称为急性毒性（acute toxicity），多损害呼吸、循环及神经等系统功能；也可因长期用药，药物在体内蓄积后逐渐产生，称为慢性毒性（chronic toxicity），常损伤肝、肾、骨髓、内分泌系统的结构与功能。毒性反应也是药物药理作用的结果，与副作用相比较，只是给药剂量（血药浓度）、给药时间、症状轻重的差别，常称毒副作用。

3）继发反应（secondary reaction）　是指继发于药物治疗作用之后的一种不良反应。继发反应不是药物的本身作用，而是药物作用的间接效应，又称为治疗矛盾。如长期大剂量应用广谱抗生素，敏感菌被抑制，不敏感的细菌大量繁殖而引起继发感染

（二重感染）及维生素缺乏症。

4）后遗效应（residual effect）　是指停药后血浆药物浓度已降至最低有效浓度以下时残存的药理效应。如应用长效巴比妥类催眠药后，次晨仍有困倦、头昏、乏力等"宿醉"现象；长期应用肾上腺皮质激素，停药后肾上腺皮质功能低下，数月内难以恢复。

5）撤药反应（withdrawal reaction）　亦称停药反应，是指长期使用某种药物后，机体对药物产生了适应性，一旦停药或减量过快，机体调节功能失调，导致功能紊乱，出现病情或症状反跳、回升，疾病加重等现象。如长期应用 β 受体阻滞剂治疗高血压时，若突然停药，可引起血压反跳，甚至引发脑血管意外。

（2）B 型不良反应　又称剂量不相关的不良反应，与药物固有的正常药理作用无关，而与药物化学结构和人体特异体质有关。本类不良反应不可预知、发生率较低、危险性大、病死率高。具体包括变态反应和特异质反应两大类。

1）变态反应（allergic reaction）　俗称过敏反应，是指机体受药物等抗原刺激所产生的异常的过度的免疫应答，可引起机体生理功能障碍或组织损伤。变态反应见于少数变态反应体质的人，致敏原可能是药物本身、药物在体内的代谢物、药物制剂中的杂质等。表现如药物热、荨麻疹、皮疹、变应性皮炎、溶血性贫血、粒细胞缺乏症、过敏性休克等。变态反应的发生与否与药物剂量无关，在治疗量或极少量时即可发生，如微量的青霉素即可引起过敏反应。但变态反应的严重程度与剂量相关，如青霉素皮试阳性（局部皮肤红肿）仍注射青霉素，则可引起过敏性休克。由于变态反应大多不易预知，因此，对于变态反应体质的人，用药前应详细询问患者的过敏史；对于过敏反应发生率高且凶险的药物，使用前应做皮肤试验。

2）特异质反应（idiosyncratic reaction）　是指由药物引起的一类遗传性异常反应，发生在有遗传性缺陷或变异的个体。如遗传性葡萄糖 - 6 - 磷酸脱氢酶缺乏的患者，在应用有氧化作用的伯氨喹、磺胺类等药物时引起的急性溶血。

（3）C 型不良反应　本类不良反应机制尚不明确，其特征为潜伏期长、背景发生率高、药物与反应的发生无明确的时间关系、可重现。如致畸（teratogenesis）、致癌（carcinogenesis）、致突变（mutagenesis）等"三致反应"。与毒性反应不同的是，"三致反应"是合格药品在正常用法用量发生的有害反应。

你知道吗

"反应停"事件

反应停通用名为沙立度胺，为一种镇静剂，有多种药理效应，早期主要用于缓解早孕反应。1956 年上市，至 1962 年撤药，全世界 30 多个国家和地区共报告了与该药相关短肢畸形的"海豹儿" 1 万余例，成为 20 世纪最大的药物致畸的不良反应事件。这一事件唤起了人们对药物致畸作用的高度重视。

二、药物的作用机制

药物的作用机制（mechanism of drugs action）是阐明药物为什么能起作用以及如何起作用的道理，是药效学研究的重要内容。明确药物的作用机制，有助于理解或领会药物的治疗作用和不良反应发生的本质，为临床有效、合理、安全用药提供理论支持。

（一）药物非特异性作用机制

药物非特异性作用机制主要与药物的理化性质如溶解性、解离度、渗透压、表面张力、溶液 pH、蛋白变性作用、络合或螯合作用等有关，是通过药物的物理特性或化学反应改变细胞周围的理化条件而产生药理效应。如碘酊、龙胆紫外用杀菌消炎；口服三硅酸镁、氢氧化铝等抗酸药中和胃酸，治疗消化性溃疡；静脉注射 20% 甘露醇可提高血浆渗透压引起组织脱水而消除脑水肿；使用二巯基丙醇等金属螯合剂解救砷、汞、铅等中毒等。

（二）药物特异性作用机制

药物特异性作用机制与药物的化学结构密切相关，绝大多数药物属于此类。通过自身结构中的特异性官能团，影响酶、受体、离子通道、载体分子等靶分子结构和功能，产生相对应的生理、生化反应或变化。

1. 影响酶的活性　酶是细胞生命活动的重要物质，许多药物通过影响酶的活性而呈现作用。如他汀类药物通过抑制 HMG – CoA 还原酶，发挥降胆固醇作用；普利类药物通过抑制血管紧张素转换酶，产生抗高血压作用；链激酶、尿激酶通过激活血浆纤溶酶原，产生溶栓作用。

2. 参与或干扰细胞代谢过程　维生素和部分无机离子是体内某些物质代谢酶的辅酶或辅基，缺乏或代谢过程受干扰，会引起物质代谢障碍，引起相应缺乏症。如维生素 B_1 缺乏引起脚气病、碘缺乏引起单纯性甲状腺肿；甲氨蝶呤的化学结构与二氢叶酸相似，竞争性抑制叶酸还原酶，抑制活性四氢叶酸的合成，进而干扰核酸和蛋白质的合成，产生抗免疫、抗肿瘤作用。

3. 影响细胞膜离子通道的通透性　细胞膜上有许多无机离子通道，如 Na^+ 通道、K^+ 通道、Ca^{2+} 通道、Cl^- 通道等。有些药物可直接作用于这些通道，影响离子进行跨膜转运，产生药理效应。如钙拮抗药硝苯地平可阻滞血管平滑肌钙通道，抑制 Ca^{2+} 内流，降低细胞内 Ca^{2+} 浓度，使血管平滑肌松弛，血管扩张，血压下降；抗心律失常药利多卡因阻滞给药部位心肌细胞、神经细胞膜 Na^+ 通道，抑制动作电位的产生和传导，产生抗心律失常作用和局部麻醉作用。

4. 影响生理物质转运　体内主动转运需要载体参与，干扰这一过程可影响物质的跨膜转运。如奥美拉唑抑制胃壁细胞膜上 H^+,K^+ – ATP 酶的活性，产生强大的抑制胃酸分泌作用。

5. 影响生物活性物质　生物活性物质包括神经递质、激素、生物活性胺、小分子多肽等。有些药物通过影响生物活性物质的合成、储存、释放、灭活等过程而发挥作用。如解热镇痛药可抑制体内前列腺素的生物合成而产生解热镇痛抗炎作用；磺酰脲类、格列奈类口服降血糖药通过促进胰岛素的释放产生降血糖效应。

6. 影响核酸代谢 如阿昔洛韦、拉米夫定等通过抑制病毒核酸的合成，而抑制病毒的增殖周期。

7. 影响免疫功能 许多疾病的发生、发展涉及机体免疫功能的改变。免疫抑制药环孢素、6-巯嘌呤及免疫增强药胸腺肽通过影响免疫功能产生药理效应，前者用于器官移植的排斥反应，后者用于免疫力低下的辅助治疗。

8. 作用于受体 受体（receptor）理论是药效学的基本理论之一。现已证实很多药物是通过与体内特异性受体结合，激动或拮抗相应的受体而发挥药理效应的。

三、药物作用的受体机制

（一）受体的概念和特性

1. 受体的概念 受体是指存在于细胞膜、细胞质或细胞核上，能识别结合特异性配体并引起特定生理效应的生物大分子（单纯蛋白质分子或糖蛋白、脂蛋白、核蛋白等）。配体（ligand）是指能与受体特异性结合的物质，包括内源性配体和外源性配体。内源性配体是机体体内对应于受体且必然存在的化学物质，主要包括神经递质、激素及其他生物活性物质；外源性配体主要为药物。

2. 受体的特性 受体在结构和功能上具有下列特性。

（1）特异性 受体对配体具有高度的识别能力，一种受体只能与一种（绝对特异性）或一类（相对特异性）配体结合，产生特定的生理、生化和药理效应。

（2）高效性 受体对配体具有高度的亲和力，微量的配体与受体结合，即能产生明显的效应。

（3）可逆性 受体与配体的结合是可逆的。受体与配体形成的复合物可以解离，并能被另一种特异配体所置换。

（4）饱和性 受体的数量有限，能结合的配体量也是有限的，在药物的药理作用上表现为最大效应。即当药物达到一定血药浓度后，其效应不再随浓度的增加而增强。

（5）多样性 同一受体可分布于不同的组织细胞，产生不同的效应；不同组织或同组织不同区域的受体，受体的密度或抗原性可能存在差异。受体亚型分类的基础是受体的多样性。

> **请你想一想**
>
> 如果受体与配体的结合不能解离，那么该配体对机体的生理功能会产生什么影响？

（二）受体的类型

依据受体的结构、组织细胞上的分布及作用特点等，可将受体分为以下四种类型。

1. 离子通道受体 此类受体为贯穿细胞膜内外的离子通道。受体激动时，离子通道开放，细胞内、外离子顺浓度梯度跨膜转运，使细胞膜去极化或超极化，产生兴奋或抑制效应。如 N 胆碱受体、GABA 受体等。

2. G 蛋白偶联受体　G 蛋白是鸟苷酸结合调节蛋白的简称，存在于细胞膜内侧。G 蛋白偶联受体是通过 G 蛋白连接细胞内效应系统的膜受体。其主要特点是，受体与激动剂结合后，经过 G 蛋白的转导（生成第二信使物质，如 cAMP），将细胞外信号转至细胞内，引起生理或药理效应。此类受体分布广，种类多，如肾上腺素受体、分泌素受体、视紫红质样受体等。

3. 具酪氨酸蛋白激酶活性的受体　这类受体镶嵌于细胞胞膜，细胞外段为配体结合区，中段穿透细胞膜，细胞内段具酪氨酸蛋白激酶特性（酶原）。活化后，催化细胞内多种底物蛋白酪氨酸残基磷酸化，通过一系列酶促反应，产生促细胞生长、分化等效应。如胰岛素受体、表皮生长因子受体等。

4. 调节基因表达的受体　此类受体主要位于细胞内，其配体较易通过细胞膜的脂质双层结构，与细胞内的受体结合并发生反应，产生诱导蛋白质而呈现效应。如肾上腺皮质激素受体、甲状腺素受体等。

（三）作用于受体的药物

药物与受体结合产生效应，必须具备两个条件，即：亲和力（affinity）和内在活性（intrinsic activity）。亲和力是指药物与受体结合的能力，主要与氢键、离子键、分子间引力、共价键等有关。亲和力大则受体与配体结合强。内在活性是指药物与受体结合并激动受体产生最大效应的能力，也称效能（efficacy），用常数 a 表示。

根据药物与受体结合后所产生的效应不同，可将作用于受体的药物分为三类。

1. 激动药（agonist）　也称为完全激动药（full agonist），是指与受体既有较强亲和力又有较强内在活性的药物。可用如下公式描述：

$$a_{(药物+受体)} \geqslant a_{(内源性配体+受体)}$$

2. 拮抗药（antagonist）　是指与受体有较强的亲和力，但无内在活性 $[a_{(药物+受体)}=0]$ 的药物。

3. 部分激动药（partial agonist）　是指与受体有较强的亲和力，但内在活性较弱的药物。可用如下公式描述：

$$0 < a_{(药物+受体)} < a_{(内源性配体+受体)}$$

部分激动药用药后，与内源性配体竞争，要占据一部分受体，故其整体药理效应类似于拮抗药。

（四）受体调节

受体调节（receptor regulation）是指受体的数量或内在活性在生理、病理和药物等因素的影响下而发生的变化，包括向上调节和向下调节。

1. 向上调节（up regulation）　是指在某些因素影响下，受体数量增多或内在活性增强，亦称增敏现象。常因长期使用受体拮抗药或酶的抑制药而引起。如长期应用 β 受体拮抗药后，可使 β 受体数量增多或内在活性增强，对内源性配体如肾上腺素的敏感性增加，一旦突然停药，会出现反跳现象，如血压反弹、心绞痛发作频次增加等。

2. 向下调节（down regulation）　是指某些因素影响下，受体的数量减少或内在活性减弱，亦称耐受。向下调节常因长期使用受体激动药或酶的激活剂引起，是药物产生耐受性的原因之一。如长期应用 β 肾上腺素受体激动药异丙肾上腺素平喘，可导致该药平喘作用逐渐变弱。

四、药物的构 – 效关系与量 – 效关系

（一）药物的构 – 效关系

构 – 效关系（structure activity relationship）是指药物的化学结构与药理效应或毒理效应之间的关系。药物作用的性质取决于药物的化学结构，结构相似的药物可通过作用于同一靶点引起相似或相反的效应。有些药物结构式相同，但光学性质不同，它们的药理效应表现出较大的差异。如解热镇痛抗炎药萘普生，S – 萘普生的抗炎作用是 R – 萘普生的 28 倍；氯霉素的左旋体有抗菌作用，右旋体则无抗菌作用；左旋体的奎宁有抗疟作用，而右旋体奎尼丁则是抗心律失常作用。因此，了解药物的构 – 效关系有助于深入认识药物的作用，对定向设计药物结构、研制开发新药等有重要的指导意义。近年来采用的计算机辅助药物设计，就是以药物构 – 效关系为基础的。

（二）药物的量 – 效关系

药物剂量与效应关系（dose – effect relationship）简称量 – 效关系。通分析药物的量 – 效关系，可使我们领会药物的给药剂量与所产生相应效应之间的规律，为有效用药、合理用药和安全用药提供科学的依据。

1. 药物剂量　是指用药的分量，是决定血药浓度和药物效应的主要因素。在一定范围内，药物剂量的大小与血药浓度高低成正比，效应随着剂量的增加而增强。但若剂量过大，则可引起毒性反应，出现中毒甚至死亡（图 2 – 1）。

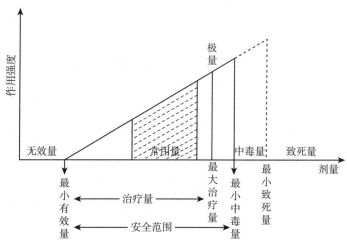

图 2 – 1　药物剂量与作用强度关系示意图

（1）无效量　给药后不出现药理效应的剂量。

（2）最小有效量（阈剂量）　能产生药理效应的最小剂量。

（3）极量　是能产生最大治疗作用，但尚未引起毒性反应的剂量。极量是安全用药的极限。

（4）治疗量和常用量　治疗量是最小有效量与极量之间的剂量。常用量是比最小有效量大，比极量小的剂量。常用量在一般情况下是安全而有效的剂量。

（5）最小中毒量　能引起毒性反应的最小剂量。

（6）致死量　能引起机体中毒死亡的剂量。

（7）安全范围　是最小有效量与最小中毒量之间的范围。安全范围越大，药物毒性越小，用药越安全。

2. 量－效曲线　是以药物的效应为纵坐标，药物剂量或浓度（血药浓度）为横坐标，进行作图所得到的曲线。

（1）量反应及量－效曲线

1）量反应　指药理效应的强弱可用连续增减的数量或最大效应的百分率表示，如心率、血压、尿量、血糖浓度、平滑肌收缩或松弛的程度等。其研究对象为单一的生物个体。

2）量反应量－效曲线　如图2－2（a）所示，量反应的量－效曲线为一先陡后平的曲线，曲线后端平直，表示药物最大效应；若将横坐标的剂量转换成对数剂量，将效应转换成最大效应百分率，则量－效曲线呈对称的S型曲线，如图2－2（b）所示。

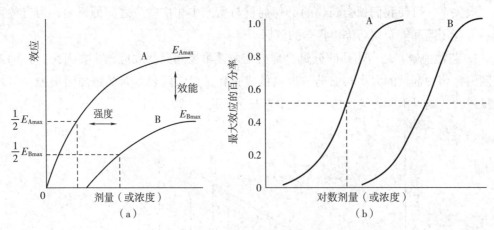

图2－2　量反应量－效关系曲线

（2）质反应及量－效曲线

1）质反应　其研究对象为一个群体。药物所呈现出来的药理效应只能用全或无、阳性或阴性表示，结果以反应的阳性率或阴性率作为统计量的反应类型，如死亡、惊厥、睡眠、麻醉等。

2）质反应量－效曲线　质反应量－效曲线有两种状态，若横坐标采用对数剂量，纵坐标采用反应频数时，为常态分布曲线，说明大多数个体是在中等剂量时发生反应，少数是在较小剂量或很大剂量时才发生反应；若改用累加反应频数（发生反应的个数相加）为纵坐标时，为对称的 S 型曲线（图 2 - 3）。

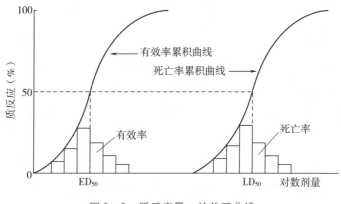

图 2 - 3　质反应量 - 效关系曲线

3. 常用药理学参数　透过量反应量 - 效曲线和质反应量 - 效曲线，可归纳出一些药理学基本概念和参数，对指导临床用药有重要意义。

（1）效能（efficacy）　指药物所能产生的最大效应（maximal effect，E_{max}）。效能反映了药物的内在活性，如利尿药呋塞米利尿效能高，可用于急性肺水肿的治疗，螺内酯利尿效能低，多与其他降压药合用于高血压病的治疗。

（2）效价强度（potency）　指能引起等效反应的相对剂量或浓度，用于作用性质相同的药物之间等效剂量的比较。一般反映药物与靶组织、靶器官的亲和力，其值越小，则效价强度越大。

效能和效价强度反映药物的不同性质，二者具有不同的临床意义，常用于评价同类药物中不同品种的作用特点。

（3）半数有效量（median effective dose，ED_{50}）　是指能引起 50% 阳性反应（质反应）或 50% 最大效应（量反应）的剂量。半数有效量越小，表明药物活性越强。

（4）半数致死量（median lethal dose，LD_{50}）　是能引起 50% 实验动物死亡的剂量。半数致死量是反映药物毒性的重要指标。其数值越小，毒性越大；数值越大，毒性越小。

4. 药物的安全性评价　量 - 效曲线还可用于分析药物的安全性。常用的安全性指标有治疗指数、半数致死量和安全范围等。

（1）治疗指数（therapeutic index，TI）　是指药物半数致死量与半数有效量的比值，即 LD_{50}/ED_{50}。治疗指数越大的药物，相对安全性越大。

（2）安全指数（safety index，SI）　是指最小中毒量（LD_5）与最大治疗量（ED_{95}）的比值，即 $SI = LD_5/ED_{95}$。SI 值越大，药物越安全。

任务二　药物代谢动力学

PPT

📋 **岗位情景模拟**

情景描述　高三同学小曼这两天感冒，鼻塞、流涕症状较重，且自觉有点发热，自主在学校附近的大药房买了盒维 C 银翘片，服用后，感觉症状好转不明显，用药后还有点昏昏欲睡的感觉，有点急。听同学说静脉输点双黄连注射液见效快、效果好。于是想咨询一下。

分析　你有什么好的建议？

药物代谢动力学简称药动学，主要定量研究机体对药物的处置（disposion），包括药物在体内的吸收（absorption）、分布（distribution）、代谢（metabolism）和排泄（excretion）等过程，并运用数学原理和方法阐释药物在机体的动态规律。

一、药物的跨膜转运

药物进入机体后要到达作用部位产生效应，必须通过各种生物膜，药物从生物膜的一侧转运到膜另一侧的过程，称为药物的跨膜转运（图 2 - 4）。

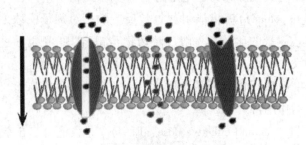

图 2 - 4　药物的跨膜转运示意图

1. 被动转运（passive transport）　是指药物由高浓度侧向低浓度侧的跨运。此种转运不消耗能量，转运速度主要取决于膜两侧浓度差，当膜两侧药物浓度达到平衡时，转运即相对停滞。被动转运的方式包括简单扩散、滤过扩散和易化扩散。

（1）**简单扩散**　是大多数药物在体内的跨膜转运方式。转运速度除取决于扩散膜的面积及膜两侧的浓度梯度外，还与药物的分子量、溶解性、极性、解离度等有关。大多数药物在体液环境中都有一定程度的解离，以非解离型和解离型两种形式存在。非解离型药物极性小、脂溶性大，易跨膜转运；而解离型药物极性大、脂溶性小，不易透过生物膜脂质层而实现跨膜转运。一般来说，弱酸性药物在酸性体液中不易解离，主要以非解离型存在，脂溶性大，易跨膜转运；而在碱性体液中主要以解离型存在，脂溶性小，不易跨膜转运。弱碱性药物则相反，在碱性体液中易跨膜转运，在酸性体液中不易跨膜转运。在生理 pH 范围内，强酸、强碱以及极性强的季铵盐可全部解离，难以透过生物膜。

（2）滤过（filtration） 又称膜孔扩散，指分子直径小于膜孔的水溶性药物，借助膜两侧的流体静压和渗透压差，随体液通过细胞膜的水性通道进行跨膜转运的过程。细胞膜的膜孔较小，只有小分子药物可通过；毛细血管壁的膜孔较大，多数药物可通过；肾小球的膜孔更大，绝大多数药物及其代谢产物均可通过肾小球而被滤过。

（3）易化扩散（facilitated diffusion） 是膜蛋白介导的被动扩散；是物质通过膜上的特殊蛋白质（载体、通道）的介导、顺电－化学梯度的跨膜转运过程。

易化扩散具有以下特点：①特异性。如每种载体只能转运特定的药物。②可饱和性。载体和通道的数量是有限的，当药物浓度很高时，载体和通道被饱和，出现饱和限速现象。③竞争性。由同一载体转运的药物之间存在竞争性。

2. 主动转运（active transport） 是指药物依赖生物膜上的特殊载体，从低浓度侧向高浓度侧进行跨膜转运过程。其特点是：①逆浓度差转运；②需要消耗能量；③转运载体的特异性、可饱和性、竞争性。如神经递质去甲肾上腺素通过突触前膜胺泵主动再摄取，青霉素类药物从肾小管分泌排泄等即如此。

二、药物的体内过程

（一）药物的吸收

药物的吸收是指药物从给药部位进入血液循环的过程。除动静脉给药外，其他给药途径均存在吸收的过程。药物吸收的速度和程度直接影响药物作用的快慢和强弱。

1. 给药途径 临床常用的血管外给药途径有消化道给药、注射给药、呼吸道给药和皮肤黏膜给药等。

（1）消化道吸收 口服给药是临床最常用的给药方式，具有方便、安全、经济等优点。大多数药物以简单扩散的方式通过肠道吸收。分子量小、脂溶性大、非解离型药物较易吸收。胃液的 pH 为 0.9～1.5，有利于弱酸性药物的吸收，但由于胃黏膜的吸收面积小，胃排空快，药物胃内停留时间短，所以药物实际上在胃腔内吸收量很少。

小肠是药物吸收的主要部位。因为小肠黏膜血流丰富，表面富有绒毛，吸收面积大，小肠液近中性（pH 为 4.8～8.2），大多数弱酸或弱碱性药物均易在此溶解吸收。

消化道吸收存在首过消除（first pass elimination）现象。首过消除是指药物在肠道或通过肠壁或经门静脉进入肝时，部分被代谢灭活而使进入全身循环的药量减少，又称为首过效应。首过效应明显的药物不宜口服给药。

（2）注射部位的吸收 肌内注射和皮下、皮内注射是临床较常用的给药方式。注射后，药物沿结缔组织向周边扩散，再经毛细血管壁被吸收进入血液循环。由于毛细血管壁细胞间隙较大，药物常以简单扩散或膜孔扩散方式迅速吸收。吸收速率与注射部位的血流量及药物的剂型有关。肌肉组织的血流量比皮下组织丰富，所以肌内注射比皮下注射吸收快。水剂吸收迅速，混悬剂和油剂则吸收较慢。

（3）**呼吸道吸收**　气体或挥发性药物经口、鼻吸入后经呼吸道可由肺泡吸收。肺泡表面积大（200m²），且血流丰富，药物吸收快而完全，且呼吸道给药可避免首过消除。

粉吸入剂、混悬吸入剂给药后主要滞留于气管、支气管，吸收缓慢，可达到局部治疗目的。哮喘治疗常采用此种给药法。

（4）**皮肤黏膜吸收**　皮肤由多层结构构成，血循环也不丰富（表皮无血管），因此完整的皮肤吸收能力差。皮肤给药，主要产生局部效应。但若在皮肤外用制剂中加入透皮促吸收剂，制成透皮贴剂后，可发挥局部或全身作用，如硝酸甘油缓释透皮贴剂。

黏膜由单层上皮构成，黏膜下层血运丰富，故黏膜远较皮肤的吸收能力强。黏膜给药常见舌下给药或直肠给药，舌下给药虽然吸收面积小，但血流丰富，吸收迅速，起效快，无首过消除。对于首关消除率高、口服给药难以见效的药物，如硝酸甘油、异丙肾上腺素等，可采用此种给药途径。直肠给药，因其吸收面积很小，肠腔液体量少，pH 为 8.0 左右，不利于多数药物溶解，吸收不如口服给药迅速和规则。但当患者处于昏迷、呕吐状态，尤其儿童不宜口服时可考虑直肠给药。

2. 影响药物吸收的因素　影响药物吸收的因素很多，除了给药途径外，其他如药物的理化性质、药物制剂、吸收环境等，也影响药物的吸收。

（1）**药物的理化性质**　一般来说，弱酸性药物在胃中易吸收，而弱碱性药物在小肠中易吸收。药物吸收程度取决于药物的溶解性、分子大小、解离程度等。如在水和脂性溶剂中均很难溶解的硫酸钡，不被吸收，可用作造影剂；硫酸镁水溶液口服难吸收，高浓度可产生很高的渗透压，常用作泻药。

（2）**药物制剂**　其种类也可影响吸收。如口服制剂，溶液剂比片剂、胶囊剂、丸剂等固体剂型吸收快；注射剂若是皮下或肌内注射，溶液型注射剂较混悬型注射剂易吸收。

（3）**吸收环境**　胃排空速度、肠蠕动的快慢、胃肠内容物的性质与量、吸收部位血运等均可影响药物的吸收。一般来说，胃肠蠕动加快或肠内容物多，可妨碍药物与吸收部位的充分接触，吸收的速度和程度均减少。而食物中合适的油脂，可促进脂溶性药物的吸收。

> **请你想一想**
> 钙、铁等物质吸收主要在小肠的上段，那么补钙药、补铁药饭前服还是饭后服效果最佳？

（二）药物的分布

药物的分布是指被吸收后的药物随着血液循环（含淋巴循环）到达各组织器官的过程。大多数药物在体内的分布是不均匀的，存在明显的组织选择性。影响药物分布的因素主要有以下几个方面。

1. 药物与血浆蛋白结合　吸收进入血液循环的药物特别是脂溶性强的药物，多可与血浆蛋白（主要是白蛋白）可逆性结合。与血浆蛋白结合的药物称为结合型药物，未与血浆蛋白结合的药物称为游离型药物。结合型药物分子量大，难以进行跨膜转运分布至作用的靶点，暂时失去药理活性，也不参与代谢和排泄，成为药物在血液中一种暂时的储存形式。当血浆中游离型药物的浓度随着其分布和消除降低时，结合型药物可释放出游离型药物，药物结合与解离的过程，保持动态的化学平衡。

药物与血浆蛋白的结合具有饱和性。当给药剂量过大、血药浓度过高时，与血浆蛋白的结合达到饱和，会使游离型药物浓度增高，药效增强，甚至出现毒性反应；药物与血浆蛋白的结合是非特异性的，多种药物可竞争同一蛋白的同一结合位点而发生置换现象，被置换出来的药物游离型浓度增高，药效或毒性随之增强。如口服抗凝血药华法林（血浆蛋白结合率为99%）与解热镇痛抗炎药保泰松（血浆蛋白结合率为98%）同服，可使华法林的游离型浓度成倍增加，导致华法林抗凝作用增强，引起自发性出血。联合用药时，应注意免此类现象。

某些病理情况下，如肝硬化、慢性肾炎、尿毒症、极度营养不良等，血浆蛋白减少，血浆蛋白结合药物的能力下降，同等给药剂量下，游离型的药物增多，也易引发不良反应。

2. 药物的理化性质和体液的pH　脂溶性药物和水溶性低的药物易通过生物膜而分布，水溶性大分子药物则难通过生物膜而分布。生理情况下，细胞外液pH为7.35~7.35，细胞内液pH约为7.0。弱酸性药物在酸性环境下解离较少，易透过细胞膜，故弱酸性药物在细胞外液浓度较高；弱碱性药物则相反，在细胞内浓度较高。通过改变血液pH，可改变药物的分布方向。如在抢救巴比妥类（弱酸性）药物中毒时，可用碳酸氢钠碱化血液和尿液，有利于药物自脑组织向血浆转移，并促进药物自尿排泄。

3. 局部器官血流量　吸收而来的药物通过血液循环迅速向全身组织器官转运，药物首先分布于肝、肾、脑、心等血流量相对较大的器官组织，然后再分布到肌肉、皮肤或脂肪等血液灌注量相对较小的组织，这种现象称为药物的再分布。脂肪组织的血流量虽较少，但其容纳量大，是脂溶性药物的巨大储库。如静脉注射硫喷妥钠后，因其脂溶性高，首先分布到富含类脂质的脑组织，迅速产生麻醉作用，随后药物迅速从脑向脂溶性更高的脂肪组织转移，麻醉作用很快消失。

4. 药物与组织的亲和力　不同组织对药物的亲和力不同，故药物在不同组织中的含量（浓度）表现出明显的差异性。如碘主要集中在甲状腺，钙和双磷酸盐主要沉积于骨骼中，汞、砷、锑等重金属和类金属在肝、肾中分布较多，从而损害这些器官。

5. 特殊屏障　药物在血液与器官组织之间转运时受到的阻碍称为屏障。影响药物分布的屏障主要有血-脑屏障和胎盘屏障。

（1）血-脑屏障（blood brain barrier）　主要是指血液与脑组织、血液与脑脊液间的屏障，能阻碍多数药物（极性大的药物）进入脑组织中，有利于维持中枢神经系统内环境的相对稳定。血－脑屏障的屏障能力强，原因在于脑毛细血管内皮细胞间连接紧密，间隙小，基膜外还有一层星状胶质细胞包绕，只有分子量小、脂溶性高的药物可以通过被动转运的方式，进入脑组织。新生儿血－脑屏障尚未发育全，其中枢神经系统易受药物的影响；而当脑膜发生急性炎症时，毛细血管扩张，血－脑屏障通透性增加，此时应用大剂量青霉素类、头孢菌素类等极性较强的抗生素，亦可在脑脊液中达到有效治疗浓度而发挥作用。

（2）胎盘屏障（placental barrier）　是指胎盘绒毛与子宫血窦间的屏障。它将母体与胎儿血液隔开。胎盘屏障的通透性与一般生物膜无明显差异，一般弱酸性、弱碱性、脂溶性大、相对分子质量600以下的药物易通过胎盘屏障，因此，孕妇用药应谨慎，以防胎儿中毒或致畸。

（3）其他　体内其他屏障如血－眼屏障等，会影响药物在眼球中的分布。

（三）药物的代谢

药物的代谢（drug metabolism）　是指药物在体内发生化学结构的变化，也称为药物的生物转化或转化（biotransformation）。药物的代谢主要在肝脏进行，少数药物也可在肠、肾、心脏、血浆等部位进行。

1. 药物代谢的方式　药物在体内代谢的方式有氧化、还原、水解和结合。其中，氧化还原和水解反应为第Ⅰ相反应，结合反应为第Ⅱ相反应。

药物经过第Ⅰ相反应，多数失活或活性降低，少数被活化或毒性增强。如可的松、泼尼松在肝脏还原（加氢），才具有活性；再如抗恶性肿瘤药环磷酰胺，体外没有活性和毒性，在肝内转化为磷酰胺氮芥后，才具有抗肿瘤活性和细胞毒性。

第Ⅱ相反应是指经Ⅰ相反应生成的代谢物或某些原型药物，可与体内的葡萄糖醛酸、硫酸、乙酰基、甲基、甘氨酸等结合，结合后的代谢物水溶性增大，易于经肾脏排出。药物代谢的最终目的是促使药物排泄。

2. 药物代谢的酶　药物代谢均需要酶的参与，根据存在部位可分为微粒体酶系统和非微粒体酶系统两类。

（1）微粒体酶系统　是指存在于肝细胞内质网中主要促进药物代谢的酶系统，又称为肝药酶，最为重要的如细胞色素P450（cytochrome P450，CYP450或CYP）。CYP450是一个庞大的多功能酶系统，由多种酶组成，在内源性物质和外源性物质的代谢过程中起重要作用。其主要特点是：①选择性低，能催化多种药物代谢；②个体差异大，存在明显的种族、性别、年龄等差异；③数量有限，容易发生竞争性抑制；④酶活性易受药物的影响而表现出增强或减弱。

（2）非微粒体酶系统　是指存在于血浆、细胞质和线粒体等部位中的代谢酶，主要催化水溶性较大、脂溶性较小的药物以及结构与体内正常代谢物类似的物质的代谢，如单胺氧化酶、胆碱酯酶等。

3. 肝药酶的诱导与抑制　肝药酶的活性和数量是不稳定的，易受某些药物或食物成分（如西柚）的影响。

（1）**药酶诱导剂** 是指能使肝药酶活性增强或合成加速的物质。如苯巴比妥、苯妥英钠、利福平、地塞米松等。可加速药物自身和其他药物的代谢，使自身和其他药物药理活性降低。如苯巴比妥的药酶诱导作用很强，连续应用可加速自身代谢，产生耐受性；苯巴比妥与口服抗凝药华法林合用时，可加速华法林代谢，使其抗凝作用减弱。

（2）**药酶抑制药** 是指能使肝药酶活性降低或合成减少的药物。如氯霉素、异烟肼、西咪替丁等。药酶抑制药能减慢其他药物的代谢，使药效增强，如氯霉素与苯妥英钠合用，可使苯妥英钠的代谢减慢而作用增强，甚至出现毒性反应。

（四）药物的排泄

药物的排泄是指药物及其代谢产物通过排泄器官排出体外的过程。药物排泄速度的快慢可直接影响药物的作用强度和持续时间。药物排泄的主要器官是肾脏，其次是胆道、呼吸道、乳腺、汗腺、唾液腺等。

1. 经肾脏排泄 药物经肾脏排泄，与肾小球滤过、肾小管重吸收、肾小管分泌三种功能活动方式相关联。

（1）**肾小球滤过** 肾小球毛细血管的基底膜孔径大，血流丰富，滤过压高，故通透性大。除了与血浆蛋白结合的药物外，游离型药物及其代谢产物均可经过肾小球滤过进入肾小管腔内。

（2）**肾小管重吸收** 进入肾小管管腔的药物，脂溶性大、非解离型药物及其代谢产物又可经肾小管上皮细胞重吸收入血。改变尿液的 pH，可以改变弱酸性或弱碱性药物的解离度，从而改变药物的重吸收程度。当尿液呈酸性时，弱酸性药物主要以非解离型存在，脂溶性高，重吸收多，排泄慢。如水杨酸类药物过量中毒时，可应用碳酸氢钠碱化尿液以促进药物排泄。另外，增加尿量可降低尿液中药物的浓度，减少药物的重吸收，加速排泄。

（3）**肾小管分泌** 有少数药物通过肾小管分泌排泄。肾小管分泌是主动转运过程，需非特异性载体转运系统完成。肾小管上皮细胞存在有机酸和有机碱两类转运系统，前者转运弱酸性药物，后者转运弱碱性药物。分泌载体选择性低，存在竞争性。如丙磺舒可抑制青霉素的主动分泌，依他尼酸、氢氯噻嗪等利尿药可抑制尿酸的主动分泌等，使被抑制青霉素、尿酸等物质排泄减少，血药浓度增高，血浆半衰期延长。

肾功能减退或不全时，主要经肾脏排泄的药物排泄减慢，易引起蓄积中毒，故应适当减少剂量或延长给药间隔时间。

2. 经胆汁排泄 药物在肝内代谢后，可随胆汁从胆道排至十二指肠，然后随粪便排出体外。如红霉素、利福平等可大量从胆道排泄，并在胆汁中浓缩，在胆道内形成较高的药物浓度，从而有利于肝胆系统感染的治疗。

肝肠循环（hepato – enteral circulation）是指某些药物自胆汁排出后，再被小肠重新吸收进入体循环的过程。一些肝肠循环明显的药物如洋地黄毒苷、地高辛、地西泮，其血浆 $t_{1/2}$ 将会明显延长。

3. 经肺排泄　肺脏是某些挥发性药物的主要排泄途径，如吸入麻醉药恩氟烷、异氟烷、氧化亚氮等主要经肺排出；饮酒后可从呼出的气体中检出乙醇。

4. 经乳汁排泄　人乳汁偏酸性（pH 6.8 ~ 7.3）且富含脂质。脂溶性高或弱碱性药物如吗啡、阿托品等可经乳汁排泄，乳汁中药物浓度高，可直接影响母乳喂养的婴儿。故哺乳期妇女用药应慎重。

5. 其他　部分药物还可以通过唾液、汗液、泪液等排泄。

你知道吗
_____

药物与尿液等排泄物、分泌物的颜色

有些药物及其代谢物本身为有色物质，或与环境作用而显色，排泄时可以改变排泄物的颜色。如利福平和其代谢产物均为红色，排泄时可使尿液、泪液、唾液等排泄物变红，应特别提醒患者，以免引发恐慌。

常见可能引起尿液等排泄物颜色改变的药物还有：苯妥英钠→粉红色、红色、红棕色；阿米替林→蓝绿色；华法林→橙色；维生素 B_2、盐酸小檗碱→深黄色；酚酞→红色（尿液呈碱性时）等。

三、药物代谢动力学基本概念

（一）血药浓度 - 时间曲线

药物在体内的吸收、分布、代谢和排泄是一个连续变化的动态过程，可用体内药量或血药浓度随时间变化来表示这一动态过程。在给药后不同时间采血，测定血药浓度，以血药浓度为纵坐标，时间为横坐标，可绘出血药浓度 - 时间曲线（drug concentration - time curve），简称药 - 时曲线，也称时 - 量曲线。

如图 2 - 5 所示，非静脉途径给药的药 - 时曲线，一般可分为三期：潜伏期、持续期和残留期。

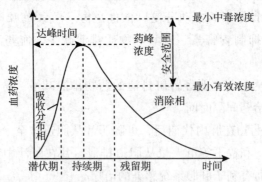

图 2 - 5　单次非静脉给药的药 - 时曲线模式图

1. 潜伏期（latent period）　指用药后到开始出现作用的一段时间，主要反映药物的吸收和分布过程。静脉注射给药一般无潜伏期。

2. 持续期（persistent period）　是指药物维持有效浓度的时间，其长短取决于药物的吸收和消除速度。药峰浓度（C_{max}）是指用药后所能达到的最高浓度，通常与给药剂量成正比。药峰时间（T_{max}）是指用药后达到药峰浓度的时间。

3. 残留期（residual period）　是指体内药物浓度已降至最小有效浓度以下，但又未从体内完全消除的时间。残留期的长短与消除速度有关，残留期长，反映药物消除慢，反复应用易引起蓄积中毒。

药－时曲线的形态可反映药物吸收与消除的情况。曲线上升段斜率大，则吸收快，斜率小，则吸收慢；曲线下降段坡度陡峭则消除快，坡度平缓则消除慢。药峰浓度与药峰时间，可分别反映药物吸收的程度与速度。

药－时曲线下面积（area under concentration－time curve，AUC）是坐标横轴与药－时曲线围成的面积。它表示一次服药后某段时间内的药物吸收总量，是评价药物吸收程度的一个重要参数，常被用于计算药物制剂的生物利用度。

（二）生物利用度

生物利用度（bioavailability，F）是指药物被吸收进入血液循环的速度和程度的一种量度。它是评价药物制剂质量的重要参数，与药物起效快慢和作用强弱密切相关。药物制剂因素如药物颗粒的大小、晶型、赋形剂、生产工艺等的不同均可影响生物利用度，从而影响药物的疗效。

生物利用度可用给予一定剂量的药物后，药物被机体吸收的百分率来表示：

$$F = A/D \times 100\%$$

上式中，A 为进入体循环的药物总量，实际工作中通常用单次非静脉给药后药－时曲线下面积（AUC）表示；D 为给药剂量，通常用血管内给相同剂量药物所得的 AUC 表示。

（三）表观分布容积

表观分布容积（apparent volume of distribution，V_d）是指药物在体内分布达到动态平衡时，体内药量与血药浓度的比值。计算公式为：

$$V_d（L）= 体内总药量（A）/血药浓度（C）$$

表观分布容积并不代表真正的药物分布的体积，只是一个理论容积，可反映药物在体内分布的程度。如 V_d 值小，可推测药物大部分分布于血浆中。

（四）清除率

清除率（clearance，Cl）是指单位时间内，多少体积血浆中药物从体内被清除，其单位为 ml/min 或 L/h。Cl 是反映药物自体内消除的一个重要指标，与分布容积的关系可用下式表示：

$$Cl = K \cdot V_d$$

上式中，K 为消除常数，与药物及其代谢产物的理化性质有关；Cl 是机体（主要是肝、肾）消除药物的总和，可反映肝、肾功能，当肝、肾功能不良时，Cl 值会下降。临床上根据已知药物的有效浓度，利用其 Cl 值，确定给药剂量。

（五）药物消除

药物消除（drug elimination）是指药物在体内经代谢和排泄，使血药浓度不断降低的过程。包括一级动力学消除和零级动力学消除。

1. 一级动力学消除（first - order elimination kinetics） 又称恒比消除，即单位时间内药量以恒定比例消除。一级动力学消除的特点是药物消除速率与血药浓度成正比，血药浓度高，单位时间内消除的药量多，当血药浓度降低后，药物消除速率也按比例下降。绝大多数药物在体内按此方式消除。

2. 零级动力学消除（zero - order elimination kinetics） 又叫恒量消除，是指单位时间内药物按恒定的量进行消除。当用药量超过机体最大的消除能力或者机体的消除功能低下时，药物在体内按此方式消除。

（六）半衰期

1. 半衰期（half life time，$t_{1/2}$） 通常指血浆半衰期，即血浆药物浓度下降一半所需的时间。半衰期可反映药物在体内的消除速度，消除快的药物，半衰期短；消除慢的药物，半衰期长。由于大多数药物在体内是按一级动力学方式消除，其半衰期是个常数，计算公式为：

$$t_{1/2} = 0.693/k$$

上式中，k 为消除速率常数。

2. 半衰期的临床意义

（1）是确定临床给药间隔的重要依据。$t_{1/2}$ 长的药物，给药间隔时间长；$t_{1/2}$ 短的药物则给药间隔时间短。通常给药间隔时间约为一个 $t_{1/2}$。

（2）作为药物分类的依据。根据 $t_{1/2}$ 的长短，可将药物分为长、中、短效等类药。

（3）预测药物达到稳态血药浓度的时间。连续恒速给药时，经过 4～5 个 $t_{1/2}$ 可达到稳态血药浓度。

（4）预测药物从体内基本消除的时间。单次给药后，经过 5 个 $t_{1/2}$，体内存药量在 5% 以下时，可认为药物已基本消除。

$t_{1/2}$ 常受到机体肝肾功能状态的影响，肝肾功能不良者，绝大多数药物 $t_{1/2}$ 延长，用药时应予注意。

（七）稳态血药浓度

临床治疗中，多数药物常需连续多次给药，方能维持有效血药浓度，以达预期治疗目的。当每次用药剂量（X_0）和给药间隔时间（t）均相同时，给药过程中血药浓度可依次递增，约经过 5 个半衰期，当给药速度与消除速度达到平衡时，血药浓度将在一个相对稳定水平范围内波动，此血药浓度称为稳态血药浓度（steady state concentration，C_{ss}），又称坪浓度（plateau concentration）或坪值（plateau）。

坪浓度是多次用药的常用指标之一，对于指导临床用药有实际意义。

（1）坪浓度的高低与一天的给药总量成正比。一天给药剂量越大，坪浓度越高，剂量加倍，坪浓度也提高 1 倍。因此，调整一天用药总量，可改变坪浓度的高低。若一天总量不变，仅仅增加或减少给药次数，则坪浓度不变。因此，临床上小儿用药常规定一天总量，分几次给药视情况而定。

（2）坪浓度峰谷的波动范围与每次用药量及用药间隔成正比。一天给药总量不变，服药次数越多，每次用药量越小，血药浓度的波动也越小。对于安全范围较小的药物，宜采用少量多次分服的给药方案。

（3）可预测药物达坪时间和基本消除时间。达坪时间为 4~5 个 $t_{1/2}$；单次给药或停药 4~5 个 $t_{1/2}$，体内药物可基本消除。

（4）采取首剂加倍（负荷剂量）的给药方法可迅速达到坪浓度。即首次剂量给予负荷剂量（$2X_0$），然后再给予维持剂量（X_0），按 $t_{1/2}$ 给药，经给药一次即可达坪浓度。临床上对于危重患者可采取此种给药方式。

目标检测

一、A 型选择题

1. 关于 A 型不良反应的特点，下列说法不正确的是（　　）
   A. 发生率高 　　　　　　　 B. 可预知 　　　　　　　 C. 死亡率高
   D. 症状较轻 　　　　　　　 E. 与药理作用密切相关

2. 关于药物的变态反应，下列说法不正确的是（　　）
   A. 发生率低 　　　　　　　 B. 致死率高 　　　　　　 C. 症状轻重与剂量无关
   D. 与遗传体质有关 　　　　 E. 不可预知

3. 受体的特性不包括（　　）
   A. 特异性 　　　　　　　　 B. 密集性 　　　　　　　 C. 高效性
   D. 可逆性 　　　　　　　　 E. 多样性

4. 长期使用受体激动药可导致（　　）
   A. 受体数量增加 　　　　　 B. 受体敏感性增强 　　　 C. 耐受
   D. 耐药 　　　　　　　　　 E. 向上调节

5. 影响药物吸收的因素不包括（　　）
   A. 吸收环境 　　　　　　　 B. 药物的理化性质 　　　 C. 给药途径
   D. 制剂因素 　　　　　　　 E. 服药时用水量

6. 影响药物分布的因素不包括（　　）
   A. 血浆蛋白结合率 　　　　 B. 组织亲和力 　　　　　 C. 体内屏障
   D. 器官血流量 　　　　　　 E. 非特异跨膜转运载体的数量

7. 药物代谢的化学反应形式不包括（　　　）

    A. 氧化　　　　　　　　B. 还原　　　　　　　　C. 络合

    D. 水解　　　　　　　　E. 结合

8. 肾脏排泄药物的方式不包括（　　　）

    A. 肾小球滤过　　　　　B. 肾小球分泌　　　　　C. 肾小管再吸收

    D. 肾小管分泌　　　　　E. 肾小管分泌竞争性抑制

9. $t_{1/2}$ 是指（　　　）

    A. 血浆半衰期

    B. 药物吸收一半所花时间

    C. 药物消除一半所花时间

    D. 药物代谢一半所花时间

    E. 药物排泄一半所花时间

10. 某药原血浆蛋白结合率 99%，因故再被置换出 5%，那么该药药理效应会（　　　）

    A. 增大 5%　　　　　　B. 降低 5%　　　　　　C. 增大 95%

    D. 降低 95%　　　　　　E. 增大 5 倍

二、X 型选择题

11. 药物非特异性作用机制包括（　　　）

    A. 改变渗透压　　　　　B. 改变 pH　　　　　　C. 改变溶解性

    D. 蛋白变性　　　　　　E. 络合反应

12. 三致作用是指（　　　）

    A. 致癌　　　　　　　　B. 致突变　　　　　　　C. 致衰老

    D. 致畸形　　　　　　　E. 致免疫力低下

13. 下列关于治疗指数的说法，错误的是（　　　）

    A. T 值越高越安全　　　B. T 值越低越安全　　　C. T 值趋中间段越安全

    D. T 值与安全性无关　　E. $T = LD_{50}/ED_{50}$

14. 药物生物转化的可能结果是（　　　）

    A. 药效消失或减弱　　　B. 药物活化　　　　　　C. 毒性减弱

    D. 毒性增强　　　　　　E. 以上均正确

15. 下列关于稳态血药浓度的说法，正确的是（　　　）

    A. 固定不变

    B. 首剂加倍可迅速达到坪浓度

    C. 达坪时间为 4～5 个 $t_{1/2}$

    D. 停药 4～5 个 $t_{1/2}$，体内药物可基本消除

    E. 坪浓度的高低与一天的给药总量成正比

16. 与代谢某药的药酶抑制药合用后的变化是（　　　）

A. 药理活性增强　　　　B. 药理活性减弱　　　　C. 毒性增强

D. 毒性减弱　　　　　　E. 由非活性活化

17. 胎盘屏障的特点是（　　　）

A. 屏障药物的能力强　　B. 屏障药物的能力弱　　C. 弱酸性药物易透过

D. 弱碱性药物易透过　　E. 脂溶性药物易透过

三、判断题

18. 就用药后的整体药理效应而言，受体部分激动药就是激动药（　　　）。

19. 治疗量就是常用量（　　　）。

20. 吗啡的效价是哌替啶的 10 倍左右，即吗啡最大镇痛能力比哌替啶强 10 倍左右（　　　）。

书网融合⋯⋯

📱 自测题

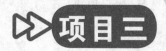

项目三　影响药物作用的因素

PPT

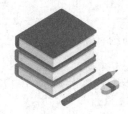

学习目标

知识要求

1. **掌握**　耐受性、耐药性、依赖性等重要概念。
2. **熟悉**　协同、拮抗的类型与临床意义。
3. **了解**　药物因素、机体因素对药物作用的影响。

能力要求

1. 具备用药风险管控能力。
2. 具备较强的自主学习能力。

岗位情景模拟

情景描述　某学校余老师，体检确诊为高血压 2 级。经治医师医嘱：硝苯地平控释片，60mg/次，一天一次；酒石酸美托洛尔缓释片，100mg/次，一天一次。按医嘱用药 1 个月后，收缩压 104mmHg，舒张压 65mmHg。认为血压有点偏低，自行减量：硝苯地平控释片，2/3 片，一天一次；酒石酸美托洛尔缓释片，2/3 片，一天一次。减量后第 2 天，血压反弹，收缩压 163mmHg，舒张压 92mmHg。遂咨询经治医师，医生告知硝苯地平控释片不能掰开服用，酒石酸美托洛尔缓释片可以掰开服用。

分析　你能告知余老师原因吗？

药物吸收后，随循环到达靶组织、靶器官产生药理效应，往往要受到众多因素的影响，药物本身因素、机体因素是影响药物作用最主要的两方面因素。领会两因素对药物作用的影响机制，对指导临床合理用药有十分重要的意义。

一、药物方面的因素

（一）药物剂量、剂型及给药途径

1. 给药剂量　在一定剂量范围内，给药剂量与药物效应密切相关。给药剂量太小，达不到最低有效血药浓度，不能产生药理效应；剂量太大，血药浓度则可能超过最小中毒浓度，产生毒性反应。故临床上一般采用常用量。

机体不同的靶组织、靶器官对药物的反应性有差异，因此，同一药物在不同剂量时，其临床用途也不同。如镇静催眠药地西泮，在低剂量下即可产生抗焦虑作用；剂量增加，可依次产生镇静催眠作用、抗惊厥、抗癫痫及中枢性肌肉松弛等作用。

2. 剂型及给药途径　根据临床需要，一种药物常被制成多种不同的剂型。同一药物的剂型不同，其吸收的速度和程度不同，生物利用度也不同。如口服给药时，液体制剂的吸收一般比固体制剂快；同为口服固体制剂，吸收速度和程度也有差异，一般来说，颗粒剂 > 胶囊剂 > 片剂 > 丸剂；肌内注射时，溶液型注射剂 > 混悬型注射剂 > 油性基质注射剂；缓控释制剂能按设定的参数缓慢释放药物，从而使一些短效药物作用维持时间延长，减少给药次数，方便患者用药，同时血药浓度更平稳；靶向制剂可精准定向分布到靶器官，能明显提高疗效，减少不良反应的发生率。

　　给药途径可直接影响药物的作用和效应。对大多数药物而言，给药途径不同，主要体现在药物效应的快慢和强弱不同。其起效快慢的顺序大体是：静脉注射 > 吸入（非吸入用粉雾剂和吸入用混悬剂等）> 舌下含服 > 肌内注射 > 皮下注射 > 口服 > 直肠给药 > 皮肤给药。少数药物，给药途径不同，药物效应有质的差别。如硫酸镁口服给药，产生利胆和导泻作用；而静脉滴注，则产生抗惊厥和降压效应。因此，临床给药应根据病情需要和制剂特点选择合适的给药途径。

■请你想一想

〇服给药合适的体位有哪些？为什么？

（二）给药时间、间隔和疗程

1. 给药时间　一般应根据药物血浆半衰期的长短和药物制剂特征，选择合适的用药间隔和用药时间点，以提高疗效，减少和减轻不良反应和药源性疾病。一般来说，食物可能影响卡托普利、四环素类等药物的吸收，故饭前给药有利于药物吸收。饭后给药，食物可阻挡胃肠黏膜与药物的接触，吸收相对较差，起效较慢，但可减小药物对胃肠道的刺激性，故刺激性大的药物宜饭后服用。镇静催眠药睡前服用效果佳，不良反应轻；助消化药、抑制消化吸收的药物饭时服用，作用最直接；驱肠虫药空腹服用，虫体内浓度高。

　　机体靶组织、靶器官在昼夜不同的时间节点对药物的敏感性有差异。如硝酸甘油抗心绞痛的作用是上午强而下午弱，故早上给药疗效好；哌唑嗪治疗高血压，上午给药较易引起体位性低血压，而下午尤其是晚上用药这种现象较少发生；肾上腺皮质激素的分泌高峰在上午 8 时左右，而后逐渐降低，午夜时最低，所以，对于长期服用皮质激素的患者，早晨一次给药对肾上腺皮质分泌的抑制作用最小。哮喘患者的通气功能具有明显的昼夜节律性，白天气道阻力最小，凌晨 0：00 ~ 2：00 时最大，故哮喘患者常在夜间或凌晨发病或病情恶化，睡前 0.5 小时给药一次的平喘效果显著优于每天 2 次给药方案。这种研究昼夜节律对药物作用影响的科学称为时辰药理学（chrono pharmacology）。

你知道吗

时辰药理学

　　时辰药理学又称时间药理学，是自 20 世纪 50 年代开始发展起来的一门边缘学科。研究证实人体的生理变化具有生物周期性，在生物钟的控制调节下，人体的基础代谢、体温变化、血糖含量、激素分泌等功能都具有节律性。机体的昼夜节律，改变了药物在体内的药动学和药效学，致使药物的生物利用度、血药浓度、代谢和排泄等也有昼夜节律性变化。利用时辰药理学可确定最佳给药时间，引导临床合理用药。

2. 给药间隔　合适的给药间隔是维持稳定而有效的血药浓度的重要保证。不按规定的给药间隔用药，会导致血药浓度波动大，影响药效的正常发挥。给药间隔一般以药物的血浆半衰期为主要参考依据，半衰期短的药物给药间隔较短，给药频次较多；反之，给药间隔长，用药频次少。肝、肾功能不全时，应适当减少给药剂量和延长给药间隔时间。

3. 给药疗程　是指为达到一定的治疗目的和疗效而确定的连续用药的时间。疗程长短主要取决于患者的病情及病程，多在症状消失后停药。但在使用抗感染药物治疗慢性感染性疾病时，为了巩固疗效和减少耐药性产生，往往在症状消失以后尚需用药一定时间。对毒性大或消除缓慢的药物，临床常规定一天的用药总量和疗程，以避免蓄积中毒。

（三）联合用药与药物相互作用

联合用药（drug combination）指为了实现某种治疗目的而将两种或两种以上药物同时或先后应用。联合用药可能发生药物相互作用。

药物相互作用（drug interaction）指同时或先后使用两种或多种药物时引起的药物效应或毒副作用的变化。药物相互作用可能使药效加强和不良反应减少或减轻，也可能使药效降低而毒副作用加强。前者为期待的结果，也是联合用药的目的；后者则应避免。药物相互作用按其发生的方式和结果，可分为药动学相互作用、药效学相互作用和配伍禁忌。

1. 药动学相互作用　是指一种药物的体内过程被另一种药物改变，使前者或双方的药动学过程发生明显的变化。

（1）影响药物的吸收　胃肠道 pH 的改变可影响药物解离度，影响药物吸收。如抗酸药可升高胃肠道 pH，减少阿司匹林等弱酸性药物及离子型药物如铁、钙的吸收；铁剂、钙剂等可与双磷酸盐、四环素类药物形成可溶性难解离的络合物，互相影响吸收；莫沙必利、多潘立酮等胃肠动力药可促使胃内药物快速排空进入肠道，合用的药物特别是肠溶制剂吸收提前，起效加快。但对铁剂、钙剂而言，因肠道 pH 增大，吸收率降低；抗胆碱药抑制胃肠蠕动，合用药物如奥美拉唑肠溶制剂在胃内滞留，吸收延缓。

（2）影响药物的分布　多数药物在血液中不同程度地与血浆蛋白可逆性结合而暂时失去药理活性，由于血浆蛋白与药物的结合非特异性和量的有限性，若同时使用两种以上血浆蛋白高结合率的药物时，可能会发生竞争与置换现象，使被置换的药物游离型浓度增加，作用加强。如阿司匹林、对乙酰氨基酚及保泰松与血浆蛋白的亲和力较强，当与双香豆素合用时，可将双香豆素从血浆蛋白结合位点上置换下来，使双香豆素血中游离型浓度增高，抗凝作用增强甚至导致出血反应。

（3）影响药物的代谢 药酶诱导剂和抑制药可通过影响肝药酶的活性而影响其他药物的代谢过程。如苯巴比妥为药酶诱导剂，当其与华法林合用时，可使华法林的代谢加快而抗凝作用维持时间缩短；氯霉素为药酶抑制药，与双香豆素合用，可使双香豆素的代谢受阻而引起出血；酮康唑可抑制特非那定的代谢，使其血药浓度升高，可引发致命性的室性快速型心律失常。

（4）影响药物的排泄 药物经肾小管分泌排泄是一个主动转运过程，需特殊载体且具有饱和性。联用的药物若通过肾小管同一有机酸或有机碱分泌载体排泄，可发生竞争性抑制，使药物 $t_{1/2}$ 延长。如丙磺舒与青霉素合用时，可减少后者的分泌排泄，从而起到延长青霉素作用时间的作用；药物由肾小球滤过或肾小管分泌而进入肾小管内，药物在肾小管的再吸收率取决于药物在尿液中的解离度和溶解性，因此，改变尿液 pH 可影响药物的重吸收。如碳酸氢钠可碱化尿液，减少苯巴比妥、保泰松、水杨酸盐等弱酸性药物的重吸收而促进其排泄。用氯化铵酸化尿液，可加速碱性药物排泄。

2. 药效学相互作用 是指一种药物对另一种药物药理效应的影响，主要有协同作用和拮抗作用。

（1）协同作用（synergism） 指两药联合应用，可使原有的药效增强。包括以下三方面。

1）相加作用 指两药合用后的效应是两药单用效应之和。如高血压治疗中，常采用两种作用环节不同的药物合用，可使降压作用相加，而不良反应减轻。如血管紧张素受体阻断药缬沙坦与利尿药氢氯噻嗪合用，降压作用相加，氢氯噻嗪引发的低钾血症可被缬沙坦拮抗。

2）增强作用 指两药合用后的效应大于两药单用效应的总和。如磺胺甲噁唑与甲氧苄啶合用（SMZ + TMP），不仅可使抗菌作用明显增强，而且还可延缓细菌耐药性的产生。

3）增敏作用 指某药可使靶组织、靶器官对另一药的敏感性增强。如呋塞米使血钾降低，从而使心肌对强心苷的敏感性增加，易引起心脏毒性反应。

需注意的是，协同作用可使药物效应增强，但也会使剂量相关 A 型不良反应发生率增加。如阿莫西林克拉维酸钾与左氧氟沙星合用抗感染时，抗菌作用相加，但二重感染特别是抗菌药相关腹泻发生率明显增高。故在利用药物协同作用时应注意趋利避害。

（2）拮抗作用（antagonism） 指联合用药后，各药原有的效应减弱。

1）药理性拮抗 是指一种药物与特异性受体结合后，阻止激动剂与其受体结合。如 β 受体拮抗药普萘洛尔可拮抗异丙肾上腺素对 β 受体的激动作用。

2）生理性拮抗 是指两个激动剂分别作用于生理作用相反的两个特异性受体。如组胺可作用于组胺 H_1 受体，引起支气管平滑肌收缩，小动脉、小静脉和毛细血管扩张，血管通透性增加，引起血压下降甚至引发休克；肾上腺素可作用于 α、β 肾上腺素受体，使支气管平滑肌松弛，小动脉、小静脉和毛细血管收缩，可迅速缓解组胺等炎症介质引发休克。

此外，拮抗作用还有生化性拮抗和化学性拮抗。

3. 配伍禁忌（incompatibility）　药物在体外配伍时发生的物理性或化学性相互作用，出现混浊、变色、沉淀、分解等现象，以致药效降低、失效或毒性增强的现象称为配伍禁忌。如去甲肾上腺素或肾上腺素在碱性溶液中易氧化失效；红霉素在生理盐水中易析出结晶；青霉素在葡萄糖溶液中（酸性）不稳定，其分解代谢物易引起过敏反应。因此，在配制注射用药时，应认真查对"药物配伍禁忌表"，以避免产生配伍禁忌。

二、机体方面的因素

年龄、性别、个体差异及病理状态等均会影响药物的作用。

（一）年龄

年龄因素的影响主要与儿童和老年人相关。原因在于儿童和老年人的重要脏器的生理功能特点与健康成人有较大的差异性。

儿童各项生理功能和自身调节机制都不完善，对药物的敏感性较成年人高，其肝脏对药物的代谢能力和肾脏对药物的排泄能力较差，药物的消除较慢，易发生毒性反应。如新生儿应用氯霉素易引起灰婴综合征；胎儿和新生儿的血 – 脑屏障未发育完善，对阿片受体激动剂如吗啡特别敏感，易引起呼吸抑制。

老年人随着年龄增长，各系统和器官功能随之衰退。如肝肾功能减弱，对药物的消除能力降低，易引起药物蓄积；另外，老年人对药物的耐受性降低、敏感性增加，易导致作用过强。如老年人对作用于心血管系统药、胰岛素、利尿药等的敏感性也较成年人高。因此，老年人的用药量应比成年人有所减少，一般为成年人剂量的 3/4。

（二）性别

在女性的成长过程中，有月经期、妊娠期、哺乳期等特殊生理时期，用药不当可能会对月经、胎儿、幼儿产生较大的影响。如月经期和妊娠期应禁用作用强烈的泻药和抗凝血药，以免引起月经过多、流产、早产；妊娠期特别是妊娠早期用药应特别谨慎，应禁用有致畸作用的药物，如抗肿瘤药、非甾体抗炎药、抗叶酸制剂、大多数激素类药物等；分娩期禁用阿片受体激动剂如吗啡，以免抑制胎儿呼吸；部分药物如异烟肼等可进入乳汁，影响乳儿生长发育，故哺乳期用药也应注意。

（三）个体差异

不同的个体及同一个体的不同时期对药物的反应性表现出一定的差异，包括量的差异与质的差异。

1. 量的差异　与药动学过程相关。表现在高敏性和耐受性两方面。高敏性（hypersensitivity）是指少数人对某种药物特别敏感，很小剂量就能产生较强的药理效应；与此相反，部分人对药物特别不敏感，需要应用较大剂量才能产生药理效应，称为耐受性（tolerance）。如异戊巴比妥的麻醉剂量平均为 12mg/kg，高敏人群平均只需 5mg/kg 即能产生麻醉效应；而耐受人群，平均需应用 19mg/kg 才能引起麻醉作用。

2. 质的差异 与遗传有关。如前述的特异质反应和变态反应。

（四）病理因素

病理因素可影响药物的作用。严重营养不良引起的低蛋白血症，可使药物与血浆蛋白的结合率降低，游离型药物浓度增高，作用增强甚至引起毒性反应；肝功能不良时，可使由肝脏代谢灭活的药物代谢速度减慢，作用持续时间延长，易致蓄积中毒；部分药物要在肝脏、肾脏活化，肝肾功能不良时，应选择药物的活性形式，如泼尼松龙、氢化可的松、阿尔法骨化醇等；有机磷农药中毒时，机体对阿托品的耐受性明显增强，平时的中毒剂量（5~16mg）可能还达不到最小有效量。

（五）精神因素

精神因素主要指患者心理活动变化可能对药效产生影响。研究表明，给予患者不具药理作用的安慰剂（一种在外观上与药物完全相同，但不含药理活性成分的制剂），也可对头痛、失眠、心绞痛、术后疼痛、神经官能症等获得 30%~50% 的疗效。安慰剂的效应主要由患者的心理因素引起的，它来自患者对医生和药物的信赖，这种信赖会转化成一系列精神和生理上的变化，引起患者主观感觉和许多客观指标的变化；若患者对医生和药物不信赖，情绪悲观沮丧，则会对药效产生不利影响。

影响药物心理效应的因素很多，包括患者的年龄、性别、疾病性质，制剂颜色、包装、药品的价格以及医务人员的语言、行为、态度等。因此，医药工作者应树立良好的职业道德，充分利用安慰剂效应，以求达到满意的疗效。

你知道吗

癔　症

癔症（分离转换性障碍）是由精神因素，如生活事件、内心冲突、暗示或自我暗示，作用于易病个体引起的精神障碍。癔病的主要表现有分离症状和转换症状两大类。常见症状包括分离性遗忘、分离性木僵、假性痴呆、情感暴发、分离性漫游、流行性癔症等，癔症的症状是功能性的，因此，心理治疗占有重要的地位。

（六）机体对药物反应性的变化

长期或连续使用药物后，机体对药物的反应可能发生改变，其原因可能和机体靶组织、靶器官与长期药物接触后，生理功能或生化反应发生对药物的适应性改变有关。

1. 耐受性（tolerance） 是指在连续用药后，机体对药物的敏感性降低，需增加剂量才能产生原有效应的现象。如连续应用受体激动药、酶促反应底物如麻黄碱、硝酸甘油等，易产生耐受性。短时间内连续多次用药，机体即产生耐受性，称为快速耐受性。如麻黄碱静脉注射数次后升压效应逐渐消失。有时机体对某药产生耐受性后，对另一种药物的敏感性也降低，称为交叉耐受性。一般来说，耐受性可在停药一段时间后消失。

2. 耐药性（resistance）　又称为抗药性。是指病原体或肿瘤细胞对化学治疗药物敏感性降低的现象。耐药性产生主要是由于病原体与药物反复接触后发生适应性改变所致，如改变药物作用部位的结构、减少药物流入、促进药物外排等。抗菌药物的滥用、不合理用药是导致病原体产生耐药性的主要原因，因此，临床用药时，应注意合理应用抗菌药物，防止或减少耐药性的产生。

3. 依赖性（drug dependence）　是指连续应用某些作用于中枢神经系统的药物如麻醉药品或精神药品后，用药者表现出一种强迫性连续或定期应用该药的行为和其他反应。药物依赖性可分为两种类型。

（1）精神依赖性（psychic dependence）　又称心理依赖性（psychological dependence），是指用药后产生愉快满足的感觉，使用者在精神上渴望周期性或连续用药，以获得满足感。这类药品多被列为"精神药品"，必须加强管理，合理使用。较易产生精神依赖性的药物有镇静催眠药等中枢抑制药。

（2）躯体依赖性（physical dependence）　又称生理依赖性（physiological dependence）、成瘾性（addiction），是由于反复用药造成的一种对药物适应和依赖状态，若中断用药可导致严重的生理功能紊乱而引起强烈的躯体反应，即戒断综合征，渴望再次用药。吗啡、哌替啶等麻醉镇痛药及海洛因等毒品连续数次用药即可产生躯体依赖性。若突然停药，使用者会出现哈欠、嗜睡、流泪、流涎、出汗、腹痛、腹泻、肢体疼痛、肌肉抽搐等戒断症状。这是成瘾性不易戒除的重要原因。成瘾者为了获得此类药品常常不择手段，造成了许多社会问题。

目标检测

一、A 型选择题

1. 以下口服固体制剂中，吸收率最高的是（　　）
   - A. 普通片剂
   - B. 硬胶囊剂
   - C. 丸剂
   - D. 颗粒剂
   - E. 软胶囊剂

2. 以下给药途径，吸收速度最快的是（　　）
   - A. 吸入给药
   - B. 肌内注射
   - C. 皮下注射
   - D. 口服
   - E. 直肠给药

3. 支气管哮喘患者最适宜在（　　）给药
   - A. 早 7：00
   - B. 上午 9：00
   - C. 下午 14：00
   - D. 下午 19：00
   - E. 睡前 0.5 小时

4. 每天一次钙补充剂最适宜在（　　）给药
   - A. 早餐前
   - B. 早餐后
   - C. 中餐前

  D. 中餐后   E. 晚餐后

5. 安慰剂是指（　　　）

  A. 特效治疗药   B. 高价药   C. 大剂量给药

  D. 小剂量给药   E. 无有效成分的药

二、X 型选择题

6. 药动学相互作用可发生在（　　　）

  A. 吸收过程   B. 分布过程   C. 代谢过程

  D. 排泄过程   E. 以上均正确

7. 协同作用包括（　　　）

  A. 相加   B. 增强   C. 增敏

  D. 耐受   E. 抗药

8. 病原体包括（　　　）

  A. 病原微生物   B. 病原寄生虫   C. 肿瘤细胞

  D. 吸血昆虫   E. 有毒动物如毒蛇

9. 女性特殊生理期是指（　　　）

  A. 月经期   B. 妊娠期   C. 哺乳期

  D. 青春期   E. 更年期

10. 影响药物作用的机体因素包括（　　　）

  A. 年龄   B. 性别   C. 病理状态

  D. 精神因素   E. 个体差异性

书网融合……

   微课   划重点   自测题

2
模块二

影响神经系统
功能的药物

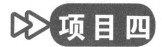 **项目四** **主要影响传出神经系统功能的药物**

学习目标

知识要求

1. **掌握** 传出神经系统递质、受体及其生理效应；肾上腺素、去甲肾上腺素、异丙肾上腺素、酚妥拉明、毛果芸香碱、新斯的明、阿托品的药理作用、临床应用、不良反应及应用原则。

2. **熟悉** 传出神经系统药物的作用方式与分类；麻黄碱、多巴胺、普萘洛尔、药理作用、临床应用及不良反应；有机磷酸酯类的中毒机制、表现及防治；氯解磷定解毒的原理；山莨菪碱和东莨菪碱的作用特点及临床应用；肾上腺素等常用药的常用制剂与规格、用法用量。

3. **了解** 传出神经系统递质的体内过程；间羟胺、去氧肾上腺素、其他β受体阻断药、其他易逆性胆碱酯酶抑制药、阿托品类合成代用品的作用特点和临床应用；骨骼肌松弛药的分类、代表药及中毒后解救的原则。

能力要求

1. 具备有效、合理、安全应用本类药物的能力。
2. 具备用药风险管控能力。
3. 具备较强的自主学习能力。

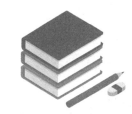

 任务一 主要影响传出神经系统功能的药物概论

PPT

解剖学上，神经系统分为周围神经系统和中枢神经系统两部分。周围神经系统主要由传出神经系统和传入神经系统组成。传出神经能将中枢神经产生的冲动传至效应器从而发生生理效应。作用于传出神经系统的药物，是通过影响传出神经末梢受体活性或递质水平而发挥药理作用的。

一、传出神经系统的分类

（一）传出神经系统按解剖学分类

传出神经系统包括自主神经系统和运动神经系统两部分。自主神经系统又称植物神经系统，包括交感神经和副交感神经。自中枢发出后，经神经节中的突触更换神经元，然后到达所支配的效应器，因此有节前纤维和节后纤维之分。主要支配心脏、血管、平滑肌、腺体等效应器，且大部分效应器接受交感神经和副交感神经的双重支配，呈现相反的生理效应。运动神经主要支配骨骼肌的活动，从中枢发出后，中间不更换神经元，直接到达效应器。

（二）传出神经系统按末梢释放的递质分类

根据神经末梢释放的递质不同，传出神经可分为以下几种。

1. 胆碱能神经 其神经末梢突触前膜释放乙酰胆碱（Acetylcholine，ACh）。包括：①全部交感神经和副交感神经的节前纤维；②全部副交感神经的节后纤维；③极少数交感神经的节后纤维；④运动神经。

2. 去甲肾上腺素能神经 其释放递质为去甲肾上腺素（Norepinephrine，NA），包括绝大多数交感神经的节后纤维（图4-1）。

另外，在某些效应器中还有多巴胺能神经，兴奋时末梢释放多巴胺（Dopamine，DA）。

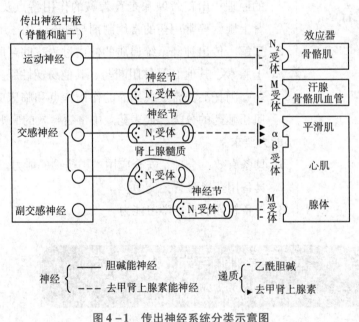

图4-1 传出神经系统分类示意图

二、传出神经系统的主要递质

（一）传出神经系统主要递质的类型

传出神经前一级神经元与次一级神经元或效应器细胞之间的连接处称为突触。突触由突触前膜、突触间隙和突触后膜组成。当神经冲动到达神经末梢时，突触前膜释放神经递质，经过突触间隙，与突触后膜上的受体结合产生生理效应，从而完成传递神经冲动的过程。传出神经末梢释放的神经递质主要有乙酰胆碱（ACh）和去甲肾上腺素（NA），其次是多巴胺（DA）。不同的神经纤维兴奋时，其末梢释放的递质不同。

你知道吗

神经递质乙酰胆碱的发现

药理学家奥托·洛伊（Otto Loewi）通过著名的"双蛙灌注实验"，首次发现神经递质的存在。实验中，采用两个离体的青蛙心脏，在青蛙 A 的心脏（连带迷走神经）中灌入生理盐水，再用电刺激迷走神经使其兴奋，青蛙 A 的心脏受到抑制。接着再把青蛙 A 心脏内的液体引入青蛙 B 的心腔内，青蛙 B 的心脏也被抑制了。这说明支配青蛙 A 的心脏迷走神经末梢释放了一种抑制性化学物质，才能对两个蛙心都起到抑制。后来，经过洛伊的努力探索，证实该物质是乙酰胆碱。这一发现为其他神经递质的研究奠定了基础。因为此发现，1936 年奥托·洛伊被授予诺贝尔生理学或医学奖。

（二）传出神经系统主要递质的体内过程

1. 乙酰胆碱（ACh）的体内过程　ACh 的合成主要在胆碱能神经末梢内。由胆碱和乙酰辅酶 A 在胆碱乙酰化酶的催化下进行，合成后随即转运至囊泡并与囊泡蛋白和 ATP 共存于囊泡内。当神经冲动到达神经末梢时，囊泡中的 ACh 以"胞裂外排"的方式释放到突触间隙，与突触后膜上相应的受体结合产生生理效应。在呈现作用的同时，ACh 数毫秒内迅速被突触间隙的乙酰胆碱酯酶（AChE）水解为乙酸和胆碱，部分胆碱又可被神经末梢再摄取入细胞内，作为 ACh 再合成的原料。

2. 去甲肾上腺素（NA）的体内过程　NA 的合成主要在去甲肾上腺素能神经末梢内。来自血液的酪氨酸是合成 NA 的基本原料，从血液循环进入神经元后，经酪氨酸羟化酶的催化生成多巴，再经多巴脱羧酶的催化生成多巴胺（DA），多巴胺主动转运至囊泡内，在多巴胺 β-羟化酶的催化下生成去甲肾上腺素（NA）。NA 与嗜铬颗粒蛋白及 ATP 结合贮存于囊泡中。在肾上腺髓质，NA 还可在去甲肾上腺素 N-甲基转移酶的催化下转变为肾上腺素。当神经冲动到达去甲肾上腺素神经末梢时，囊泡中的 NA 以胞裂外排的方式释放至突触间隙，与相应的受体结合产生生理效应。在呈现作用的同时，75% ~95% 的 NA 可被突触前膜再摄取入神经末梢内再利用，剩下小部分被组织细胞内的儿茶酚氧位甲基转移酶（catechol oxygen methyltransferase，COMT）和单胺氧化酶（monoamine oxidase，MAO）代谢破坏。

请你想一想

机体应激状态下机体释放大量的肾上腺素，可产生哪些生理效应？

三、传出神经系统递质的受体及其效应

传出神经系统的受体是位于突触前膜和突触后膜上的一种特殊蛋白质，能选择性地与特定的递质或药物相结合，从而产生对应的生理效应。根据所结合的递质不同，传出神经系统的受体主要可分为胆碱受体和肾上腺素受体两类。

（一）胆碱受体

能选择性与 ACh 结合的受体称胆碱受体，可分为毒蕈碱型受体（M 受体）和烟碱型受体（N 受体）。

1. 毒蕈碱受体（muscarinic receptor，M 受体） 能选择性与毒蕈碱结合的受体称为毒蕈碱受体或 M 受体。一般位于节后胆碱能神经纤维所支配的效应器细胞膜上，如心脏、血管、胃肠及支气管平滑肌、瞳孔括约肌和腺体等处。根据不同组织 M 受体与配体的亲和力不同，将 M 受体分为 M_1、M_2、M_3、M_4、M_5 五种亚型。M 受体激动所产生的效应称为 M 样作用，主要表现为心脏抑制、血管扩张、胃肠及支气管平滑肌收缩、瞳孔缩小和腺体分泌增加等效应。

2. 烟碱受体（nicotinic receptor，N 受体） 能选择性与烟碱结合的受体称为烟碱受体或 N 受体，又可分为 N_1 受体和 N_2 受体。N_1 受体位于自主神经节和肾上腺髓质细胞膜上，激动时引起自主神经节兴奋和肾上腺髓质分泌增加；N_2 受体位于骨骼肌细胞膜上，激动时引起骨骼肌收缩。N 受体激动所产生的效应称为 N 样作用。

（二）肾上腺素受体

能选择性与肾上腺素（adrenaline，AD）或去甲肾上腺素结合的受体称为肾上腺素受体，可分为 α 肾上腺素受体（alpha adrenergic receptor）和 β 肾上腺素受体（beta adrenergic receptor），简称 α 受体、β 受体。

1. α 受体 有 $α_1$ 和 $α_2$ 两种亚型。$α_1$ 受体主要位于皮肤黏膜血管、部分内脏血管、瞳孔开大肌、胃肠和膀胱括约肌等处，激动时可引起皮肤黏膜和内脏的血管收缩、瞳孔扩大、胃肠和膀胱括约肌收缩等效应；$α_2$ 受体主要位于 NA 能神经末梢的突触前膜、血小板等处，激动时可引起 NA 释放减少、血小板聚集等效应。α 受体激动所产生的效应称为 α 型作用。

2. β 受体 主要有 $β_1$ 和 $β_2$ 受体。$β_1$ 受体主要位于心脏和肾小球旁细胞，激动时可引起心脏兴奋、肾素分泌增加；$β_2$ 受体主要位于支气管和血管（骨骼肌和冠状血管）平滑肌等处，NA 能神经末梢突触前膜上也有 $β_2$ 受体，激动时可引起支气管平滑肌松弛、血管（骨骼肌和冠状血管）扩张、糖原分解、NA 释放增加等效应。β 受体激动所产生的效应称为 β 型作用。

3. 多巴胺受体（dopamine receptor） 能选择性与多巴胺结合的受体称为多巴胺（DA）受体。主要位于肾、肠系膜、心、脑等器官的血管平滑肌上，激动时可引起以上血管扩张。

项目四 主要影响传出神经系统功能的药物 **41**

机体多数的组织器官上同时存在胆碱受体和肾上腺素受体，接受胆碱能神经和去甲肾上腺素能神经的双重支配，而且两类神经兴奋时产生的生理效应是相反的，这有利于机体功能的调节。当药物引起两类神经同时兴奋或抑制时，一般表现为支配占优势神经的效应增强或减弱。传出神经系统受体的类型、分布及其生理效应见表4-1。

表4-1 传出神经系统受体的类型、分布及其效应

分布		胆碱能神经兴奋		去甲肾上腺素能神经兴奋	
		受体类型	效应	受体类型	效应
心脏	心肌	M	收缩力减弱	β_1	收缩力增强*
	窦房结	M	心率减慢*	β_1	心率加快
	传导系统	M	传导减慢*	β_1	传导加快
血管	皮肤、黏膜			α	收缩
	内脏			α_1，β_2	收缩*，舒张
	骨骼肌			α，β_2	收缩，舒张*
	冠状动脉			α，β_2	收缩，舒张*
平滑肌	支气管	M	收缩	β_2	扩张
	胃肠	M	收缩	α_2，β_2	舒张
	胃肠及膀胱括约肌	M	舒张	α_1	收缩
	膀胱逼尿肌	M	收缩	β_2	舒张
	胆囊与胆道	M	收缩	β_2	舒张
	子宫	M	收缩	α_1，β_2	收缩，舒张
眼	瞳孔括约肌	M	收缩（缩瞳）		
	瞳孔开大肌			α_1	收缩（扩瞳）
	睫状肌	M	收缩（近视）*	β_2	舒张（远视）
腺体	汗腺、唾液腺	M	分泌增加*	α_1	分泌增加
代谢	肝			β_2	肝糖原分解
	骨骼肌			β_2	肌糖原分解
	脂肪			β_3	脂肪分解
其他	神经节	N_1	兴奋		
	肾上腺髓质	N_1	分泌增加		
	骨骼肌	N_2	收缩		

注：*表示占优势。

四、影响传出神经系统药物的基本作用和分类

（一）影响传出神经系统药物的基本作用

1. 直接作用于受体 大部分传出神经系统药物能直接与受体结合而产生作用。药物与受体结合后能激动受体并产生与递质相似的作用，称之为受体激动药或拟似药；结合后不能激动受体，反而占据受体，阻碍递质或激动药与受体结合，产生与递质相

反的作用，称之为受体阻断药或拮抗药。

2. 影响递质

（1）影响递质的贮存　有些药物可通过影响递质在神经末梢的贮存而发挥作用。如利血平通过抑制神经末梢囊泡对 NA 的再摄取，使囊泡内 NA 逐渐减少而耗竭，从而起到降低血压的作用。

（2）影响递质的释放　某些药物如麻黄碱可促进 NA 释放而产生拟肾上腺素的作用，而胍乙啶可抑制 NA 释放而产生抗肾上腺素作用。

（3）影响递质的转化　抗胆碱酯酶药能抑制胆碱酯酶的活性，阻止 ACh 的水解，使 ACh 在神经末梢大量蓄积，可呈现拟胆碱作用；胆碱酯酶复活药能使被抑制的胆碱酯酶恢复活性，促进 ACh 的水解，呈现抗胆碱作用。

（二）影响传出神经系统药物的分类

影响传出神经系统药物可按其作用性质和对受体的选择性不同进行以下分类，见表 4 - 2。

表 4 - 2　影响传出神经系统药物的分类

激动药（拟似药）	阻断药（拮抗药）
一、拟胆碱药	一、抗胆碱药
1. 胆碱受体激动药	1. 胆碱受体阻断药
（1）M 受体激动药（毛果芸香碱）	（1）M 受体阻断药（阿托品）
（2）N 受体激动药（烟碱）	（2）N 受体阻断药（琥珀胆碱、筒箭毒碱）
2. 胆碱酯酶抑制药（新斯的明）	2. 胆碱酯酶复活药（氯解磷定）
二、拟肾上腺素药	二、抗肾上腺素药
1. α、β 受体激动药（肾上腺素）	1. α、β 受体阻断药（拉贝洛尔）
2. α 受体激动药	2. α 受体阻断药
（1）α_1、α_2 受体激动药（去甲肾上腺素）	（1）α_1、α_2 受体阻断药（酚妥拉明）
（2）α_1 受体激动药（去氧肾上腺素）	（2）α_1 受体阻断药（哌唑嗪）
（3）α_2 受体激动药（可乐定）	3. β 受体阻断药
3. β 受体激动药	（1）β_1、β_2 受体阻断药（普萘洛尔）
（1）β_1、β_2 受体激动药（异丙肾上腺素）	（2）β_1 受体阻断药（美托洛尔）
（2）β_1 受体激动药（多巴酚丁胺）	
（3）β_2 受体激动药（沙丁胺醇）	

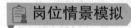 **任务二　肾上腺素受体激动药**

PPT

岗位情景模拟

情景描述　患者，男，30 岁。因剧烈咽痛、吞咽困难、高热入院诊治。入院检查：

咽部黏膜充血肿胀，可见多个圆状脓疱。经咽拭子检测，诊断为溶血性链球菌感染所致咽扁桃体炎。皮试阴性后，按医嘱给予青霉素钠 400 万单位加入 5% 葡萄糖注射液中静脉滴注，过程中患者突感四肢发凉、心慌、胸闷、呼吸困难，随后烦躁不安、神志不清。

分析 1. 什么原因导致该患者出现以上症状？

2. 应首选什么药物进行抢救？

肾上腺素受体激动药（adrenoceptor agonists）能与肾上腺素受体结合并激动该受体，产生与肾上腺素相似效应的药物，故又称为拟肾上腺素药。根据药物对受体的选择性不同，将该类药物分为 α 和 β 受体激动药、α 受体激动药、β 受体激动药 3 类。其中，肾上腺素、多巴胺、去甲肾上腺素、异丙肾上腺素和多巴酚丁胺的化学结构中含有儿茶酚，故称为儿茶酚胺类；麻黄碱、间羟胺、去氧肾上腺素的化学结构不含有儿茶酚，故称为非儿茶酚胺类。

一、α 和 β 受体激动药

肾上腺素（Adrenaline，AD）

肾上腺素是肾上腺髓质分泌的主要激素，药用肾上腺素是由家畜肾上腺提取或人工合成的。

【体内过程】

化学性质不稳定，遇光及在中性或碱性溶液中易氧化变色而失效。口服无效，皮下注射因收缩血管导致吸收较慢，药效维持 1 小时左右；肌内注射可扩张骨骼肌血管吸收快速，维持 10~30 分钟；静脉注射作用迅速且强烈，但仅维持数分钟，一般不作首选。

【药理作用】

肾上腺素能直接激动 α 和 β 受体，产生 α 和 β 样作用。

1. 兴奋心脏 激动心脏的 β_1 受体，使心肌收缩力增强、传导加速、心率加快、心输出量增加。起效快、作用强。

2. 对血管、血压的作用

（1）血管 具有双重性。激动 α_1 受体，使皮肤、黏膜、内脏的血管收缩，尤其是小动脉和毛细血管；激动 β_2 受体，使骨骼肌和冠状动脉血管舒张。

（2）血压 肾上腺素对血压的影响与剂量相关。治疗量（0.5~1mg）或低浓度静脉滴注时，心脏兴奋，心输出量增加，故收缩压升高；骨骼肌血管舒张作用抵消或超过了皮肤、黏膜血管收缩作用，故舒张压不变或下降，脉压差加大。大剂量静脉注射时，α 受体激动作用占优势，血管收缩，外周阻力增加，故收缩压和舒张压均升高，此时肾上腺素对血压的典型改变为双相反应，即给药后迅速出现明显的升压作用，然后出现微弱的降压反应。若先用 α 受体阻断药（如酚妥拉明），再用肾上腺素时，则使

肾上腺素的 α 样缩血管作用减弱或抵消，只保留 β_2 受体的舒血管作用，呈现明显的降压反应，这一现象称为"肾上腺素升压作用的翻转"。此外，肾上腺素能激动肾脏球旁器细胞中的 β_1 受体，促进肾素分泌，也使血压升高。

3. 扩张支气管　激动支气管平滑肌的 β_2 受体，使支气管平滑肌扩张，并抑制肥大细胞释放组胺等过敏性物质；激动支气管黏膜血管的 α_1 受体，使血管收缩，降低毛细血管通透性，减轻或消除支气管黏膜的充血、水肿。

4. 代谢　激动 α 受体和 β_2 受体，引起肝糖原分解，并降低外周组织对葡萄糖的摄取，使血糖升高；激动脂肪细胞的 β_3 受体，促进脂肪分解，使血中游离脂肪酸升高；组织耗氧量增加 20% ~ 30%。

> **请你想一想**
>
> 低血糖会引发机体肾上腺素大量释放，可能引起哪些症状？

【临床应用】

1. 心搏骤停　可用于溺水、触电、麻醉和手术意外、药物中毒、急性传染病等引起的心搏骤停，作为抢救的首选药。常采用心室内注射，同时配合人工呼吸、心脏按压和纠正酸中毒等措施；对电击引起的心搏骤停，可用肾上腺素配合心脏除颤器或利多卡因等除颤。

2. 过敏性休克　肾上腺素是抢救过敏性休克的首选药。通过激动 α 和 β 受体，既能收缩血管，兴奋心脏，增加心输出量，使血压升高，又能扩张支气管，缓解支气管痉挛，还可抑制肥大细胞释放过敏介质，从而有效且迅速地缓解过敏性休克的临床症状。

3. 支气管哮喘　一般仅用于支气管哮喘的急性发作和哮喘持续状态。作用快而强，但作用短暂，不良反应多，现已被选择性 β_2 受体激动药替代。

4. 与局麻药配伍　在局麻药中加入微量的肾上腺素（一般浓度为 1∶250000）可使局部注射部位血管收缩，延缓局麻药的吸收，减轻毒性并延长局麻时间。但在手指、足趾、耳部及阴茎处等末梢部位用药时，禁止加入肾上腺素，以免引起组织缺血坏死。

5. 局部止血　鼻黏膜或牙龈等出血时，可用浸有 0.1% 肾上腺素的棉球或纱布填塞患处，使局部血管收缩达到止血。

你知道吗

休克及其分类

休克是机体受到强烈的致病因素侵袭后，全身的微循环障碍，导致有效的循环血量锐减，组织血流灌注量广泛、持续、显著的减少，身体的重要器官严重缺血缺氧甚至衰竭的一组综合征。根据病因可分为过敏性休克、神经性休克、心源性休克、感染性休克和低血容量性休克。临床上可根据休克不同时期微循环的血流变化，在补足循环血量的基础上，合理选用血管扩张药或血管收缩药来改善休克的症状。

【不良反应及注意事项】

主要不良反应为心悸、烦躁、头痛、血压升高、血糖升高等。剂量过大可使血压急剧升高导致脑出血，亦可引起心律失常，甚至心室纤颤，故应严格控制剂量。老年人慎用。高血压、器质性心脏病、脑动脉硬化、甲状腺功能亢进症和糖尿病患者禁用。

【常用制剂与规格】

注射液：1mg/1ml（盐酸盐）。

【用法用量】

皮下或肌内注射，0.25～1mg/次，皮下注射的极量为1mg/次。必要时，0.25～0.5mg，用10ml生理盐水稀释，静脉或心室内注射。与局麻药合用时，一次用量不得超过0.3mg。

多巴胺（Dopamine，DA）

多巴胺是去甲肾上腺素的前体物，也是中枢神经系统的递质，药用为人工合成品。

【体内过程】

口服易被胃肠道破坏，故口服无效，一般采用静脉滴注方式给药。在体内作用时间短，易被COMT及MAO灭活，不易透过血-脑屏障，不产生中枢作用。

【药理作用】

多巴胺能激动 α、β 和外周 DA 受体。

1. 心血管效应　小剂量主要激动肾、肠系膜和冠状血管的外周 DA 受体，使以上血管舒张，血供增加；大剂量可激动心脏的 β_1 受体，增强心肌收缩力，使心输出量增加，还可激动 α_1 受体，使血管收缩，外周阻力增加，血压升高。

2. 肾脏效应　小剂量激动肾脏 DA 受体，使肾血管舒张，增加肾血流量和肾小球滤过率，并有排钠利尿的作用。大剂量使肾血管明显收缩，肾血流量减少。

【临床应用】

1. 各种休克　常用于治疗感染性休克、失血性休克和心源性休克等，尤其适用于伴有心收缩力减弱及尿量减少的休克患者。

2. 急性肾衰竭　与利尿药合用治疗急性肾衰，可增加尿量，改善肾功能。

【不良反应及注意事项】

一般较轻，偶有恶心、呕吐。剂量过大或滴注太快可出现心动过速、高血压、肾功能下降等，故发生时应减慢滴速或停药，必要时使用酚妥拉明拮抗。静脉滴注时避免药液外漏，以免导致局部组织缺血坏死。禁与碱性药物配伍。心动过速、心室颤动、高血压、动脉硬化和甲亢患者禁用。

【常用制剂与规格】

注射液：20mg/2ml（盐酸盐）。

【用法用量】

静脉注射，成人初始按每分钟 1～5μg/kg 给药，10 分钟内以每分钟 1～4μg/kg 速度递增，以达到最大疗效。如危重病例，可将本药 20mg 加入 5% 葡萄糖注射液 200～300ml 中静脉滴注，开始时按 75～100μg/min 滴入，而后根据血压情况可加快速度和加大浓度，但极量不超过 500μg/min。

麻黄碱（Ephedrine）

麻黄碱是从中药麻黄中提取的生物碱，现已人工合成。

【体内过程】

性质稳定，口服易吸收，皮下注射吸收较快。易透过血-脑屏障，故有较明显的中枢作用。可从乳汁分泌。

【药理作用】

麻黄碱可直接激动α和β受体，也可促进NA释放而间接发挥作用。与肾上腺素相比，其特点为：①升压作用温和、缓慢、持久；②扩张支气管作用弱而持久；③中枢兴奋作用较显著；④有快速耐受性，停药数小时后可恢复。

【临床应用】

1. 支气管哮喘　主要用于支气管哮喘的预防和轻症治疗。

2. 某些低血压状态　防治硬膜外和蛛网膜下隙麻醉所引起的低血压。

3. 充血性鼻塞　用0.5%~1%麻黄碱溶液滴鼻，使鼻黏膜水肿和渗出减轻，改善鼻塞症状。

【不良反应及注意事项】

主要不良反应为失眠、烦躁不安等中枢兴奋表现，故睡前服用时宜加用镇静催眠药。大剂量还可引起心动过速、血压升高等。哺乳妇女禁用。禁忌证同肾上腺素。

【常用制剂与规格】

注射液：30mg/1ml（盐酸盐）。

【用法用量】

采用皮下或肌内注射，常用量为15~30mg/次，3次/天。极量为不超过60mg/次，150mg/d。

你知道吗

"有毒"的麻黄碱

电视剧《破冰行动》里塔寨村用的制毒原材料——料头，其实就是麻黄草。麻黄草里含有麻黄碱。其化学结构与冰毒非常相近，故可以利用它，通过简单的化学工艺改造制得冰毒。所以，国家药品监管部门对麻黄碱或含麻黄碱复方制剂的生产、购销、出口做了严格的规定，违反者将承担法律责任。

二、α受体激动药

去甲肾上腺素（Noradrenaline，NA）

NA是去甲肾上腺素能神经末梢释放的主要递质，也可由肾上腺髓质分泌。药用为人工合成品。化学性质不稳定，遇光、热或碱易氧化为粉红色而失效，在酸性溶液中较稳定。

【体内过程】

易被肠液和肝脏破坏，故口服无效。因皮下或肌内注射可引起局部组织血管强烈收缩，引起局部组织缺血性坏死，临床只作静脉滴注给药。NA 进入体内后可迅速被去甲肾上腺素能神经末梢再摄取或被 COMT 和 MAO 代谢灭活，故作用时间短暂。

【药理作用】

对 α 受体有强大的激动作用，对心脏 $β_1$ 受体作用较弱，对 $β_2$ 受体几乎无作用。

1. 收缩血管 激动 $α_1$ 受体，使小动脉、小静脉收缩，尤其是皮肤黏膜作用最明显，其次是肾、脑、肝、肠系膜及骨骼肌血管。

2. 兴奋心脏 激动心脏 $β_1$ 受体，使心肌收缩力加强、传导加快、心输出量增加。在整体情况下，心率可因血压升高而可能反射性减慢。

3. 升高血压 小剂量心输血量增加，收缩压升高，舒张压升高不明显，脉压加大；较大剂量外周血管强烈收缩，外周阻力增加，收缩压和舒张压均增高，脉压减小。

4. 其他 大剂量可出现血糖升高。对中枢神经系统有较弱作用。可增加孕妇子宫收缩的频率。

【临床应用】

1. 休克 仅用于某些休克如神经源性休克早期，短暂少量滴注，以保证心、脑等重要脏器的血液供应。

2. 药物中毒引起的低血压 用于 α 受体阻断药、中枢抑制药中毒引起的低血压，使血压升高。

3. 上消化道出血 用 NA 稀释液口服，可使食道和胃黏膜血管收缩而达到局部止血目的。

【不良反应及注意事项】

1. 局部组织缺血坏死 NA 浓度过高、静脉滴注时间过长或药液漏出血管外时，可使注射部位局部血管强烈收缩而引起组织缺血坏死。因此，静脉滴注时药液切勿外漏，时间不宜过长，浓度不应过高，严格控制滴速。用药期间密切观察注射部位，一旦药液外漏或注射部位皮肤苍白，应及时停药并更换注射部位，热敷局部，并用普鲁卡因或酚妥拉明作局部浸润注射，使血管扩张，防止组织坏死。

2. 急性肾衰竭 剂量过大或用药过久可使肾血管强烈收缩，导致肾脏缺血，出现少尿、尿闭甚至急性肾衰竭。故用药期间应监视尿量变化，保持尿量不少于 25ml/h。

动脉硬化、高血压、器质性心脏病、少尿、尿闭等患者禁用。

【常用制剂与规格】

注射液：2mg/ml；10mg/2ml（重酒石酸盐）。

【用法用量】

用于升压时，以本品 1~2mg 加入 5% 葡萄糖注射液或 0.9% 氯化钠和 5% 葡萄糖注射液中，使之成为 4μg/ml 溶液，以 2~8μg/min 速度进行静脉滴注，维持收缩压在 90mmHg 左右。用于控制上消化道出血时，以本品 1~3mg 加适量 0.9% 氯化钠溶液口服。

间羟胺（Metaraminal）

间羟胺为人工合成 α 受体激动药。直接激动 α 受体，对 β 受体作用弱。也可促进去甲肾上腺素能神经末梢释放 NA，间接发挥拟肾上腺素作用。与 NA 相比，具有以下特点：①收缩血管、升高血压作用比 NA 弱而持久；②对心脏和肾血管作用弱，较少引起心律失常和肾衰竭；③应用方便，既可静脉注射、静脉滴注，又可肌内注射。临床上作为 NA 良好的代用品，用于各种休克早期及其他原因引起的低血压状态。短期内反复应用可产生快速耐受性，大剂量也可引起心悸、少尿等。

【常用制剂与规格】

注射液：10mg/1ml；50mg/5ml（重酒石酸盐）。

【用法用量】

成年患者皮下或肌内注射时按 2～10mg/次给药，由于最大效应不是立即显现，在重复用药前对初始量效应至少应观察 10 分钟。静脉滴注时，将间羟胺 15～100mg 加入 5% 葡萄糖注射液或 0.9% 氯化钠注射液 500ml 中，调节滴速以维持合适的血压。

去氧肾上腺素（Neophyrin）

去氧肾上腺素又称新福林，为人工合成的 α_1 受体激动药，具有以下作用：①可使血管收缩，升高血压，用于各种原因引起的低血压；②因升高血压反射性地减慢心率，用于阵发性室上性心动过速；③激动瞳孔开大肌的 α_1 受体，使瞳孔扩大，作用弱而短暂，一般不引起眼内压升高和调节麻痹，可作为眼底检查时的快速短效扩瞳药。

【常用制剂与规格】

注射液：10mg/1ml（盐酸盐）。

【用法用量】

用于升高血压时，可按 2～5mg/次进行肌内注射，再次给药间隔时间不短于 10～15 分钟。必要时将本药 10mg 加入 5% 葡萄糖注射液或 0.9% 氯化钠注射液 500ml 中进行静脉滴注，开始时滴速为 100～180 滴/分钟，待血压稳定后递减至 40～60 滴/分钟，滴速则根据血压而调节。

用于治疗阵发性室上性心动过速时，初量静脉注射 0.5mg，20～30 秒内注入，以后用量递增，加药量一次不超过 0.1～0.2mg，极量为 1mg。

可乐定（Clonidine）

通过激动交感神经突触前膜的 α_2 受体，减少神经递质的释放，引起负反馈，使血压下降（详见抗高血压药）。

三、β 受体激动药

异丙肾上腺素（Isoprenaline）

异丙肾上腺素为人工合成品。

【体内过程】

在肠内易被破坏，故口服无效，可采用静脉滴注、舌下或气雾剂吸入等给药途径。吸收后绝大部分被肝、肺等组织中的 COMT 代谢，药效持续时间较肾上腺素略长。不易透过血－脑屏障。

【药理作用】

异丙肾上腺素对 β_1 受体和 β_2 受体均有很强的激动作用，对 α 受体几乎无作用。

1. 兴奋心脏　激动心脏 β_1 受体，使心肌收缩力增强，传导加速，心率加快，心输出量增加。作用比肾上腺素强，对窦房结有显著兴奋作用，虽能引起心律失常，但较少产生心室颤动。

2. 舒张血管　激动血管 β_2 受体，使骨骼肌、肾、肠系膜和冠状血管舒张。

3. 影响血压　小剂量时，心脏兴奋使收缩压升高，血管舒张使舒张压下降，脉压增大；大剂量时，因血管舒张明显，回心血量及心输出量都减少，收缩压和舒张压均降低。

4. 扩张支气管　激动支气管平滑肌的 β_2 受体，扩张支气管，作用较肾上腺素强，也能抑制组胺等过敏性物质的释放。因不激动 α_1 受体，故不能消除支气管黏膜水肿。

5. 促进代谢　使糖原和脂肪分解，血糖升高，血中游离脂肪酸含量增高，组织耗氧量增加，但作用较肾上腺素弱。

【临床应用】

1. 心搏骤停　可用于抢救由溺水、电击、手术和麻醉意外、药物中毒等引起的心搏骤停，必要时可与肾上腺素、去甲肾上腺素或间羟胺配伍，进行心内注射。

2. 房室传导阻滞　用于二度、三度房室传导阻滞的治疗。

3. 支气管哮喘　用于控制支气管哮喘的急性发作，舌下或气雾剂吸入给药，疗效快且强。

【不良反应及注意事项】

常见不良反应有头痛、心悸、心前区疼痛等。用量过大时，尤其是缺氧的支气管哮喘患者，易出现心律失常、心绞痛，严重时可猝死。故冠心病、心肌炎、甲状腺功能亢进症及心率大于 160 次/分钟患者禁用。

【常用制剂与规格】

注射液：1mg/2ml（盐酸盐）。

气雾剂：35mg/14g，0.175mg/揿。

【用法用量】

1. 盐酸异丙肾上腺素注射液

（1）救治心搏骤停时，心腔内注射 0.5～1mg。

（2）治疗严重房室传导阻滞，心率少于 40 次/分钟时，可将本药 0.5～1mg 加入 5% 葡萄糖注射液 200～300ml 内缓慢静脉滴注。

2. 盐酸异丙肾上腺素气雾剂　治疗急性支气管哮喘时，成人常用量为每次吸入 1～

2 撤，2 ~4 次/天，喷吸间隔时间不少于 2 小时。喷吸时应深吸气，喷毕闭口 8 秒，而后徐缓地呼气。极量为 0.4mg/次，2.4mg/d。

多巴酚丁胺（Dobutamine）

多巴酚丁胺能选择性激动 β_1 受体，对心脏有正性肌力作用，能增强心肌收缩力，增加心输出量，对心率影响不大，很少增加心肌耗氧量。主要用于治疗心力衰竭。连续给药可产生快速耐受性，少数患者可出现头痛、心悸、血压升高等症状。心房纤颤、梗阻性肥厚型心肌病患者禁用。

任务三 肾上腺素受体阻断药

PPT

岗位情景模拟

情景描述 患者，女，48 岁。高血压史（1 级）一年，遵医嘱口服降压药美托洛尔缓释片，100mg/次，一天 2 次，病情逐渐控制。近日自觉血压已平稳，欲自行停药。

分析 你认为这样停药合适吗？

肾上腺素受体阻断药又称抗肾上腺素药，能与肾上腺素受体结合，本身不激动或部分激动肾上腺素受体，却能阻滞去甲肾上腺素或肾上腺素与受体的结合，从而产生抗肾上腺素的药理效应。根据药物作用的受体不同，可分为 α 受体阻断药和 β 受体阻断药。此外，少数药物还能同时阻断 α、β 受体，如拉贝洛尔。

一、α 受体阻断药

酚妥拉明（Phentolamine）

【体内过程】

口服吸收差，仅为注射给药的 20%，作用维持 3 ~6 小时，肌内注射作用维持 30 ~45 分钟。体内代谢迅速，大多以无活性的代谢物由尿排泄。

【药理作用】

酚妥拉明对 α_1 和 α_2 受体均有阻断作用。

1. 舒张血管 既能直接舒张血管平滑肌，又能阻断血管平滑肌上的 α_1 受体，使血管舒张，外周阻力减小，血压下降。

2. 兴奋心脏 使心肌收缩力增强，心率加快，心输出量增加。其作用机制为：①血管舒张，血压下降，反射性兴奋交感神经；②阻断去甲肾上腺素能神经末梢突触前膜的 α_2 受体，促进 NA 释放，激动心肌 β_1 受体。

3. 其他 拟胆碱作用，使胃肠平滑肌收缩；组胺样作用，使胃酸分泌增加。

请你想一想

酚妥拉明引起的低血压能不能用肾上腺素升压？

【临床应用】

1. 外周血管痉挛性疾病　用于治疗血栓闭塞性脉管炎、肢端动脉痉挛（雷诺综合征）、冻伤后遗症。

2. 组织缺血性坏死　静脉滴注 NA 外漏时，可局部浸润注射酚妥拉明，对抗 NA 的缩血管作用，防止局部组织缺血坏死。

3. 抗休克　在补足血容量的基础上，酚妥拉明因能舒张血管和增加心输出量，增加内脏组织血流灌注，纠正缺氧状态，故可用于治疗感染性、心源性和神经性休克。

4. 急性心肌梗死和顽固性充血性心力衰竭　可舒张血管，降低外周阻力，减轻心脏前、后负荷，肺动脉压下降，心输出量增加，使肺水肿及心力衰竭得以改善。

5. 诊治嗜铬细胞瘤　能降低嗜铬细胞瘤引起的高血压，故用于此病的鉴别诊断、治疗此病骤发的高血压危象及手术前的准备。用于诊断时应慎重，曾有猝死报道。

你知道吗

嗜铬细胞瘤

嗜铬细胞瘤生长在肾上腺髓质。肿瘤组织可持续性释放大量的肾上腺素、去甲肾上腺素等激素，导致机体出现高血压、头痛、心悸、出汗及代谢紊乱，甚至造成严重的心、脑、肾等器官并发症。一旦确诊并且定位，应尽早切除肿瘤，通过药物长期控制嗜铬细胞瘤导致的高血压并不现实。

【不良反应及注意事项】

常见不良反应有腹痛、腹泻、恶心、呕吐、胃酸分泌过多、直立性低血压等，静脉给药还可引起严重的心律失常、心绞痛。注射后注意让患者静卧 30 分钟，一旦发生直立性低血压，应立即采取头低足高位，必要时给 NA，禁用 AD。胃炎、消化性溃疡、冠心病患者慎用。

【常用制剂与规格】

注射液：5mg/1ml；10mg/1ml（甲磺酸盐）。

粉针：10mg（甲磺酸盐）。

【用法用量】

用于防治组织坏死，将本品 5～10mg 加 10ml 氯化钠注射液作局部浸润注射，对外漏不超过 12 小时者有效；用于治疗心力衰竭，静脉滴注保持 0.17～0.4mg/min；用于诊断嗜铬细胞瘤，静脉注射 5mg，也可先注入 1mg，若反应阴性，再给 5mg，既可减少假阴性的发生，也可降低血压骤降的危险性；用于对抗嗜铬细胞瘤手术时血压升高，可静脉注射 2～5mg。

酚苄明（Phenoxybenzamine）

酚苄明阻断 α 受体的作用与酚妥拉明相似，但与 α 受体结合较牢固，具有起效慢、作用强而持久的特点。一次给药作用可维持 3～4 天。口服有效，常采用口服或静脉滴注给药。临床上主要用于治疗外周血管痉挛性疾病、抗休克及嗜铬细胞瘤所致高血压。常见不良反应有直立性低血压、鼻塞、心悸、嗜睡等。静脉注射或用于休克时必须缓慢，充分补液和密切监护。冠心病、肾功能不全患者慎用。

【常用制剂与规格】

片剂：10mg/片（盐酸盐）。

注射剂：10mg/1ml（盐酸盐）。

【用法用量】

口服开始每天 10mg/次，1 天 2 次，隔日增加 10mg，直至获得预期临床疗效，以 20~40mg 每天 2 次维持；静脉滴注时，将 0.5~1mg/kg 的药量加入 5% 葡萄糖注射液 200~500ml 中静脉滴注，最快不得少于 2 小时内滴完。

妥拉唑啉（Tolazoline）

妥拉唑啉与酚妥拉明的药理作用相似，但较弱，而拟胆碱作用和组胺样作用较强。主要用于治疗外周血管痉挛性疾病和处理去甲肾上腺素静脉滴注液外漏。不良反应与酚妥拉明相同，但发生率较高。

【常用制剂与规格】

注射剂：25mg/1ml（盐酸盐）。

【用法用量】

可采用皮下、肌内、静脉注射，25mg/次。

哌唑嗪（Prazosin）

哌唑嗪主要选择性地阻断 α_1 受体，使血管舒张，降低血压。近年来合成不少哌唑嗪的衍生物，主要用于治疗高血压（详见抗高血压药）。

二、β 受体阻断药

β 受体阻断药能选择性地与 β 受体结合，阻断去甲肾上腺素能神经递质或肾上腺素受体激动药与 β 受体结合而产生拮抗作用。根据其对受体亚型的选择性不同，可分为：① β_1、β_2 受体阻断药，如普萘洛尔等；② β_1 受体阻断药，如阿替洛尔等；③ α、β 受体阻断药，如拉贝洛尔等。常用 β 受体阻断药的药理学特征详见表 4 - 3。

表 4 - 3　β 受体阻断药的分类及药理特征

药物类型及名称	内在拟交感活性	膜稳定作用	口服生物利用度（%）	血浆半衰期（小时）	主要消除器官
β_1、β_2 受体阻断药					
普萘洛尔（Propranolol）	-	+ +	30	3~5	肝
噻吗洛尔（Timolol）	-	-	75	3~5	肝
吲哚洛尔（Pindolol）	+ +	±	90	3~4	肝、肾

续表

药物类型 及名称	内在拟 交感活性	膜稳定作用	口服生物 利用度（%）	血浆半衰期 （小时）	主要消除 器官
β₁ 受体阻断药					
美托洛尔（Metoprolol）	－	∓	40	3～4	肝
阿替洛尔（Atenolol）	－	－	50	5～8	肾
醋丁洛尔（Acebutrol）	＋	＋	40	3～4	肝
α、β 受体阻断药					
拉贝洛尔（Labellore）	±	±	20～40	4～6	肝

【药理作用】

1. β 受体阻断作用

（1）抑制心脏　阻断心脏上的 β₁ 受体，使心收缩力减弱，心率减慢，心输出量减少，房室传导减慢，心肌耗氧量降低。

（2）收缩血管　由于阻断血管 β₂ 受体和代偿性反射兴奋交感神经，引起血管收缩，肝、肾、骨骼肌及冠脉动脉血管的血流量都有不同程度的下降。

（3）收缩支气管　通过阻断支气管上的 β₂ 受体，使支气管平滑肌收缩，呼吸道阻力增加。此作用对正常人影响较小，但对支气管哮喘患者，可诱发或加重其哮喘急性发作。选择性 β₁ 受体阻断药此作用较弱。

（4）抑制肾素　可阻断肾小球旁细胞的 β₁ 受体，使肾素释放减少，血压下降。

（5）影响代谢　可抑制交感神经兴奋引起的血糖升高和血中游离脂肪酸升高。对正常人的糖、脂代谢影响较小，也不影响胰岛素的降血糖作用，但能延缓用胰岛素后血糖水平的恢复，掩盖低血糖症状，必须提高警惕。

2. 内在拟交感活性　有些 β 受体阻断药尚有较弱的激动 β 受体作用（部分激动药），称为内在拟交感活性。

3. 膜稳定作用　一些 β 受体阻断药能降低细胞膜对离子的通透性，产生局部麻醉作用和奎尼丁样作用，称为膜稳定作用。此作用只在高于有效血药浓度几十倍时才发生，故临床应用意义不大。

4. 其他　普萘洛尔可抗血小板聚集；噻吗洛尔能减少房水生成，降低眼内压。

【临床应用】

1. 快速型心律失常　对多种原因引起的快速型心律失常有效，尤其对窦性心动过速、强心苷中毒引起的室上性心动过速疗效好。

2. 高血压　是治疗高血压的常用药。尤其对高肾素性、心输出量多、伴有心绞痛的高血压患者效果好。

3. 心绞痛和心肌梗死　能降低心肌耗氧量，对稳定型心绞痛有较好疗效，但不用于变异型心绞痛。

4. 充血性心力衰竭　在心肌状况严重恶化之前早期应用，可降低心肌耗氧量，减少肾素释放，减轻心脏负荷，缓解充血性心力衰竭的症状。

5. 甲状腺功能亢进及甲状腺危象　可控制激动不安、心悸、心律失常等症状，并降低机体基础代谢率。

6. 其他　噻吗洛尔用于治疗开角型青光眼。本类药物有对抗肾上腺素的作用，故可用于治疗嗜铬细胞瘤。

【不良反应及注意事项】

1. 胃肠道反应　表现为恶心、呕吐、轻度腹泻等，停药后可消失。

2. 心血管反应　出现心脏抑制、血压下降等，甚至引起严重心功能不全、完全性房室传导阻滞和心搏骤停。因个体差异大，用量必须个体化，从小剂量开始，逐渐增加剂量并密切观察用药反应，保持心率不低于 50 次/分钟。除外，由于阻断血管平滑肌的 β_2 受体，使血管收缩，导致四肢发冷、皮肤苍白、发绀，甚至出现雷诺综合征。

3. 诱发或加重支气管哮喘　阻断支气管平滑肌的 β_2 受体，可引起支气管收缩痉挛，诱发或加重支气管哮喘。

4. 反跳现象　长期应用后突然停药，可使原来病症加重。因此，停药时应逐渐减量。

5. 其他　偶见过敏反应如皮疹、血小板减少、眼 – 皮肤黏膜综合征、幻觉、失眠和抑郁症状。

严重心功能不全、窦性心动过缓、重度房室传导阻滞和支气管哮喘患者禁用。

任务四　拟胆碱药

PPT

岗位情景模拟

情景描述　罗先生，32 岁。某科技公司程序员。某日上班时，突感右侧头部剧烈疼痛，眼球发胀，视物模糊。送医后确诊为"闭角型青光眼"，医嘱：2% 的毛果芸香碱滴眼液滴眼，每次 1～2 滴，一天 3 次。罗先生按医嘱点眼 2 滴后，出现大量清涕、恶心等症状。

分析　1. 患者出现恶心等症状的可能原因是什么？

　　　　2. 如何预防和缓解上述现象？

胆碱受体激动药和胆碱酯酶抑制药能直接或间接地引起类似胆碱能神经兴奋的作用，统称为拟胆碱药。胆碱酯酶抑制药又可分为易逆性胆碱酯酶抑制药和难逆性胆碱酯酶抑制药两类，后者主要为有机磷酸酯类。胆碱酯酶复活药应用于解救有机磷酸酯类中毒，故也在本任务中介绍。

一、M 胆碱受体激动药

胆碱受体激动药通过与胆碱受体结合，直接激动胆碱受体产生与乙酰胆碱类似的生理效应。按对胆碱受体选择性的不同，胆碱受体激动药可分为 M 胆碱受体激动药、

N 胆碱受体激动药和 M、N 胆碱受体激动药。后两类药物因临床治疗意义不大，故重点介绍 M 胆碱受体激动药。

毛果芸香碱（Pilocarpine）微课

毛果芸香碱是从毛果芸香属植物叶中提取出的生物碱，现临床使用人工合成品。

【体内过程】

为叔胺类化合物，其水溶液稳定，滴眼后易透过角膜进入眼房，10 分钟后可见眼内压下降，30 分钟达高峰，并可持续 4～8 小时，调节痉挛作用维持 2 小时。

【药理作用】

毛果芸香碱能直接激动 M 受体，对眼和腺体的作用最为明显。

1. 眼部作用 滴眼后能产生缩瞳、降低眼压和调节痉挛等作用（图 4－2）。

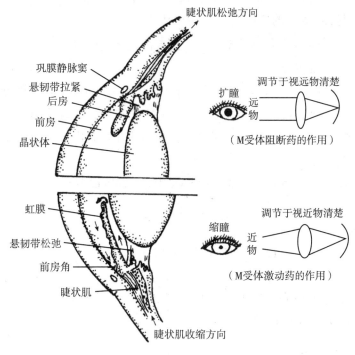

图 4－2 传出神经系统药物对眼的作用
（→表示房水流动的方向）

（1）缩瞳 毛果芸香碱能激动瞳孔括约肌上的 M 受体，使瞳孔括约肌收缩，从而缩小瞳孔。

（2）降低眼压 眼内压与房水密切相关。房水是由睫状体上皮细胞分泌及血管渗出而产生的，经瞳孔流入前房角间隙，经滤帘进入孔膜静脉窦从而进入血液循环。若房水回流障碍，将使眼内压升高，导致青光眼。毛果芸香碱通过缩瞳作用，使虹膜向中心拉紧，虹膜根部变薄，前房角间隙扩大，使房水易于通过巩膜静脉窦，回流增加，从而使眼内压下降。

（3）调节痉挛（导致近视） 毛果芸香碱能激动睫状肌上的 M 受体，使睫状肌向瞳孔中心方向收缩，悬韧带松弛，晶状体变凸，屈光度增加，使远物成像于视网膜前方，故视近物清楚，视远物模糊，这种作用称为调节痉挛。

2. 增加腺体分泌　毛果芸香碱能激动腺体上的 M 受体，使汗腺和唾液腺分泌增加。

【临床应用】

本品主要用于眼科。

1. 青光眼　毛果芸香碱对闭角型青光眼疗效较好，对早期开角型青光眼也有一定疗效，作用温和，迅速且而短暂。

2. 虹膜睫状体炎　配合扩瞳药交替使用，使虹膜收缩和舒张交替进行，以防虹膜与晶状体粘连。

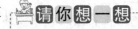

请你想一想

虹膜与晶状体粘连的可能后果有哪些？

3. 其他　可用于虹膜切除术之前的缩瞳、拮抗配镜检查时使用抗胆碱药的散瞳作用。还可用于口腔干燥症。全身给药可用于解救胆碱受体阻断药阿托品的中毒。

【不良反应及注意事项】

局部用于眼睛时不良反应较小，可因缩瞳和调节痉挛而发生暂时性近视、眉间痛、眼眶痛和头痛。经鼻腔黏膜吸收则可产生全身 M 样症状，表现为出汗、流涎、恶心、呕吐、腹痛、腹泻、支气管痉挛等，故要求滴眼时应压迫眼内眦的鼻泪管开口。

【常用制剂与规格】

滴眼剂：25mg/5ml；50mg/10ml；100mg/10ml；200mg/10ml。

片剂：4mg/片。

【用法用量】

慢性青光眼用 0.5% ~4% 滴眼剂 1 滴/次，1~4 次/天。

急性闭角型青光眼急性发作期用 1% ~2% 溶液 1 滴/次，每 5~10 分钟滴眼一次，3~6 次后每 1~3 小时滴眼一次，直至眼压下降。注意对侧眼每 6~8 小时滴眼一次，以防对侧眼闭角型青光眼的发作。

二、胆碱酯酶抑制药

胆碱酯酶抑制药又称抗胆碱酯酶药，能与胆碱酯酶结合，使酶的活性受到抑制，导致突触间隙中 ACh 不易被水解而堆积，过度激动 M 受体和 N 受体，产生拟胆碱作用。根据胆碱酯酶恢复活性的难易程度，可将胆碱酯酶抑制药分为易逆性胆碱酯酶抑制药和难逆性胆碱酯酶抑制药。

（一）易逆性胆碱酯酶抑制药

新斯的明（Neostigmine）

【体内过程】

新斯的明为人工合成的季胺类化合物，脂溶性低，口服吸收差，剂量为皮下注射量的 10 倍以上。不易透过角膜和血 - 脑屏障，故对眼及中枢作用不明显。

【药理作用】

1. 兴奋骨骼肌　此作用最强。其作用机制为：①直接抑制胆碱酯酶，使神经 - 肌肉接头处的 ACh 量增多；②直接激动骨骼肌运动终板上的 N_2 受体；③促进运动神经末梢释放 ACh。

2. 兴奋胃肠道和膀胱平滑肌　作用较强，可增强胃肠道蠕动和膀胱张力。

3. 抑制心脏　表现为房室传导减慢，心率减慢。

4. 其他　对血管、支气管平滑肌、眼及腺体的作用较弱。

【临床应用】

1. 重症肌无力　是一种神经 - 肌肉接头传递功能障碍的自身免疫性疾病，主要症状为骨骼肌进行性肌无力。新斯的明能促进肌力恢复，是治疗该病的常用药物。一般采用口服给药，严重时进行皮下或肌内注射。

2. 术后腹气胀和尿潴留　能促进排气、排尿，用于手术后腹气胀和尿潴留。

3. 阵发性室上性心动过速　当采用压迫眼球或颈动脉窦等兴奋迷走神经措施无效时，可使用新斯的明，发挥 M 样作用使心率减慢。

4. 非去极化型肌松药和阿托品中毒的解救　新斯的明能缓解筒箭毒碱、氨基糖苷类等非去极化型肌松药及阿托品中毒的症状。

【不良反应及注意事项】

治疗量不良反应较少，可出现恶心、呕吐、腹痛、腹泻、流涎等。剂量过大时可发生"胆碱能危象"，表现为肌无力加重、心动过缓、呼吸困难、大小便失禁、大量出汗、瞳孔缩小等症状，严重者可引起呼吸肌麻痹。故用药期间应鉴别疾病与药物过量中毒引起的肌无力症状，如用药后症状不仅无改善，反而加重，应警惕发生胆碱能危象。一旦确认，及时停药，采用阿托品和胆碱酯酶复活药对抗治疗。机械性肠梗阻、尿路梗阻和支气管哮喘患者禁用。

【常用制剂与规格】

注射剂：0.25mg/ml；0.5mg/ml；1.0mg/2ml（甲硫酸盐）。

片剂：15mg/片（溴化物）。

【用法用量】

一般口服给药，15mg/次，每天 3 次，极量是 30mg/次。必要时也可皮下或肌内注射，0.25 ~ 1mg/次，1 ~ 3 次/天，极量为 1mg/次，5mg/d。严重时可静脉注射给药，但有一定危险性，0.5 ~ 2mg/次，极量为 5mg，情况控制后维持量 0.5mg/次。

毒扁豆碱（Physostigmine）

毒扁豆碱是从非洲毒扁豆中提取到的一种生物碱，现可人工合成。水溶液不稳定，易氧化变红色，故避光贮存在棕色瓶中。脂溶性高，黏膜、口服和注射给药都易吸收，也易透过血 - 脑屏障。外周作用与新斯的明的药理作用相似，中枢作用表现为小剂量兴奋、大剂量抑制，中毒时可引起呼吸麻痹。因毒性大，主要局部应用治疗青光眼，作用较毛果芸香碱快、强且持久，于滴眼 5 分钟后出现缩瞳、眼内压下降，药效可维持 1~2 天，调节痉挛现象消失较快。滴眼时应压迫眼内眦，避免药液流入鼻腔出现吸收中毒。此外，毒扁豆碱刺激性较大且易导致头痛，长期用药患者可先用本药滴眼数次，后改用毛果芸香碱维持疗效。

【常用制剂与规格】

滴眼剂：0.5%。

眼膏：0.25%。

【用法用量】

滴眼剂，1~2 滴/次，4 次/天；眼膏，3 次/天。

其他易逆性胆碱酯酶抑制药见表 4-4。

表 4-4　其他易逆性胆碱酯酶抑制药作用特点

药物	药理作用	临床应用	不良反应及注意事项
吡斯的明（Pyridostigmine）	似新斯的明，作用稍弱、缓慢、持久	重症肌无力，术后腹气胀和尿潴留	似新斯的明
依酚氯铵（Edrophonium chloride）	对骨骼肌有较强的作用，快但短暂	鉴别诊断重症肌无力，对抗肌松药	似新斯的明
安贝氯铵（Ambenonium Chloride）	作用比新斯的明强且持久	重症肌无力，尤其适用于不耐受新斯的明或吡斯的明的患者	M 样副作用比新斯的明少
加兰他敏（Galanthamine）	似新斯的明，但较弱	重症肌无力，脊髓灰质炎后遗症，阿尔茨海默病	似新斯的明，但较轻
石杉碱甲（Huperzine A）	作用强，并能增强记忆和促进记忆再现	重症肌无力，阿尔茨海默病	似新斯的明

（二）难逆性胆碱酯酶抑制药

本类药物主要为有机磷酸酯类，一般用作农业或环境卫生杀虫剂，如敌敌畏、敌百虫、乐果、对硫磷、内吸磷等。有些则为战争性化学毒气，如沙林、塔崩等。对人畜毒性很强，故临床治疗价值不大，主要注意在使用过程中的防护，如出现中毒应及时进行解救。

【中毒机制】

有机磷酸酯类脂溶性高，易挥发，可经胃肠道、呼吸道、皮肤和黏膜吸收进入体内，迅速与胆碱酯酶牢固结合生成难以水解的磷酰化胆碱酯酶，使胆碱酯酶持久被抑制，失去水解胆碱酯酶的活性，导致乙酰胆碱大量堆积，过度兴奋胆碱受体，引起一系列中毒症状。此时若不及时应用胆碱酯酶复活药，磷酰化胆碱酯酶会发生"老化"，即使再用胆碱酯酶复活药，胆碱酯酶也难以复活。因此，抢救有机磷酸酯类中毒者应尽早使用胆碱酯酶复活药。

【中毒表现】

急性中毒表现与中毒程度相关。轻度中毒以 M 样症状为主；中度中毒同时出现 M 样及 N 样症状；重度中毒者，除明显的 M、N 样症状外，还有中枢症状，具体表现见表 4-5。导致急性中毒者死亡的主要原因为呼吸衰竭和循环衰竭。

表 4-5 有机磷酸酯类急性中毒的临床症状

药理毒理作用		中毒症状
睫状肌、瞳孔括约肌收缩		瞳孔缩小、视物模糊、眼痛
腺体分泌增加		流涎、口吐白沫、出汗、呼吸道腺体分泌增加
		胃肠道：恶心、呕吐、腹痛、腹泻、大便失禁
平滑肌收缩	M 样症状	呼吸道：支气管痉挛导致呼吸困难、肺水肿
		膀胱：小便失禁
心脏抑制		心搏减弱、心动过缓
血管扩张		血压下降
兴奋神经节 N_1 受体	N 样症状	心动过速、血压上升
兴奋骨骼肌 N_2 受体		肌肉震颤、抽搐，严重者肌无力甚至呼吸肌麻痹
先兴奋后抑制	中枢症状	躁动不安、失眠、谵妄、惊厥、昏迷、呼吸抑制、循环衰竭

【中毒防治】

1. 预防 严格执行有机磷酸酯类的管理制度，加强生产和使用过程中的安全教育和劳动防护措施，避免中毒。

2. 急性中毒的治疗

（1）清除毒物 发现中毒时，应立即将患者移离毒物现场，脱去受污染的衣物，用温水或肥皂水清洗受污染的部位。经口服中毒者，应立即使用2%碳酸氢钠溶液、生理盐水、1∶5000 高锰酸钾溶液或清水反复洗胃，直至洗出液无农药味，然后给予硫酸镁或硫酸钠导泻。敌百虫中毒时禁用碱性溶液洗胃，因其遇碱可转化为毒性更大的敌敌畏；对硫磷中毒时禁用高锰酸钾溶液洗胃，因其可被氧化为毒性更大的对氧磷。

（2）对症治疗 采用吸氧、人工呼吸、输液、用升压药等措施维持呼吸循环功能；用地西泮抗惊厥。

（3）应用特效解毒药 主要有 M 受体阻断药和胆碱酯酶复活药。M 受体阻断药常用阿托品，能迅速解除 M 样症状，部分解除中枢症状，但对骨骼肌震颤等 N 样症状无效，故单独应用适合于治疗轻度中毒，如遇中度、重度中毒者，必须合并应用胆碱酯酶复活药。因患者体内 ACh 堆积，机体对阿托品的耐受量增加，用药剂量不受药典规定的极量限制，故阿托品的使用原则为及早、足量、反复用药至达到"阿托品化"后再减量维持。"阿托品化"的指标是瞳孔散大、皮肤潮红变干、口干、心率加快、肺部湿啰音明显减少或消失、轻度躁动不安等。胆碱酯酶复活药包括氯解磷定、碘解磷定等，能使被抑制的胆碱酯酶恢复活性，从根本上改善中毒症状。

你知道吗

新型抗胆碱药——盐酸戊乙奎醚

盐酸戊乙奎醚，又称长托宁，是近年来新研发的新型抗胆碱药，易透过血－脑屏障，具有较好的中枢和外周抗胆碱能力，阻断乙酰胆碱对机体毒蕈碱受体和烟碱受体的激动作用，可有效拮抗有机磷酸酯类中毒。药物作用时间较阿托品长，毒性较小，适合于替代阿托品用于解救有机磷酸酯类中毒。

三、胆碱酯酶复活药

氯解磷定（Pralidoxime chloride，PAM－CI）

氯解磷定水溶性好，溶液性质稳定，可肌内注射或静脉注射给药，作为胆碱酯酶复活药的首选。

【体内过程】

肌内或静脉注射后，吸收迅速，很快达到有效血药浓度，高峰维持 2～3 小时，很快以原形及其代谢产物由尿排出，故需反复给药。大剂量时可透过血－脑屏障，可改善中枢症状。

【药理作用】

氯解磷定能与磷酰化胆碱酯酶的磷酰基结合，使胆碱酯酶游离出来，恢复其水解乙酰胆碱的活性。此外，氯解磷定也能与体内游离的有机磷酸酯类直接结合并排出体外，避免中毒程度的加深。

【临床应用】

临床用于解救中度、重度有机磷酸酯类中毒，能迅速消除肌肉震颤等 N 样症状，对中枢症状也有一定改善作用，对 M 样症状作用最弱，故须与阿托品合并使用。对已"老化"的磷酰化胆碱酯酶效果较差，故应尽早、足量、反复应用直至中毒症状消失。氯解磷定解毒效果因有机磷的种类而异，对内吸磷、对硫磷、马拉硫磷中毒的疗效较好，对敌百虫、敌敌畏中毒的疗效较差，对乐果中毒则无效。

【不良反应及注意事项】

不良反应较少，主要为恶心、呕吐、心悸等。肌内注射局部产生疼痛。静脉注射过快可引起眩晕、头痛、复视、视物模糊、动作不协调和心律失常等。剂量过大时，也可抑制胆碱酯酶，引起神经－肌肉传导阻滞，加重毒性甚至导致呼吸抑制。氯解磷定在碱性溶液中易水解成有毒的氰化物，故禁与碱性药物联合使用。

【常用制剂与规格】

注射剂：0.5g/2ml；0.25g/1ml。

【用法用量】

轻度中毒时，0.25～0.5g 肌内注射，必要时 2 小时后重复一次；中度中毒时，0.5～

0.75g肌内注射，以后每2小时0.5g肌内注射，共3次；重度中毒时，0.75～1g稀释后缓慢静脉注射，30分钟后重复一次，以后0.25g/h静脉滴注一次，6小时后如病情好转可停药。中度及重度中毒时与阿托品联合应用。

任务五 胆碱受体阻断药

PPT

岗位情景模拟

情景描述 小刘师傅，男，25岁。出租车司机。昨天出车途中，突然出现右侧腰背部持续性疼痛，阵发性加剧，并向右下腹部反射。急诊送医后，经B超和CT检查，确诊为右输尿管结石（4.5mm×3mm），轻度肾积水。医嘱：山莨菪碱注射液，10mg，肌内注射；间苯三酚（平滑肌松弛药）80mg＋0.9% NS 100ml，静脉滴注。

分析 山莨菪碱在此案例中发挥了什么作用？

胆碱受体阻断药又称抗胆碱药，能阻断ACh或胆碱受体激动药与胆碱受体结合而产生抗胆碱作用。根据其对胆碱受体选择性的不同，可分为M胆碱受体阻断药和N胆碱受体阻断药。

一、M胆碱受体阻断药

本类药物包括从植物中提取的阿托品类生物碱及阿托品类合成代用品。能妨碍ACh或胆碱酯酶激动药与M受体结合，产生与M样作用相反的效应。

（一）阿托品类生物碱

阿托品类生物碱主要有阿托品、山莨菪碱和东莨菪碱，可从颠茄、曼陀罗、洋金花等茄科植物中提取，现也可人工合成。

阿托品（Atropine）

【体内过程】

口服吸收迅速，1小时后达血药浓度峰值，可维持3～4小时。肌内注射15分钟达峰值。眼睛局部应用，对虹膜或睫状体的作用可维持72小时或更久。吸收后体内分布广泛，可透过血-脑屏障和胎盘屏障。主要以药物原型和代谢产物经尿排出。

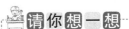
请你想一想
阿托品与毛果芸香碱在作用上有什么区别？

【药理作用】

阿托品能选择性阻断M受体，但对M受体各亚型的选择性较低，故作用广泛。各组织器官上的M受体也对阿托品有不同的敏感性，故作用强度有差别。随着阿托品剂量的增加，依次出现以下作用。

1. 抑制腺体分泌 阻断M受体，产生抑制腺体分泌作用，以唾液腺和汗腺最为明显，小剂量（0.5mg）可引起口干和皮肤干燥。其次是抑制泪腺和呼吸道分泌物，对胃腺的作用较弱。大剂量时由于明显抑制汗腺分泌，可使患者体温升高。

2. 眼部作用　与毛果芸香碱对眼的作用相反，局部和全身给药时都可出现，表现如下。

（1）扩瞳　阻断瞳孔括约肌上的 M 受体，使瞳孔括约肌松弛退向外缘，导致瞳孔扩大。

（2）升高眼内压　扩瞳后瞳孔括约肌的根部变厚，前房角间隙变窄，阻碍房水回流，房水滞留导致眼内压升高。

（3）调节麻痹　瞳孔括约肌松弛使悬韧带拉紧，晶状体变扁平，屈光度降低，导致近距离的物体成像于视网膜后，故视近物模糊，视远物清楚，这种作用称为调节麻痹。

3. 松弛内脏平滑肌　阿托品能松弛内脏平滑肌，对胃肠道作用最明显，其次是膀胱逼尿肌，对胆管、输尿管和支气管平滑肌的作用较弱。对过度兴奋或痉挛的平滑肌，作用更突出。

4. 抑制心脏　治疗量（0.5mg）阿托品可使部分患者心率短暂减慢。较大剂量（1~2mg）能解除迷走神经对心脏的抑制作用，加快心率，加速房室传导。对迷走神经张力高的青壮年，加快心率的作用更显著。

5. 扩血管作用　治疗量阿托品对血管无显著作用。大剂量的阿托品能扩张血管，尤其是皮肤血管，并能解除小血管痉挛，改善微循环，增加组织的血液灌注量。其机制与以下两方面有关：①阿托品抑制汗腺分泌，散热能力下降，体温上升，皮肤血管代偿性扩张；②可能与阿托品直接扩血管的作用有关。

6. 中枢神经系统作用　治疗量时中枢作用不明显；较大剂量（1~2mg）轻度兴奋延髓和大脑，随着剂量增加，兴奋作用逐渐加强，可出现烦躁不安、谵妄等；中毒剂量（10mg 以上）产生幻觉、定向障碍、运动失调和惊厥等，严重时可由兴奋转入抑制，导致昏迷及呼吸麻痹而死亡。

【临床应用】

1. 麻醉前给药　利用其抑制腺体分泌，以减少手术期间呼吸道腺体和唾液腺的分泌，防止呼吸道阻塞和吸入性肺炎。也可用于严重的盗汗及流涎症。

2. 缓解内脏绞痛　对胃肠绞痛及膀胱刺激症状如尿频、尿急等疗效较好；对胆绞痛、肾绞痛疗效较差，常需与哌替啶等镇痛药合用。能松弛膀胱逼尿肌，故可用于小儿遗尿症。

3. 眼科应用　①虹膜睫状体炎：用阿托品溶液滴眼，可松弛瞳孔括约肌及睫状肌，有利于消除炎症；同时与缩瞳药毛果芸香碱交替使用，可防止虹膜与晶状体粘连。②验光配镜：松弛睫状肌使晶状体固定，可准确地测定晶状体的屈光度。但因代谢慢，视力恢复慢，现已被托吡卡胺等替代。儿童因睫状肌调节功能强，验光时仍用阿托品。③检查眼底：瞳孔扩大有利于观察眼底结构，但因视力恢复慢，故也被托吡卡胺等替代。

4. 治疗缓慢型心律失常 可用于迷走神经过度兴奋所致的窦性心动过缓、房室传导阻滞。

5. 抗休克 主要用于感染性休克，在补足血容量的基础上，能解除休克时小血管的痉挛，改善微循环。但对伴有高热或心动过速的休克患者，宜改用山莨菪碱。

6. 解救有机磷酸酯类和 M 胆碱受体激动药中毒 阿托品通过阻断 M 胆碱受体，可迅速缓解 M 样症状，同时促使中重度中毒昏迷的患者苏醒。

你知道吗

麻醉前给药

麻醉前给药是患者进入手术室前应用的某些药物，以补救麻醉药的缺点。如手术前夜常用地西泮或苯巴比妥消除患者紧张焦虑情绪，次晨再服地西泮使记忆短暂缺失；注射阿片类镇痛药以增强麻醉效果；注射阿托品或东莨菪碱以防止唾液或支气管分泌物所致的吸入性肺炎，并防止反射性心律失常。

【不良反应及注意事项】

阿托品选择性低，不良反应较多。

1. 副作用 常见的有口干、皮肤干燥潮红、瞳孔扩大、视物模糊、便秘、排尿困难、心悸等，一般停药后可自行消失，无需特殊处理。

2. 毒性反应 过量时除副作用加重外，还出现不同程度中枢兴奋的症状，严重者可由兴奋转入抑制，甚至出现昏迷或呼吸麻痹而死亡。故用药时应控制剂量和观察患者体征，如发生中毒，应及时抢救，主要是对症处理，采用镇静药或抗惊厥药对抗中枢兴奋症状，用拟胆碱药如毛果芸香碱对抗其外周症状，呼吸抑制可采用人工呼吸、吸氧等措施。

青光眼、前列腺肥大和幽门梗阻、高热、甲状腺功能亢进及便秘患者禁用本品。老年人及心动过速者慎用。

【常用制剂与规格】

片剂：0.3mg/片。

注射剂：0.5mg/1ml；1mg/1ml；1mg/2ml；5mg/2ml；10mg/2ml；25mg/5ml。

眼膏：2g/支。

【用法用量】

口服 0.3~0.6mg/次，3 次/天，极量为 1mg/次，3mg/d。

皮下、肌内注射时，成人常用 0.3~0.5mg/次，0.5~3mg/d，极量为 2mg/次。

治疗缓慢型心律失常时，成人静脉注射 0.5~1mg，按需可 1~2 小时一次，最大量为 2mg。

抗休克时，成人按体重 0.02~0.05mg/kg，用 5% 葡萄糖注射液稀释后静脉注射或静脉滴注。

解救有机磷中毒时，肌内注射或静脉注射 1～2mg（严重时可加大 5～10 倍），每 10～20 分钟重复，直至青紫消失，继续用药至病情稳定，然后再维持 0.5～1mg/次，有时需 2～3 天。

眼睛局部应用时，涂于眼睑内，3 次/天。

山莨菪碱（Anisodamine，654）

山莨菪碱的天然品称为 654-1，人工合成品称 654-2。作用与阿托品相似，解除平滑肌和外周小血管痉挛作用较强，抑制腺体分泌和扩瞳作用较弱。因不易透过血-脑屏障，无明显中枢作用。临床上常替代阿托品治疗内脏绞痛和感染性休克。不良反应与阿托品相似，但毒性较低。

【常用制剂与规格】

片剂：10mg/片。

注射剂：10mg/1ml。

【用法用量】

成人口服常用量为 5～10mg/次，3 次/天；成人肌内注射常用量 5～10mg/次，1～2 次/天。抗休克时采用静脉注射，成人常用 10～40mg/次，必要时每隔 10～30 分钟重复给药。病情好转后应逐渐延长给药时间直至停药。

东莨菪碱（Scopolamine）

东莨菪碱外周作用与阿托品相似，但抑制腺体分泌、扩瞳和调节麻痹的作用较阿托品强，心血管及胃肠平滑肌的作用较弱。易透过血-脑屏障，产生与阿托品相反的中枢作用，表现为除呼吸中枢兴奋外，有镇静、催眠等抑制效应。临床主要用于麻醉前给药、晕动病，对帕金森也有一定疗效。不良反应同阿托品。

【常用制剂与规格】

片剂：0.2mg（氢溴酸盐）。

注射剂：0.3mg/1ml；0.5mg/1ml（氢溴酸盐）。

【用法用量】

成人口服常用量一次 0.2～0.6mg，一天 0.6～1mg，极量一次 0.6mg，一天 2mg；皮下、肌内注射，0.3～0.5mg/次，极量为 0.5mg/次，1.5mg/d。

（二）阿托品类合成代用品

阿托品的选择性低，不良反应多，通过改变其部分化学结构，合成了一些选择性较高、不良反应相对较少的代用品。常用的主要有扩瞳药和解痉药两类。

1. 合成扩瞳药　较阿托品作用时间短，视力恢复快，可替代其用于成人检查眼底和验光。但因调节麻痹作用不如阿托品完全，儿童仍用阿托品，详见见表 4-6。

2. 合成解痉药　按化学结构分类，有季胺类和叔胺类。其主要作用特点及应用见表 4-7。

表 4 - 6　常用扩瞳药滴眼作用的比较

药物	扩瞳作用持续时间（天）	调节麻痹作用持续时间（天）
阿托品（Atropine）	7 ~ 10	7 ~ 12
后马托品（Homatropine）	1 ~ 2	1 ~ 2
托吡卡胺（Toppicamide）	0.25	< 0.25
环喷托酯（Cyclopentolate）	1	0.25 ~ 1
尤卡托品（Yucatropine）	1/12 ~ 1/4	无作用

表 4 - 7　合成解痉药的主要作用特点及应用

药物	作用特点	应用	不良反应
季胺类 丙胺太林（Propaline） 奥芬溴铵（Orfenium bromide）	脂溶性低、口服吸收差；不易透过血 - 脑屏障，中枢作用少；胃肠解痉作用较强，较大剂量还能抑制胃酸分泌；中毒量可阻断神经 - 肌肉，引起呼吸麻痹	胃肠绞痛、妊娠呕吐、胃及十二指肠溃疡	与阿托品相似，但较轻
叔胺类 贝那替嗪（Benatizine） 双环维林（Double ring virin）	脂溶性高、口服吸收好；易透过血 - 脑屏障，有中枢安定作用；解痉同时抑制胃酸分泌	兼有焦虑症的消化性溃疡患者、胃酸过多、肠蠕动亢进、膀胱刺激征	口干、头晕、嗜睡

二、N 胆碱受体阻断药

（一）N_1 受体阻断药

N_1 受体阻断药能选择性阻断 ACh 与神经节上的 N_1 受体结合，阻断神经冲动的传递，又称神经节阻断药。具有扩张全身血管、降低血压的作用，过去曾用于治疗高血压。但由于对交感神经和副交感神经均有阻断作用，不良反应多且严重，故现已少用。目前主要有美卡拉明和樟磺咪芬，作为麻醉辅助药。

（二）N_2 受体阻断药

N_2 受体阻断药能阻断神经 - 肌肉接头上的 N_2 受体，阻滞神经冲动的正常传递，导致骨骼肌松弛，又称为骨骼肌松弛药，简称肌松药。按其作用机制不同，可分为去极化型如琥珀胆碱和非去极化型如筒箭毒碱、泮库溴铵两类。

琥珀胆碱（Succinylcholine）

【体内过程】

本品静脉注射后，即为血液和肝中的丁酰胆碱酯酶（假性胆碱酯酶）水解，先分解成琥珀酰胆碱，再缓缓分解为琥珀酸和胆碱，成为无肌松作用的代谢物，只有 10% ~ 15% 的药量到达作用部位。约 2% 以原型，其余以代谢物的形式从尿液中排泄。血浓度半衰期为 2 ~ 4 分钟。

【药理作用】

琥珀胆碱与骨骼肌运动终板上的 N_2 受体结合，产生与 ACh 相似的激动 N_2 受体的作用。因不易被突触间隙胆碱酯酶水解，故产生较持久的去极化作用，使终板膜失去对 ACh 的反应，导致骨骼肌松弛。通常从颈部肌肉开始，然后波及肩胛、腹部和四肢。其中，对喉肌的松弛作用最强。本药起效快，静脉注射 1 分钟内即出现肌松作用，2 分钟时作用最强，5 分钟后作用消失。持续静脉滴注则可获得更长时间的肌松效果。

【临床应用】

静脉注射适用于气管内插管、气管镜、食管镜的短时检查；静脉滴注适用于较长时间的外科手术，作为麻醉辅助用药。

【不良反应及注意事项】

1. 肌肉酸痛　是用药后短时间的肌束颤动导致肌梭损伤所致，一般 3～5 天可自愈。

2. 眼内压升高　眼外肌颤动而致眼内压升高。故青光眼、白内障晶体摘除术患者禁用。

3. 血钾升高　因骨骼肌持久性去极化导致大量 K^+ 外流，血 K^+ 升高。故烧伤、偏瘫、广泛软组织损伤和脑血管意外等血 K^+ 偏高的患者禁用，以免发生高钾血症性心搏骤停。

4. 呼吸肌麻痹　给药过快、过量或有遗传性胆碱酯酶缺乏、有机磷酸酯类中毒等情况的患者，在使用琥珀胆碱时易发生中毒，引起呼吸肌麻痹。故严格掌握给药剂量及速度，以肌松效应为准进行调整；禁与氨基糖苷类抗生素和多肽类抗生素配伍。中毒时须采用人工呼吸机解救。

【常用制剂与规格】

注射剂：50mg/1ml；100mg/2ml（氯化盐）。

【用法用量】

用于辅助气管插管时，成人 1～1.5mg/kg，极量为 2mg/kg。用于外科术中维持肌松时，一次 150～300mg 溶于 500ml 5%～10% 葡萄糖注射液和 1% 盐酸普鲁卡因注射液混合溶液中静脉滴注。

筒箭毒碱（Tubocurarine）

筒箭毒碱是临床应用最早的典型非去极化型肌松药，从南美洲植物浸膏箭毒中提取。能和运动终板上的 N_2 受体结合，竞争性阻断 ACh 与 N_2 受体结合和去极化作用，使骨骼肌松弛，故又称为竞争性肌松药。静脉注射 3～6 分钟即产生肌松作用，肌松前无肌束颤动，作用维持 20～40 分钟。通常从眼、面部肌肉开始，逐渐波及颈部、躯干和四肢，继之肋间肌松弛，出现腹式呼吸。剂量过大可累及膈肌，导致患者呼吸麻痹而死亡。故应严格掌握给药剂量，如遇中毒，应及时进行人工呼吸并静脉注射新斯的明 2～3mg 解救。临床上主要作为外科麻醉时的辅助用药。但因本药来源有限且不良反应较多，现已少用，多用其他安全性较高的非去极化型肌松药替代，如泮库溴铵、哌库溴铵、维库溴铵、米库氯铵和阿曲库铵等（表 4-8）。

表4-8　非去极化型肌松药特点比较

药物	药理特性	起效时间（分钟）	作用维持时间（分钟）
筒箭毒碱（Myostatin）	长效竞争性肌松药	3~6	80~120
泮库溴铵（Pancuronium bromide）	长效竞争性肌松药	4~6	120~180
多库溴铵（Docuronium bromide）	长效竞争性肌松药	4~6	90~120
哌库溴铵（Pipecuronium bromide）	长效竞争性肌松药	2~4	80~120
阿曲库铵（Atracurium）	中效竞争性肌松药	2~4	30~40
罗库溴铵（Rocuronium）	中效竞争性肌松药	1~2	30~40
维库溴铵（Vecuronium）	中效竞争性肌松药	2~4	30~40
米库氯胺（Micuramide）	短效竞争性肌松药	2~4	12~18

目标检测

一、A型选择题

1. 过敏性休克首选药物是（　　）

　　A. 肾上腺素　　　　　　B. 去甲肾上腺素　　　　C. 异丙肾上腺素

　　D. 麻黄碱　　　　　　　E. 多巴胺

2. 可舒张肾血管用于治疗急性肾衰竭的药物是（　　）

　　A. 去甲肾上腺素　　　　B. 麻黄碱　　　　　　　C. 肾上腺素

　　D. 多巴胺　　　　　　　E. 多巴酚丁胺

3. 替代去甲肾上腺素用于休克早期低血压的药物是（　　）

　　A. 间羟胺　　　　　　　B. 去甲肾上腺素　　　　C. 异丙肾上腺素

　　D. 可乐定　　　　　　　E. 多巴胺

4. 下列哪种有机磷酸酯类中毒不能用高锰酸钾洗胃（　　）

　　A. 敌敌畏　　　　　　　B. 敌百虫　　　　　　　C. 对硫磷

　　D. 内吸磷　　　　　　　E. 乐果

5. 可用于晕动病的药物是（　　）

　　A. 阿托品　　　　　　　B. 山莨菪碱　　　　　　C. 东莨胆碱

　　D. 后马托品　　　　　　E. 琥珀胆碱

6. 去甲肾上腺素外漏出血管时，处理措施包括（　　）

　　A. 更换注射部位　　　　B. 冷敷　　　　　　　　C. 热敷

　　D. 普鲁卡因局部封闭　　E. 酚妥拉明局部浸润注射

7. 心脏复苏三联针中包括（　　）

　　A. 肾上腺素　　　　　　B. 间羟胺　　　　　　　C. 利多卡因

　　D. 麻黄碱　　　　　　　E. 阿托品

8. 防治腰麻、硬膜外麻醉引起低血压的药物是（   ）

    A. 肾上腺素   B. 多巴胺   C. 去甲肾上腺素

    D. 麻黄碱   E. 异丙肾上腺素

9. 治疗外周血管痉挛性疾病的药物是（   ）

    A. 肾上腺素   B. 多巴胺   C. 麻黄碱

    D. 酚妥拉明   E. 去甲肾上腺素

10. 阿托品的作用中，哪一项与阻断 M 受体无关（   ）

    A. 兴奋心脏   B. 扩张血管   C. 松弛内脏平滑肌

    D. 扩瞳   E. 抑制腺体分泌

11. 下列可用于治疗青光眼的药物是（   ）

    A. 肾上腺素   B. 阿托品   C. 毛果芸香碱

    D. 酚妥拉明   E. 加兰他敏

12. 下列可用于治疗重症肌无力的药物是（   ）

    A. 酚妥拉明   B. 毛果芸香碱   C. 新斯的明

    D. 氯解磷定   E. 多巴胺

13. 有机磷酸酯类中毒引起死亡的主要原因为（   ）

    A. 呼吸衰竭   B. 心搏骤停   C. 肾衰竭

    D. 休克   E. 肝昏迷

14. 常替代阿托品用于缓解胃肠绞痛的药物是（   ）

    A. 肾上腺素   B. 筒箭毒碱   C. 麻黄碱

    D. 山莨菪碱   E. 琥珀胆碱

15. 胆、肾绞痛宜选用（   ）

    A. 吗啡   B. 阿托品   C. 哌替啶

    D. 哌替啶 + 阿托品   E. 阿托品 + 麻黄碱

16. 下列有关肾上腺素的叙述，正确的是（   ）

    A. 口服无效

    B. 能对抗酚妥拉明引起的低血压

    C. 易氧化变红色而失效

    D. 具有强大兴奋心脏的作用

    E. 手指浸润麻醉时，可在局麻药中加入肾上腺素

二、X 型选择题

17. 下列有关酚妥拉明的说法，正确的是（   ）

    A. 对 α_1、α_2 受体均有阻断作用

    B. 用药前应补足血容量

    C. 可用于感染性休克

    D. 引起低血压时可用 AD 升压

    E. 可对抗 NA 外漏的缩血管作用

18. 普萘洛尔禁用于（　　　）

    A. 支气管哮喘　　　　　B. 心动过速　　　　　　　C. 窦性心动过缓

    D. 高血压　　　　　　　E. 重度房室传导阻滞

19. 下列有关阿托品的叙述，正确的是（　　　）

    A. 对虹膜或睫状体作用可长达 72 小时

    B. 中枢作用与东莨胆碱相同

    C. 前列腺患者禁用

    D. 作用机制为阻断 M 受体

    E. 可用于解救有机磷酸酯类中毒

书网融合……

 微课　　　　　📑 划重点　　　　　自测题

▶▶ 项目五 主要影响中枢神经系统功能的药物

学习目标

知识要求

1. **掌握** 抗精神病药氯丙嗪、抗帕金森病药左旋多巴、苯二氮䓬类、吗啡的药理作用、临床应用、不良反应；抗癫痫药苯妥英钠、卡马西平、乙琥胺、丙戊酸钠药物、中枢兴奋药咖啡因、临床应用；镇静催眠药、镇痛药的分类。

2. **熟悉** 抗抑郁药的分类、临床应用和不良反应；抗癫痫药苯妥英钠、卡马西平、乙琥胺、丙戊酸钠药物的药理作用、不良反应；治疗阿尔茨海默病的代表药多奈哌齐临床应用；镇静催眠药巴比妥类和其他类药物的临床应用、不良反应；人工合成镇痛药哌替啶、芬太尼的临床应用。

3. **了解** 抗躁狂症药碳酸锂、抗惊厥药硫酸镁、阿片受体拮抗药纳洛酮的临床应用；抗阿尔兹海默症药代表药的作用、不良反应；中枢兴奋药的不良反应；镇痛药的选择。

能力要求

1. 具备有效、合理、安全应用本类药物的能力。
2. 具备用药风险管控能力。
3. 具备较强的自主学习能力。

📋 任务一 抗精神失常药

PPT

📖 岗位情景模拟

情景描述 刘某，女性，33 岁，会计，硕士学历，未婚，家庭经济状况良好。小时候性格较孤僻，固执，朋友很少，也很少与家人沟通。但是学习成绩一直很优秀，做事谨慎要强，追求完美，事业上也很顺利。同事反映刘某近期在单位表现异常，一些行为言语让人无法理解，时常把自己反锁在办公室内，很恐惧，说有人在背后说她有严重的经济问题，要送她进监狱。而刘某家人认为可能是刘某的工作压力大导致的，就带其到外地旅游散散心，随后疾病进一步加重。

分析 1. 刘某这是怎么了？

2. 她的家人应该怎么做呢？

精神失常是由多种原因引起的思维、情感、意志和行为等精神活动障碍的一类疾病，临床上常见精神失常包括精神分裂症（精神病）、躁狂症、抑郁症和焦虑症等。而抗精神失常药包括抗精神病药、抗躁狂症药、抗抑郁症药和抗焦虑症药。

精神分裂症是以思维、情感、行为之间不协调，精神活动与现实相脱离为主要特征的一种常见的精神疾病。该病主要发病于青少年及成年早期，其病程具有慢性进行性和易复发的特点，临床表现复杂。根据临床症状，将精神分裂症分为Ⅰ型和Ⅱ型，前者以阳性症状（幻觉和妄想等）为主，后者则以阴性症状（情感淡漠、主动性缺乏等）为主。

躁狂症又称情感性精神障碍，表现为情绪高涨、联想敏捷、活动过度和语言增多不能自制。因躁狂和抑郁常在同一患者身上交替发作，故又称双相障碍。

抑郁症是一种常见的情感障碍性精神疾病，其临床表现包括情感淡漠、情绪低落、悲观、睡眠障碍、食欲缺乏、性欲减退、思维迟缓等，严重者常出现自杀冲动。

> **请你想一想**
>
> 精神病和精神疾病是一回事吗？

一、抗精神病药

抗精神病药主要用于治疗精神分裂症以及其他精神失常引起的躁狂症状。本类药物属于强大的多巴胺受体阻断剂，对精神活动有选择性的抑制作用。

氯丙嗪（Chlorpromazine）等吩噻嗪类药为经典抗精神分裂症药的代表，直到目前，依然是临床常用的抗精神病药。以利培酮（Risperidone）为代表的非典型（第二代）抗精神病药，因其有良好的适应性，已逐渐取代第一代抗精神病药。目前世界上很多国家推荐第二代（非典型）抗精神病药物如利培酮、奥氮平（Olanzapine）、喹硫平（Quetiapine）等作为一线药物选用。而经典抗精神病药及第二代的氯氮平作为二线或三线药物使用。常用抗精神病药及作用特点详见表5-1。

表5-1 抗精神分裂症药物的分类及作用特点

类别	代表药		作用特点
经典抗精神分裂症药（第一代抗精神病药）	吩噻嗪类	氯丙嗪 氟奋乃静	主要是通过阻断中脑-边缘系统和中脑-皮质系统的D_2样受体而发挥疗效，对兴奋、躁动、妄想、幻听等精神分裂症阳性症状疗效显著，而对阴性症状无效。而且，该类药物在发挥疗效时均不同程度地引起难以解决的锥体外系和内分泌系统的副作用
	硫杂蒽类	氯普噻吨	
	丁酰苯类	氟哌啶醇 氟哌利多	
	其他	五氟利多	

续表

类别	代表药	作用特点
非典型抗精神分裂症药 （第二代抗精神病药）	氯氮平 利培酮 奥氮平 喹硫平	与第一代抗精神病药物相比，第二代抗精神病药物疗效确切，不仅改善精神分裂症患者阳性症状，对阴性症状也有效，还能改善患者的认知功能、情感症状等。而且不良反应较轻

氯丙嗪（Chlorpromazine）

【体内过程】

口服吸收慢而不规则，到达血药浓度峰值的时间为 2 ~ 4 小时。肌内注射吸收迅速，到达血液后，90% 以上与血浆蛋白结合。主要在肝脏代谢后经肾排泄。不同个体服用相同剂量氯丙嗪后血药浓度可相差 10 倍以上，故给药剂量应个体化。

【药理作用】

氯丙嗪对体内多巴胺（DA）受体有强大的阻断作用。除阻断 DA 受体作用外，还有较强的 α 受体、M 受体、组胺 H_1 受体/5 - HT_2 受体阻断作用，因此具有广泛的药理作用和不良反应。

1. 中枢神经系统

（1）镇静、安定作用　正常人口服治疗量的氯丙嗪表现为镇静、安定、情感淡漠，对周围事物反应性下降，环境安静可诱导入睡，但易被唤醒，加大剂量亦不引起麻醉。其作用机制是阻断脑干网状结构上行激活系统外侧部位的 α 受体，抑制特异性感觉传入冲动沿侧支向网状结构传导，使大脑皮质兴奋性降低，连续用药可产生耐受性。目前还认为本药对组胺 H_1 受体阻断作用亦与其镇静作用有关。

（2）抗精神病作用　患者服药后，能迅速控制兴奋躁动的临床症状，可使精神分裂症患者消除幻觉、妄想，减轻思维障碍，理智恢复，生活自理。此作用不产生耐受性。

目前认为，精神分裂症的发病机制可能与脑内多巴胺能神经系统活动过强，特别是与多巴胺 D_2 受体上调有关。中枢神经系统主要的多巴胺能神经通路有四条：①黑质 - 纹状体通路；②中脑 - 边缘系统；③中脑 - 皮质通路；④结节 - 漏斗通路。其中，黑质 - 纹状体通路与锥体外系的运动功能有关；中脑 - 边缘系统和中脑 - 皮质通路与精神、情结及行为有关；结节 - 漏斗通路与人体内分泌活动、体温调节有关。氯丙嗪抗精神病作用与其阻断中脑 - 边缘、中脑 - 皮质两条通路的多巴胺 D_2 受体有关。

（3）止吐作用　氯丙嗪有较强的止吐作用，小剂量氯丙嗪抑制延髓催吐化学感受中枢（CTZ）的多巴胺受体，大剂量氯丙嗪直接抑制呕吐中枢。

（4）对体温调节的影响　氯丙嗪能抑制体温调节中枢，使体温调节失灵，在物理降温措施的配合下，可使体温降至正常以下。

（5）增强中枢抑制药的作用　氯丙嗪可增强镇静催眠药、麻醉药、镇痛药及解热镇痛药的作用，合用时可增加疗效及不良反应，应注意适当调整剂量，以免加重对中枢神经系统功能的抑制。

2. 自主神经系统

（1）阻断α肾上腺素受体作用 氯丙嗪有明显的α受体阻断作用，可引起体位性低血压，也可翻转肾上腺素的升压效应，因此，氯丙嗪引起的低血压不可用肾上腺素抢救。

（2）阻断M胆碱受体作用 氯丙嗪有较弱的阻断M胆碱受体的作用，呈现阿托品样效应。常表现为口干、便秘、视物模糊、尿潴留等。

3. 内分泌系统 氯丙嗪通过阻断结节–漏斗通路的多巴胺D_2受体，可抑制下丘脑分泌多种激素如催乳素释放抑制因子等，而使催乳素释放增加，促性腺激素分泌减少。

【临床应用】

1. 精神分裂症 本药主要用于改善精神分裂症的阳性症状，对躁狂抑郁症的躁狂状态有很好疗效，也用于具有类似精神分裂症状的其他精神病。大多数患者需服药1~3周后开始显效，连续服药6周至6个月充分显效。本病为多基因遗传性疾病，不能根治，需长期服维持量以减少复发。少部分患者治疗后可长期缓解。

2. 止吐 用于治疗多种疾病（妊娠中毒、尿毒症、癌症、放射病等）和一些药物（吗啡、洋地黄、四环素等）所致呕吐。但对晕动病所致的呕吐无效。

3. 麻醉前用药 氯丙嗪能加强其他中枢抑制药的作用，并具有镇静、安定、镇吐等作用，有利于麻醉的进行，减少不良反应。

4. 人工冬眠和低温麻醉 氯丙嗪与哌替啶、异丙嗪等药配伍，能使患者代谢及组织耗氧量均降低，对各种伤害性刺激的耐受性增强，有利于患者度过危险阶段，称为"人工冬眠"疗法。可用于严重创伤或感染、高热惊厥、破伤风、甲状腺危象等的辅助治疗。临床上用物理降温配以氯丙嗪，可使患者体温降低到34℃或更低，用于低温麻醉。

【不良反应及注意事项】

1. 一般不良反应 包括中枢抑制症状，如嗜睡、无力、淡漠；M胆碱受体阻断症状，如口干、无汗、便秘、视物模糊、眼压升高等；α受体阻断症状，如鼻塞、血压下降、直立性低血压以及反射性心率过快等。若注射给药，为防止直立性低血压发生，应卧床休息2小时左右方可缓慢起立。静脉注射可引起血栓性静脉炎。

2. 锥体外系反应 是长期大量服用氯丙嗪后最常见的副反应。常见有以下四种表现：①帕金森综合征（Parkinson's syndrome）。多见于中老年人，表现肢体震、肌张力增高、运动减少等，发生率约30%，绝大多数在连续用药2~3个月内，少数可在1~2周内出现。②急性肌张力障碍（acute dystonia）。青中年人多见，以肌肉痉挛为特点，主要影响头颈部肌肉，表现强迫性张口、伸舌、斜颈等头颈部怪异动作，也可波及躯干和四肢肌肉，通常在服药后24~48小时内发生。③静坐不能（akathisia）。多见于青少年，表现为坐立不安，反复徘徊。上述表现是因药物阻断了黑质–纹状体通路的D_2

受体，与多巴胺的功能减弱及乙酰胆碱的功能增强有关。减少用药量或停药后，症状可减轻甚至消失，必要时加用中枢抗胆碱药（如苯海索）；④迟发性运动障碍（tardive dyskinesia），大约有1/5的患者出现迟发性运动障碍，表现为节律的或不规则、不自主的刻板运动，特别以口、舌、颊不自主运动最常见，有时伴有肢体或躯干的舞蹈样动作。老年女性患者更易发生。迟发性运动障碍停药后仍可长期存在。其机制可能是由于D_2受体长期被阻滞，受体敏感性增加所致，抗胆碱药反可使之加重。

3. 神经精神反应 服用氯丙嗪最初的几周内，部分患者出现过度的镇静，活动减低，思维、行动迟缓，反应迟钝，注意力不集中，记忆减退，对周围环境淡漠。也可致抑郁状态。

4. 内分泌系统反应 长期应用可致乳房增大、停经、泌乳及不育症等，部分患者体重增加。

5. 过敏反应 常见有皮疹、接触性皮炎及光敏性皮炎，也有剥脱性皮炎发生。有粒细胞缺乏症、溶血性贫血及再生障碍性贫血的报道。少数人出现胆汁淤积性黄疸。

6. 急性中毒 一次应用剂量过大，可致急性中毒。表现为昏睡、血压下降、心肌损害等。呈现出异常心电图，Q-T或P-R间期延长，T波低平或倒置，心率加快。无特效解毒药，应及时对症治疗。可用去甲肾上腺素升压，但禁用肾上腺素。

氯丙嗪会诱发癫痫，有癫痫史者慎用。老年人伴有动脉粥样硬化、高血压者可出现直立性低血压，冠心病患者服用易致猝死。青光眼病史者禁用。

【常用制剂与规格】

片剂：25mg。

注射液：10mg/1ml；25mg/1ml；50mg/2ml。

【用法用量】

用于精神分裂症或躁狂症，从小剂量开始，一次25~50mg（1~2片），一天2~3次，每隔2~3天缓慢逐渐递增至每天300~450mg，分次服，症状减轻后再减至每天100~150mg。

利培酮（Risperidone）

【体内过程】

利培酮口服可完全吸收，血浆蛋白结合率为88%，消除半衰期为3小时左右，部分代谢成有相似药理作用的9-羟基-利培酮，主要经肾排出。

【药理作用】

利培酮能阻断5-HT_2受体和D_2受体，改善精神分裂症的阳性症状及阴性症状，并有改善精神分裂症患者注意力及认知功能的优点，而且，其镇静作用较奥氮平轻。

【临床应用】

利培酮作为一线用药，治疗首发急性和慢性精神分裂症；其他各种精神分裂症阳性症状（如幻觉、妄想、思维紊乱、敌视、怀疑）和阴性症状（如反应迟钝、情绪淡漠及社交淡漠、少语）也有很好疗效；也可减轻与精神分裂症有关的情感症状（如抑郁、负罪感、焦虑）。但治疗难治性精神分裂症的效果不及奥氮平和氯氮平。

【不良反应】

偶见嗜睡、疲劳、注意力下降、直立性低血压、双下肢凹陷性水肿、尿潴留、迟发性运动障碍、乳腺增生、白细胞减少等不良反应。

【常用制剂与规格】

片剂：1mg/片；2mg/片；3mg/片。

分散片：2mg/片。

【用法用量】

成人每天1次或每天2次。推荐起始剂量为一天2次，一次1mg，第二天增加到一天2次，一次2mg；如能耐受，第三天增加到一天2次，每次3mg。此后，可维持剂量不变，或根据个人情况进一步调整。

奥氮平（Olanzapine）

奥氮平作为一线抗精神病药，作用机制尚不清楚。奥氮平抗精神分裂症的作用机制可能是拮抗 D_2 和 $5-HT_2$。适用于有严重阳性症状和（或）阴性症状的精神分裂症的急性期和维持治疗，疗效与氯氮平相当。不良反应较氯氮平少而轻，主要为短暂的镇静、体位性低血压和体重增加等。

【常用制剂与规格】

片剂：5mg；10mg。

【用法用量】

用于精神分裂症治疗，起始剂量为10mg/d，每天1次；用于躁狂发作，单独用药时起始剂量为每天15mg。

氯氮平（Clozapine）

氯氮平尤其适用于难治性精神分裂症或应用其他抗精神病药治疗无效的患者。作用强，多在一周内见效。但因为多且严重的不良反应，通常不作为精神分裂症的一线药物。

二、抗躁狂症药和抗抑郁症药

躁狂抑郁症是情感障碍型精神病，目前认为 $5-羟色胺$（$5-HT$）功能活动缺乏可能是双相障碍的基础，是易患双相障碍的素质标志；去甲肾上腺素功能活动降低可能与抑郁发作有关，去甲肾上腺素功能活动增强可能与躁狂发作有关。另外躁狂抑郁症患者，多巴胺（DA）、$\gamma-氨基丁酸$（GABA）也可能存在功能活动异常。

（一）抗躁狂症药

除碳酸锂外，氯丙嗪、奥氮平、利培酮等抗精神分裂症药物也常用来治疗躁狂症，此外，如卡马西平和丙戊酸钠等抗癫痫药物对躁狂症也有效，且起效较碳酸锂更快。但在此仅介绍碳酸锂。

碳酸锂（Lithium Carbonate）

【体内过程】

口服吸收快且完全，2~4小时达血药峰浓度，5~7天达稳态血药浓度，故碳酸锂起效缓慢。碳酸锂主要自肾排泄，缺钠或肾小球滤过减少时，可导致体内锂潴留，引起中毒。

【药理作用】

主要是锂离子发挥药理作用，其抗躁狂发作的机制是其能抑制神经末梢 Ca^{2+} 依赖性的去甲肾上腺素和多巴胺释放，促进神经细胞对突触间隙中去甲肾上腺素的再摄取，增加其转化和灭活，从而使去甲肾上腺素浓度降低。还可促进5-羟色胺合成和释放，而有助于情绪稳定。

【临床应用】

本品不良反应较多，但仍为治疗躁狂症的首选。治疗躁狂症，特别是急性躁狂和轻度躁狂疗效显著，有效率为80%，还可用于治疗双相障碍。长期使用碳酸锂可减少躁狂复发，并预防抑郁复发，但对抑郁的作用不如躁狂明显。

【不良反应及注意事项】

锂盐有效血药浓度为0.5~1.0mmol/L，治疗窗很窄，血药浓度超过1.5mmol/L即出现中毒症状。轻度的毒性症状包括发音不清、共济失调、震颤加重、恶心、呕吐、腹泻等；较严重的毒性反应包括精神紊乱、反射亢进、惊厥直至昏迷和死亡。肾功能不全者、严重心脏疾病患者、孕妇、儿童和哺乳期妇女禁用。

【常用制剂与规格】

片剂：0.25g/片。

【用法用量】

成人用量按体重20~25mg/kg计算，躁狂症治疗剂量为一天600~2000mg（2.5~8片），分2~3次服用，宜在饭后服，以减少对胃的刺激，剂量应逐渐增加并参照血锂浓度调整。

（二）抗抑郁症药

目前临床使用的抗抑郁症药大多是基于单胺神经递质假说研发的，主要通过增加突触间隙单胺类递质浓度来发挥抗抑郁作用。这些药物产生缓解抑郁的效果一般在服药后2~3周才显现。根据作用机制，常用抗抑郁症药可分为以下几类（表5-2）。

表5-2 常用抗抑郁症药的分类

类别	代表药
三环类抗抑郁药（TCAs）	丙米嗪（Imipramine）、氯米帕明（Clomipramine）、多塞平（Doxepin）、阿米替林（Amitriptyline）
选择性5-HT再摄取抑制药（SSRI）	氟西汀（Fluoxetine）、氟伏沙明（Fluvoxamine）、舍曲林（Sertraline）、帕罗西汀（Paroxetine）、西酞普兰（Citalopram）

续表

类别	代表药
选择性 5 – HT 和 NA 再摄取抑制药（SNRI）	文拉法辛（Venlafaxine）
选择性 NA 再摄取抑制药（NARI）	马普替林（Maprotiline）、地昔帕明（Desipramine）
单胺氧化酶抑制药（MAOI）	吗氯贝胺（Moclobemide）
5 – HT$_{2A}$受体拮抗药及 5 – HT 再摄取抑制药	曲唑酮（Trazodone）、奈法唑酮（Nefazodone）

丙米嗪（Imipramine）

丙米嗪又称米帕明，为三环类抗抑郁药。

【药理作用】

1. 中枢神经系统作用　通过阻断脑内神经元突触前膜，干扰或阻止 5 – HT、多肽的再摄取，增加了突触间去甲肾上腺素和（或）5 – HT 的含量所致，从而改善或消除抑郁状态。对正常人有镇静的作用。

2. 抗胆碱作用　治疗量具有明显的 M 胆碱受体阻断作用。

3. 心血管系统作用　治疗剂量即可降低血压，此外，对心肌有奎尼丁样作用。

【临床应用】

临床上用于各类抑郁症、强迫症和恐惧症的治疗，需连续用药 2～3 周才显效，但对精神分裂症伴发的抑郁症状态无效；此外，尚可用于治疗遗尿症、焦虑和恐惧症。

【不良反应及注意事项】

主要是抗胆碱作用和心血管系统反应，如口干、便秘、尿潴留、眼压增高、体位性低血压、心律失常等。

青光眼和前列腺肥大等患者禁用。

【常用制剂与规格】

片剂：25mg/片。

【用法用量】

成人每次 12.5～25mg，一天 3 次，一般从 12.5mg 开始，逐渐增加剂量，极量一天 0.2～0.3g。

氟西汀（Fluoxetine）

氟西汀是一种强效选择性 5 – HT 再摄取抑制药（SSRI）。对抑郁障碍的疗效稍优于三环类抗抑郁障碍药物，而耐受性与安全性更好。还可用于治疗惊恐障碍、强迫症及神经性贪食症等。

偶有恶心、呕吐、头痛、头晕、乏力、失眠、厌食、体重下降、震颤、惊厥、性欲降低等不良反应。肝病患者服用后半衰期延长，须慎用。肾功能不全者，长期用药须减量，并延长服药间隔时间。心血管疾病、糖尿病患者应慎用。

【常用制剂与规格】

片剂：10mg。

分散片（胶囊）：20mg。

【用法用量】

一般推荐一次 20mg（每天早上），必要时可加至每天 40mg。

帕罗西汀（Paroxetine）

【药理作用】

帕罗西汀为 5-HT 再摄取抑制药，可选择性地抑制 5-HT 转运体，阻断突触前膜对 5-HT 的再摄取，延长和增加 5-HT 的作用，从而产生抗抑郁作用。

【临床应用】

适合治疗伴有焦虑症的抑郁症患者，作用比三环类抗抑郁药快，而且远期疗效比丙米嗪好。亦可用于社交恐惧症及强迫症的治疗。

【不良反应】

不良反应轻微而短暂。常见的有轻度口干、恶心、厌食、便秘、头痛、震颤、乏力、失眠和性功能障碍。偶见神经性水肿、荨麻疹、直立性低血压。罕见锥体外系反应的报道。

【常用制剂与规格】

片剂：20mg。

【用法用量】

抑郁症一般剂量为每天 20mg。2~3 周后根据患者的反应，每周可以 10mg 量递增，每天最大剂量可达 50mg。

舍曲林（Sertraline）

【临床应用】

本品用于治疗抑郁症的相关症状，包括伴随焦虑、有或无躁狂史的抑郁症。疗效满意后，继续服用舍曲林可有效地防止抑郁症的复发和再发。本品是第一个获准用于治疗儿童青少年抑郁障碍的抗抑郁药。

【不良反应】

常见不良反应有胃肠功能紊乱、睡眠障碍、头痛、性功能异常等。

【常用制剂与规格】

片剂（分散片）：50mg。

【用法用量】

成人每天服药一次，早或晚均可服药，7 天左右可见疗效，完全的疗效则在服药的第 2~4 周才显现，长期用药应根据疗效调整剂量，并维持在最低的有效治疗剂量。

你知道吗

食物中的"快乐因子"

某些食物里含有"快乐因子"，我们可以通过从食物中摄取这些"快乐因子"，来改善情绪，预防并抵抗抑郁症。

1. 5 - 羟色胺　食物中含有的色氨酸是 5 - 羟色胺的合成原料，粗杂粮所含的色氨酸最高。要想快乐不仅要补充色氨酸，还必须要补充 B 族维生素，它可以促进色氨酸转化成 5 - 羟色胺。

2. 内啡肽（又称做脑内啡）　辣味可以使大脑反应性的分泌内啡肽，让人产生愉悦、镇静的感觉。另外，运动同样也可以促进体内内啡肽和去甲肾上腺素的分泌，有助于减轻抑郁。

3. 苯乙胺　巧克力具有抑制忧郁情绪，使人产生欣快感的作用，尤其是可可含量更多的黑巧克力。

任务二　抗中枢退行性病变药

PPT

岗位情景模拟

情景描述　李某，男，75 岁，最近一段时间他的好朋友王某发现李某经常走着走着就突然停下来了，尤其是转身的时候，就好像两只脚被粘在地上，犹犹豫豫。王某觉得不对劲就告诉李某最好去医院检查一下。李某来到医院，做了相关检查后，最终被确诊为帕金森病，李某感到很疑惑，他看过电视了解到帕金森病患者有手抖现象，可我平时吃饭手不抖啊。

分析　李大爷吃饭手不抖为什么被确诊帕金森病？

中枢神经系统退行性疾病是一类慢性进行性中枢神经系统退行性变性甚至缺失而产生的疾病的总称，主要包括帕金森病（Parkinson's disease，PD）、阿尔茨海默病（Alzheimer's disease，AD）、亨廷顿病（Huntington disease，HD）、肌萎缩侧索硬化症。

一、抗帕金森病药

帕金森病（PD）又称震颤麻痹。临床症状主要为静止性震颤、运动迟缓、肌强直等运动症状和嗅觉减退、睡眠行为异常及抑郁等非运动症状。绝大多数发生于老年人，年龄越大，患病的风险越高，平均发病年龄在 60 岁以上。迄今为止，病因仍不清楚。此外，脑动脉硬化、一氧化碳中毒、脑炎后遗症、脑外伤及某些抗精神病药物等也可引起类似 PD 的症状，统称为帕金森综合征。

帕金森病是由于大脑黑质纹状体通路多巴胺（Dopamine，DA）能神经元的变性死亡，胆碱能神经功能活动相对增强有关。根据作用机制将抗帕金森病药分为拟多巴胺类药和中枢抗胆碱药，具体分类及代表药详见表 5 - 3。

表 5 - 3　抗帕金森病药的分类

类别		代表药
拟多巴胺类药	多巴胺前体药	左旋多巴（Levodopa）
	左旋多巴增效药	卡比多巴（Carbidopa）、苄丝肼（Benserazide）
	单胺氧化酶抑制药	司来吉兰（Selegiline）、恩他卡朋（Entacapone）
	多巴胺受体激动药	普拉克索（Praxo）、溴隐亭（Bromocriptine）
	促多巴胺释放药	金刚烷胺（Amantadine）
中枢抗胆碱药		苯海索（Benhexol）

（一）拟多巴胺类药

拟多巴胺类药主要作用在于增加脑内的多巴胺含量，增强黑质 - 纹状体通路多巴胺能神经功能。按其作用机制可分多巴胺前体药、左旋多巴增效药、多巴胺受体激动药、促多巴胺释放药。

1. 多巴胺前体药

左旋多巴（Levodopa，L - dopa）

【体内过程】

左旋多巴口服经小肠迅速吸收，口服左旋多巴后，只有 1% 左右能够进入脑内发挥作用，绝大多数左旋多巴在肝脏、肠黏膜以及其他外周组织被多巴脱羧（维生素 B_6 为此酶的辅酶）代谢成为多巴胺（DA），而多巴胺不能通过血 - 脑屏障进入中枢。

> **请你想一想**
> 左旋多巴可以跟维生素 B_6 合用吗？合用后会产生哪些后果？

【药理作用】

左旋多巴为 DA 的前体药物，本身无药理活性，透过血 - 脑屏障后，转化为 DA，补充黑质纹状体中 DA 的不足，发挥作用。

【临床应用】

（1）抗帕金森病　用于帕金森病及帕金森综合征，但是对于吩噻嗪类等抗精神病药物（如氯丙嗪）引起的锥体外系不良反应（帕金森综合征）无效。用药早期，约 80% 的患者症状明显改善。随着用药时间的延长，左旋多巴的疗效逐渐下降，多数患者 3~5 年后的疗效明显降低，并且会出现一些严重不良反应。

左旋多巴的作用特点是：①起效慢，一般需服药后 2~3 周才显效，1~6 个月后疗效达最大。②对改善肌僵直及运动困难效果较好，但对于缓解肌肉震颤效果差。③疗效与黑质 - 纹状体损伤程度相关，轻症患者及较年轻患者疗效好，重症和年老体弱者疗效较差。

（2）治疗肝性脑病　左旋多巴可使肝性脑病的昏迷患者清醒，但是不能改善肝脏的功能。

【不良反应及注意事项】

（1）早期反应

1）胃肠道反应 治疗早期约80%患者出现厌食、恶心、呕吐，偶见消化道溃疡出血、穿孔，故消化道溃疡患者慎用。

2）心血管反应 治疗初期约30%患者出现体位性低血压，原因不清。

（2）长期反应

1）不自主运动 由于服用大量左旋多巴后，DA受体过度兴奋所致头、面部、舌、上肢和身体上部的异常不随意运动。服药两年以上的患者此症状发生率可高达90%。

2）开关反应 "开期"，即症状控制期，此时活动正常或接近正常；"关期"，即症状失控制期，突然出现严重的PD症状。"关期"可持续几秒钟或数分钟，然后又突然转为"开期"。

3）精神障碍 引起幻觉、妄想、躁狂、失眠、焦虑和抑郁等。严重精神病患者禁用。

左旋多巴与维生素 B_6 合用，会增加左旋多巴在外周的脱羧反应，减少左旋多巴进入脑内的量，从而降低左旋多巴的药效，应避免合用。左旋多巴与抗精神病药物合用，因为两者互相拮抗，应避免合用。

【常用制剂与规格】

片剂：50mg；125mg；250mg。

【用法用量】

开始一次0.25g，一天2~4次，饭后服用。以后视患者耐受情况，每隔3~7天增加一次剂量，增加范围为每天0.125~0.75g，直至最理想的疗效为止。每天最大量6g，分4~6次服用。

2. 左旋多巴增效药

卡比多巴（Carbidopa）

卡比多巴属于左旋多巴增效药，可抑制外周左旋多巴的脱羧反应，减少外周的多巴胺生成，使得更多的左旋多巴进入中枢，故可使左旋多巴用量减少，还可以明显减轻左旋多巴的不良反应。

【常用制剂与规格】

卡左双多巴缓释片（250mg控释片）：每片含卡比多巴50mg和左旋多巴200mg。

你知道吗

左旋多巴的复方制剂

常用的左旋多巴复方制剂有2个品种，即：美多芭和息宁（卡左双多巴控释片）。美多芭为左旋多巴与脱羧酶抑制药苄丝肼（盐酸盐）按4∶1的比例配制而成的复方制剂；息宁主要成分为卡比多巴50mg和左旋多巴200mg。两药的适应证为原发性帕金森病、脑炎后帕金森综合征、症状性帕金森综合征（一氧化碳或锰中毒）、服用含吡多辛（维生素 B_6）的维生素制剂的帕金森病或帕金森综合征的患者，可减少"关"的时间。

3. 单胺氧化酶抑制药

司来吉兰（Selegiline）

司来吉兰为单胺氧化酶抑制药。在 PD 早期治疗中，司来吉兰可作为单药治疗，能延缓疾病进展，延迟左旋多巴的使用。在 PD 发展中可与左旋多巴联合使用，降低左旋多巴的用量，延长多巴胺的有效时间。不良反应少且较轻。常见不良反应有兴奋、失眠、幻觉及胃肠道不适。本药易致失眠，故应避免晚间使用。

4. 多巴胺受体激动药

普拉克索（Pramipexole）

普拉克索是多巴胺受体激动药。口服吸收快，2 小时后血浆药物浓度达峰值，通过肾脏排泄。普拉克索单独应用对早期 PD 有改善作用，尚可减轻 PD 患者的抑郁症状。用于治疗特发性帕金森病的体征和症状，单独（无左旋多巴）或与左旋多巴联用。例如，在疾病后期左旋多巴的疗效逐渐减弱或者出现变化和波动时（剂末现象或"开关"波动），需要应用本品。常见药物不良反应有头晕、运动障碍、恶心、低血压等。

5. 促多巴胺释放药

金刚烷胺（Amantadine）

金刚烷胺在用于预防流感时偶然发现对帕金森病有一定疗效。对肌肉僵硬、震颤及运动徐缓均有缓解作用。用于帕金森病、帕金森综合征，也用于防治 A 型流感病毒所引起的呼吸道感染。金刚烷胺起效较左旋多巴快，一般服药后 48 小时即可获得最高疗效。与左旋多巴合用，可协同增强药效，减少左旋多巴剂量及不良反应。金刚烷胺不良反应少，偶见皮肤青斑，其次为激动、注意力不集中、口干及肠胃道反应等。

（二）中枢抗胆碱药

苯海索（Benzhexol）

苯海索是目前应用最广泛的中枢抗胆碱药。口服通过拮抗中枢 M 胆碱受体而减弱黑质-纹状体通路乙酰胆碱的兴奋作用。对震颤及僵硬效果好，但对运动迟缓效果差。主要适用于伴有震颤的早期轻症 PD 患者，而对无震颤的患者不推荐应用。不良反应与阿托品相似但较少，常见不良反应有口干、视物模糊等，偶见心动过速、恶心、呕吐、尿潴留、便秘等。闭角型青光眼和前列腺肥大患者禁用。

此外，中枢抗胆碱药还有苯扎托品（Benzatropine）等，其药理作用、临床应用及不良反应均与苯海索相似。

你知道吗

抗帕金森病药用药注意事项

1. 少食（并非禁食）高蛋白质食物　因为高蛋白食物如肉食在肠道内分解产生的氨基酸，可阻碍左旋多巴在肠道的吸收，降低药物疗效，特别是要避免与服药时共同进食。

2. 空腹用药　最佳的服药时间为饭前半小时，其次为饭前 1 小时或饭后 2 小时。

3. 不与降压药同服　会增强降压药的降压作用，如正在服用降血压药物，需要谨遵医嘱。

4. 不与维生素 B$_6$ 同服　维生素 B$_6$ 是多巴脱羧酶的辅基，会导致进入中枢神经系统的用量减少，降低抗帕金森药物疗效。

二、治疗阿尔茨海默病药

（一）概述

阿尔茨海默病（Alzheimer's disease，AD）是一种以进行性认知功能障碍和记忆损害为特征的神经退行性疾病。其临床表现为智能减退，包括记忆力、判断力、计算力、抽象思维能力和语言功能的减退，情感和行为异常，丧失工作能力和独立生活能力。常见临床表现如下。

1. 记忆力障碍　早期以近期记忆力下降为主，常见的是忘记带钥匙、忘记关电源、丢三落四，疾病末期则可发展为记忆力完全丧失。

2. 语言能力下降　初期表现为答非所问，空洞言语，逐渐发展听、读及写的能力出现障碍，无法认字，不能理解他人讲话，写字困难；到疾病末期则可能完全丧失语言能力。

3. 定向感受损　首先对时间感发生障碍，例如不清楚现在的年月日；其次是地点，例如不清楚自己待在什么地方，家里还是别处。

4. 情绪不稳　表现为忧郁、情绪低落、消沉及无助感，有时也表现为焦虑不安、表情冷漠。

5. 感知觉障碍　如发生妄想、幻觉和错觉，晚上更多见。

6. 运动能力下降　走路缓慢，呈现拖步、小碎步。

目前为止，阿尔茨海默病的病因及发病机制尚未阐明，病因涉及遗传因素及环境因素。大量的研究表明，阿尔兹海默病可能与年龄、性别、睡眠、情绪、教育程度等因素相关，吸烟、饮酒、高血压、

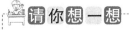
请你想一想
　阿尔茨海默病等同于老年痴呆吗？

高脂血症、心脑血管疾病、脑部创伤等有可能提升阿尔兹海默病的患病概率。最典型的病理学特征为 β 淀粉样蛋白沉积形成的细胞外老年斑和神经原纤维缠结，神经元丢失伴胶质细胞增生等。

（二）常用治疗阿尔茨海默病药

目前临床尚无针对阿尔茨海默病病因的治疗药物，也没有药物能够逆转阿尔茨海默病的病理改变，部分药物可以延缓疾病的进展。现临床用于阿尔茨海默病的治疗药物主要为胆碱酯酶抑制药和 N－甲基－D－天冬氨酸（N－methyl－D－aspartic acid，NMDA）受体拮抗药，胆碱酯酶抑制药常用的有多奈哌齐（Donepezil）、加兰他敏

（Galanthamine）、利斯的明（Rivastigmine）、石杉碱甲（Huperzine A），NMDA 受体拮抗药主要有美金刚（Memantine）。

1. 胆碱酯酶抑制药

多奈哌齐（Donepezil）

多奈哌齐又名安理申，是第二代可逆性胆碱酯酶抑制药。

【体内过程】

口服吸收好，生物利用度为 100%，3 ~ 4 小时达血药峰浓度。主要由肝药酶代谢，代谢产物及少量原型药物经肾脏排泄，$t_{1/2}$ 长，约为 70 小时，故可每天服用一次。

【药理作用】

多奈哌齐可能通过增强胆碱能神经的功能发挥治疗作用。它可逆性地抑制乙酰胆碱酯酶对乙酰胆碱的水解，从而提高乙酰胆碱的浓度，特别是大脑皮质和基底节神经突触 ACh 的浓度。

【临床应用】

临床主要用于轻、中度阿尔茨海默病的治疗，是目前临床治疗阿尔茨海默病最常用的药物。多奈哌齐改善认知功能障碍及日常生活能力疗效确切，对早期阿尔茨海默病患者的精神行为异常也有改善作用，并能延缓阿尔茨海默病的进展。2017 年，我国 FDA 批准了多奈哌齐的新增适应证——重度阿尔茨海默病，使其成为中国首个，也是目前唯一一个涵盖轻度至重度阿尔茨海默病的对症治疗药物。

【不良反应】

治疗轻、中度阿尔茨海默病的剂量时，多数患者不良反应轻微，可见恶心、呕吐、腹泻、肌痛、肌肉痉挛、疲乏、失眠和头晕。

【常用制剂与规格】

分散片（口腔崩解片、胶囊剂）：5mg。

【用法用量】

分散片可加水分散后口服，也可将分散片含于口中吮服或吞服。初始治疗用量为一次 5mg（1 片）。每天一次，晚上睡前服药；推荐最大剂量为 10mg（2 片）。

加兰他敏（Galanthamine）

加兰他敏属于第二代胆碱酯酶抑制药。口服吸收快，2 小时达血药峰浓度，生物利用度可达 100%。临床用于治疗轻、中度阿尔茨海默病，本品目前在许多国家被推荐为治疗阿尔茨海默病的首选药物。用药 6 ~ 8 周后疗效显著。治疗初期（2 ~ 3 周）有恶心、呕吐及腹泻等不良反应，连续用药可逐渐消失。

利斯的明（Rivastigmine）

利斯的明又名卡巴拉汀，属于第二代胆碱酯酶抑制药。口服迅速吸收，达峰时间约 1 小时，血浆蛋白结合率约 40%，易于通过血 - 脑屏障。对轻、中度阿尔茨海默病患者有效，尤其适用于患有心脏、肝脏以及肾脏等疾病的阿尔茨海默病患者，改善认知能力的效果显著，如记忆力、注意力和方位感的改善。最常见的不良反应是恶心、呕吐及腹泻。临床上常用的是胶囊剂和透皮贴剂，胶囊需吞服，早晚进餐时与食物同服。

石杉碱甲（Huperzine A）

石杉碱甲是从石杉科植物千层塔中提取出的一种生物碱，为可逆性高效、高选择性胆碱酯酶抑制药，其作用强度大于加兰他敏。口服吸收迅速，生物利用度为96.9%，易透过血 - 脑屏障。临床用于老年性记忆功能减退及阿尔茨海默病患者，改善记忆和认知能力。目前在国内用于治疗阿尔茨海默病较普遍，且价格相对较低、安全指数大、稳定性好。少数患者用药后出现恶心、出汗、腹痛、肌肉震颤、视物模糊和瞳孔缩小等不良反应。

2. NMDA 受体拮抗药

美金刚（Memantine）

本品口服易吸收，绝对生物利用度约为100%，食物不影响其吸收。主要经肾脏排泄。美金刚是第一个对阿尔茨海默病有显著疗效的 N - 甲基 - D - 天冬氨酸（NMDA）受体非竞争性拮抗药。临床用于治疗中、重度阿尔茨海默病及帕金森病所致痴呆。是美国 FDA 批准治疗中度与重度阿尔茨海默病的首个药物。美金刚能有效改善阿尔茨海默病患者的认知功能及日常生活能力，延缓阿尔茨海默病病程由中度向重度的进展。与胆碱酯酶抑制药联合治疗的效果优于单独使用，且安全性较高。美金刚的不良反应小，发生率较低，可见轻微眩晕、头痛、口干等。癫痫患者、有惊厥病史的患者应用时应慎重。

任务三　抗癫痫药和抗惊厥药

PPT

岗位情景模拟

情景描述　10 岁的欣欣曾经历车祸，头部受创。一天上午，欣欣跟妈妈到公园游玩，突然一声尖叫倒在地上，四肢抽搐，双眼上翻，意识不清，随后面色青紫、口吐白沫，欣欣妈妈紧张极了，抱着欣欣，呼喊欣欣的名字，不知所措。旁边一位大爷说，这是羊癫疯，快按住手脚，在嘴里塞个筷子什么的，防止咬伤舌头。

分析　1. 欣欣到底怎么了？

　　　2. 可以用哪些药物治疗呢？

癫痫（Epilepsy）是一种慢性脑部疾病，是大脑皮质局部神经元异常高频放电，并向周围扩散引起大脑功能暂时失调的临床综合征，具有突然发生、反复发作的特点。

在中枢神经系统疾病中，癫痫的发病率仅次于脑卒中（中风）。癫痫的病因十分复杂，遗传、中枢神经系统感染、脑卒中、脑肿瘤和脑外伤等均为重要的发病因素。另外，发热、精神刺激等可能是癫痫发作的诱因。由于异常放电神经元所在部位和异常放电扩散范围不同，临床表现为运动、感觉、意识、自主神经等不同形式的功能障碍。癫痫按发作时的临床特征，可分为以下几种类型（表5－4）。

表5－4　常见癫痫的类型及发作特点

类型	特点
一、局限性发作	
1. 单纯局限性发作（局限性发作）	因大脑皮质局部神经细胞群受刺激而表现为一侧面部或肢体肌肉抽搐或感觉异常（麻木感、针刺感），主要特征是不伴有意识障碍，发作持续时间不超过1分钟
2. 复合性局限性发作（精神运动性发作）	伴有意识障碍的局限性发作，常有不协调和无意识的动作。发作持续数小时，有时长达数天
二、全身性发作	
1. 失神性发作（小发作）	突发性精神活动中断，意识丧失，伴肌阵挛，而无全身痉挛现象。每天可有多次发作，一次发作数秒至十余秒
2. 肌阵挛性发作	某个肌肉或肌群的突然收缩，引起面部、躯干或肢体突然快速的抽动，一般无意识障碍
3. 强直－阵挛发作（大发作）	表现为突然意识丧失，先强直后痉挛，常伴尖叫、牙关紧闭、面色青紫、大小便失禁、舌咬伤、口吐白沫或血沫、瞳孔散大，持续数十秒或数分钟后痉挛发作自然停止，进入昏睡状态，醒后有短时间的头昏、烦躁、疲乏，对发作过程不能回忆
4. 癫痫持续状态	指一次癫痫发作持续30分钟以上，或连续多次发作。患者常有生命危险，需紧急抢救

一、抗癫痫药

苯妥英钠（Phenytoin Sodium）

苯妥英钠又称为大仑丁。

【体内过程】

苯妥英钠呈强碱性，刺激性大，不宜作肌内注射。口服吸收慢而不规则，连续口服6~10天才能达到有效血药浓度。不同制剂的生物利用度明显不同，用药个体差异较大，故应测定患者血药浓度以调节用药剂量，做到用药剂量个体化。

【药理作用】

苯妥英钠不能抑制癫痫病灶的异常放电，但可以阻止放电向周围正常脑组织的扩散而治疗癫痫。其机制在于降低细胞膜对 Na^+ 和 Ca^{2+} 的通透性，抑制其内流，从而稳定细胞膜，降低神经细胞、心肌细胞等的兴奋性。

【临床应用】

1. 抗癫痫　对全身强直－阵挛性发作（大发作）疗效好。对复合性局限性发作（精神运动性发作）和单纯局限性发作亦有效，对失神性发作（小发作）无效，甚至可能使病情恶化。还可用静脉注射控制癫痫持续状态。

2. 治疗外周神经痛　对三叉神经痛疗效好，对舌咽神经痛和坐骨神经痛也有一定疗效。能使疼痛减轻，发作次数减少甚至消失。

3. 抗心律失常 主要用于室性快速型心律失常，特别是强心苷中毒所致的室性快速型心律失常为首选药。

【不良反应及注意事项】

1. 局部刺激 本品对胃肠道有刺激性，口服易引起食欲减退、恶心、呕吐、腹痛等症状，宜饭后服用。静脉注射可引起静脉炎。长期用药约 20% 的患者齿龈增生，多见于儿童和青少年。应注意口腔卫生、经常按摩牙龈，一般停药 3~6 个月后可恢复。

2. 神经系统反应 剂量过大引起的急性中毒或长期服用导致慢性中毒的症状，轻症出现眩晕、共济失调、眼球震颤、复视等。严重时可致精神错乱，甚至严重昏睡、昏迷等。

3. 造血系统反应 长期服用苯妥英钠可导致叶酸代谢障碍，引起巨幼细胞贫血。可用叶酸防治。

4. 过敏反应 偶可引起皮疹、粒细胞缺乏、血小板减少、再生障碍性贫血和肝脏损害等。应定期进行血常规和肝功能检查，发现异常及时停药。

5. 骨骼系统反应 小儿长期服用苯妥英钠可加速维生素 D 代谢，造成佝偻病，少数成年患者可出现骨软化症。必要时应用维生素 D 预防。

6. 其他 妊娠早期用药偶致畸胎，如小头症、智能障碍、斜视、眼距过宽、唇腭裂等，被称为"胎儿苯妥英综合征"，故孕妇禁用。久用骤停可使癫痫发作加剧，甚至诱发癫痫持续状态，应注意更换其他药物时交叉用药一段时间。

【常用制剂与规格】

片剂：100mg/片。

【用法用量】

成人常用量：每天 250~300mg（2.5~3 片），开始时 100mg（1 片），每天 2 次。

卡马西平（Carbamazepine）

卡马西平又名酰胺咪嗪，为安全、有效、广谱的抗癫痫药。

【体内过程】

口服易吸收，血药浓度 2~6 小时达到峰值。血浆蛋白结合率约 80%。肝代谢生成的环氧化物仍有抗癫痫活性，效能近似于卡马西平。本药有肝药酶诱导作用，可加速自身和其他药物代谢。作用机制与苯妥英钠相似，抑制癫痫病灶神经元异常放电的扩散。

【药理作用与临床应用】

1. 抗癫痫 对精神运动性发作疗效好，可作为首选药。对大发作（首选药之一）、混合型癫痫也有效，对小发作效果差。作用机制与苯妥英钠相似，抑制癫痫病灶神经元异常放电向周围扩散。

2. 抗神经痛 对三叉神经痛和舌咽神经痛的疗效优于苯妥英钠。

3. 抗躁狂症 可用于锂盐无效的躁狂症患者。

4. 抗心律失常 主要用于室性快速型心律失常。

【不良反应及注意事项】

与其他抗癫痫药相比，卡马西平不良反应较少。用药初期可出现头昏、眩晕、恶心、呕吐和共济失调，亦可见皮疹和心血管反应，一周后可逐渐消退。偶见严重不良反应，如骨髓抑制、肝损害等。服药期间应定期检查血象及肝功能。过敏性皮炎是最常见的特异质不良反应，当皮疹发生后应立即停药。

【常用制剂与规格】

片剂：0.1g；0.2g。

【用法用量】

开始剂量为 0.1g，2 次/天，以后逐渐增至一天 0.6~0.9g 分次服用，直到出现疗效为止，注意个体化。用于抗癫痫时，剂量可以偏大。用于三叉神经痛等，剂量一般宜小。最高量不可超过一天 1.2g。

丙戊酸钠 （Sodium valproate）

丙戊酸钠是一种广谱抗癫痫药，对各类癫痫都有一定疗效。是大发作合并小发作的首选药，对大发作疗效不如苯妥英钠和苯巴比妥，注射给药可迅速缓解癫痫持续性发作；对小发作疗效优于乙琥胺，但有肝毒性，不作首选药；对精神运动性发作疗效与卡马西平相似。常见不良反应有恶心、呕吐、食欲减退，饭后服用或逐渐加量可减轻以上反应。严重毒性为肝功能损害，25%~40% 的患者服药数日后出现肝功能异常，常见于用药的前几个月，故在用药期间需定期检查肝功能。

【常用制剂与规格】

片剂：100mg；200mg。

缓释片：0.5g。

【用法用量】

开始时按 5~10mg/kg，一周后递增，至能控制发作为止。当每天用量超过 250mg 时应分次服用，以减少胃肠刺激。每天最大量为按体重不超过 30mg/kg，或每天 1.8~2.4g。

乙琥胺 （Ethosuximide）

乙琥胺口服易吸收。目前是治疗小发作的首选药，对其他类型的癫痫无效。常见不良反应为胃肠道反应，其次为中枢神经系统症状，表现为头痛、眩晕、嗜睡等。偶见嗜酸性粒细胞缺失，严重者可发生再生障碍性贫血，故用药期间应定期检查血象。

苯巴比妥 （Phenobarbital）

苯巴比妥又名鲁米那（Lumina），为巴比妥类镇静催眠药，口服 1~2 小时生效，起效比苯妥英钠快。临床上除具有镇静催眠作用外，还用于治疗癫痫大发作和癫痫持续状态。对单纯局限性发作及精神运动性发作也有效，但对小发作无效。至今仍以其起效快、疗效好、毒性小和价廉而广泛用于临床，但因中枢抑制作用明显而很少作为首选药。可诱导肝药酶，与其他药物合用时应注意调整剂量。

苯二氮䓬类（Benzodiazepines）

地西泮（Diazepam）是治疗癫痫持续状态的首选药，静脉注射显效快且安全性高。氯硝西泮（Clonazepam）是苯二氮䓬类中抗癫痫较广谱的药物，对各型癫痫均有效，尤以对小发作、肌阵挛性发作和不典型小发作为佳。不良反应轻，常见中枢神经系统反应和消化系统症状，停药后可恢复。但一些患者用药 1~6 个月后产生耐受性，久服突然停药可加剧癫痫发作，甚至诱发癫痫持续状态。

左乙拉西坦（Levetiracetam）

左乙拉西坦被视为最有应用前途的新型抗癫痫药，于 2000 年 4 月获 FDA 批准，在美国和欧盟上市，2007 年正式在中国上市。口服吸收迅速，口服绝对生物利用度接近 100%。临床用于成人及 4 岁以上儿童难治性癫痫，对局限性发作和全身性发作均有效，对局限性发作疗效更好。本品安全范围大，不良反应少。较常见的不良反应有嗜睡、乏力和头晕，常发生在治疗的开始阶段。

拉莫三嗪（Lamotrigine）

拉莫三嗪为广谱抗癫痫药，口服吸收完全，生物利用度为 100%。主要阻断电压依赖型钠通道，抑制反复放电，也可稳定突触前膜，抑制谷氨酸和天冬氨酸的释放而发挥抗癫痫作用。单用治疗 12 岁以上儿童和成年癫痫患者，也可作为 2 岁以上儿童或成人顽固性癫痫的辅助治疗。对肌阵挛发作无效。常见副作用有恶心、头痛、视物模糊、眩晕、共济失调等。偶见皮疹，反应不严重时可不撤药。

你知道吗

癫痫发作现场处置措施

1. 不要试图喂水、药和其他食物，尤其不要将手指放到患者口中。将患者翻转至侧卧位。在患者抽搐时，不要试图用力按住患者身体，有可能导致关节脱臼或自己受伤。

2. 防止患者受伤。把患者搬离开水池旁、高处、楼梯处，解开尤其是颈部过紧的衣扣、项链，移开患者附近的尖锐物体。

3. 绝大多数癫痫发作在 1~2 分钟后就会自行停止，旁人是无法采取措施终止发作的。采取按压人中穴位等方法是无效的，所能做的就是在保证患者安全情况下等待发作结束。

4. 如果发作持续不停（>5 分钟），或患者出现反复发作（≥2 次），并且不抽搐头脑也不清醒时，应及时呼叫急救车。

二、抗惊厥药

惊厥是中枢神经系统过度兴奋的一种症状，表现为全身骨骼肌不自主的强烈收缩，呈强直性或阵挛性抽搐。常见于小儿高热、子痫、破伤风、癫痫大发作等。常用的抗惊厥药有巴比妥类、苯二氮䓬类、水合氯醛和硫酸镁等。

硫酸镁（Magnesium Sulfate）

硫酸镁可因给药途径不同而产生不同的药理作用。口服给药很少吸收，有泻下和利胆作用，外用热敷有消炎、消肿作用，注射给药则产生中枢抑制和骨骼肌松弛等全身作用。

【药理作用与临床应用】

Mg^{2+} 主要存在于细胞内液，细胞外液仅占 5%。血液中 Mg^{2+} 为 $0.25 \sim 0.35mmol/L$，低于此浓度时，神经肌肉的兴奋性升高。Mg^{2+} 又是体内多种生物酶的功能活动不可缺少的一种离子，对神经冲动的传递和神经肌肉应激性的维持发挥着重要作用。硫酸镁注射给药能抑制中枢及外周神经系统，松弛骨骼肌、心肌、血管平滑肌，从而发挥肌松和降压作用。临床上主要用于各种原因所致的惊厥（尤其对子痫疗效好），也常用于高血压危象。

【不良反应】

硫酸镁注射的安全范围窄，血镁过高可引起呼吸抑制、血压骤降和心搏骤停。中毒时应立即进行人工呼吸，并缓慢注射氯化钙和葡萄糖酸钙加以对抗。

任务四　镇静催眠药

PPT

岗位情景模拟

情景描述　徐女士进入更年期以后便经常失眠，晚上翻来覆去，一整夜只能睡两三个小时。长期失眠令她痛苦不堪，不仅气色变差，脾气暴躁，脱发也越来越严重。有朋友说吃点安眠药就好了，但徐女士觉得安眠药副作用太大了，不想服用。

分析　如何帮助徐女士改善睡眠？

镇静催眠药（sedative - hypnotics）是一类对中枢神经系统具有抑制作用的药物。能缓和激动，减轻兴奋，安静情绪的药物称为镇静药（sedative）；能诱导和维持近似生理性睡眠的药物称为催眠药（hypnotics）。该类药物小剂量服用时可产生镇静作用，较大剂量则产生睡眠作用。随着剂量的增加，部分镇静催眠药还会产生抗惊厥、抗癫痫和麻醉作用。

按化学结构不同，镇静催眠药分为苯二氮䓬类、巴比妥类及其他类镇静催眠药。

你知道吗

睡眠周期

人们正常的睡眠结构周期分两个时相：①非快速眼动睡眠期（non - rapid eye movement sleep，NREMS），包括入睡期、浅睡期、熟睡期、深睡期四个时期，这四个阶段的睡眠共要经过 60 ~ 90 分钟；②快速眼动睡眠期（rapid eye movement sleep，REMS），此期入睡者眼球左右移动、全身肌肉放松，尤其是维持姿态的肌群张力减退，脑血流及代谢增加，引起心率加快，呼吸快而不规则，血压稍上升，体温升高，多出现清晰的梦境。

NREMS 与 REMS 交替出现，交替一次称为一个睡眠周期，两种循环往复，每夜通常有 4 ~ 5 个睡眠周期，每个周期 90 ~ 110 分钟。一般阻断快速眼动睡眠后，人体会有一种补偿机制，即自动延长快速眼动睡眠时间。

一、苯二氮䓬类

苯二氮䓬类药物（benzodiazepines，BZS）临床疗效较好、成瘾性小，且安全范围较大，是目前临床最常用的镇静催眠药。根据半衰期长短可分为三类：长效类，如地西泮（Diazepam）；中效类，如劳拉西泮（Lorazepam）；短效类，如阿普唑仑（Alprazolam）等。

苯二氮䓬类药的作用机制在于其与脑内苯二氮䓬受体结合后，激动苯二氮䓬受体，使苯二氮䓬受体与 γ - 氨基丁酸（gamma - aminobutyric acid，GABA）受体复合物上的GABA 受体对 γ - 氨基丁酸的敏感性增加，Cl^- 通道开放频率增加，Cl^- 内流增多，细胞膜超级化，兴奋性降低。

地西泮（Diazepam）

地西泮又称安定，为典型苯二氮䓬类药物，也是临床上最常用的镇静催眠药。

【体内过程】

地西泮口服吸收良好，0.5 ~ 2 小时血药浓度达峰值，4 ~ 10 天血药浓度达稳态，$t_{1/2}$ 为 20 ~ 70 小时，血浆蛋白结合率高达 99%。肌内注射吸收慢而不规则，故较少肌内注射；静脉注射后中枢抑制作用出现快，维持时间短。可透过胎盘，也可从乳汁分泌。在肝内转化，代谢产物仍具有药理活性，故作用持久，易发生蓄积。

【药理作用与临床应用】

1. 抗焦虑 小剂量的地西泮具有良好的抗焦虑作用，可显著改善患者的紧张烦躁、焦虑不安、恐惧、失眠等焦虑症状，是治疗各种原因引起的焦虑症的首选药。对持续性焦虑症宜选用长效类苯二氮䓬类药物，对间断性焦虑症则宜选用中、短效类苯二氮䓬药物。

2. 镇静催眠

（1）镇静作用 快而确实，在快速镇静同时还可引起短暂性的记忆缺失。临床上用于麻醉前给药、心脏电击复律或内窥镜检查前给药。

（2）催眠作用 可缩短睡眠诱导时间，减少夜间觉醒次数，延长睡眠持续时间。其特点是：①对快速动眼睡眠（REMS）期影响较小，能产生近似生理性睡眠，醒后无明显嗜睡等后遗效应，连续应用停药后的反跳现象轻；②治疗指数高，对呼吸及循环抑制轻，且加大剂量不引起全身麻醉；③对肝药酶无诱导作用，联合用药相互干扰轻。主要用于各型失眠的治疗，尤其对焦虑性失眠疗效更好，还可用于夜间惊恐和夜游症等。

3. 抗惊厥和抗癫痫　本药抗惊厥作用强，临床可用于破伤风、子痫、小儿高热惊厥以及药物中毒引起惊厥的辅助治疗。静脉注射地西泮是治疗癫痫持续状态的首选药，也可用于癫痫大发作和小发作。

4. 中枢性肌肉松弛作用　地西泮有较强的中枢性肌肉松弛作用，但不影响骨骼肌的正常活动。可用于治疗脑血管意外或脊髓损伤等引起的中枢性肌强直，也可缓解内镜检查、关节及腰肌劳损等局部病变引起的肌肉痉挛。

【不良反应及注意事项】

1. 中枢神经系统反应　治疗量时可致嗜睡、乏力、头昏、记忆力减退等，大剂量时偶见共济失调、震颤、视物模糊、言语不清等，故驾驶员、高空作业者和机器操作者慎用。

2. 耐受性和依赖性　长期使用可产生耐受性和依赖性，突然停药可出现戒断症状，表现为失眠、焦虑、激动、震颤，甚至惊厥等。

3. 呼吸及循环抑制　静脉注射速度过快时对心血管和呼吸产生抑制作用，过量中毒时可致昏速和呼吸抑制。过量中毒除采取洗导泻、对症治疗外，还可用苯二氮䓬受体阻断剂氟马西尼解救。

4. 致畸作用　可通过胎盘屏障和乳汁分泌，有致畸性，孕妇、哺乳期妇女禁用。老年患者及肝肾功能不全、呼吸功能不全、青光眼、重症肌无力患者慎用。

【常用制剂与规格】

片剂：2.5mg；5mg。

注射剂：10mg/2ml。

【用法用量】

抗焦虑、镇静一次 2.5~5mg，3 次/天；催眠一次 5~10mg，睡前服；癫痫持续状态，一次 20mg，缓慢静脉注射，再发作时可反复应用。

氯硝西泮 （Clonazepam）

【临床应用】

其抗惊厥作用比地西泮大 5 倍，作用迅速，并具有广谱抗癫痫作用，可用于各型癫痫，对舞蹈症、药物引起的多动症及慢性多发性抽搐等也有效。

【不良反应及注意事项】

常见嗜睡、共济失调及行为紊乱，有时可见焦虑、抑郁、头晕、乏力、眩晕等。肝、肾功能不全者慎用，青光眼患者禁用。

【常用制剂与规格】

片剂：0.5mg；2mg。

注射剂：1mg/1ml。

【用法用量】

抗癫痫，开始时一次 0.5mg，3 次/天，每 3 天增加 0.5~1mg，直到发作被控制或出现不良反应为止；癫痫持续状态，一次 1~4mg，静脉注射。

咪达唑仑（Midazolam）

咪达唑仑作用特点为起效快而持续时间短。服药后可缩短入睡时间（一般自服药到入睡只需20分钟），延长总睡眠时间，次晨醒后，患者可到精力充沛、轻松愉快。无耐药性和戒断症状或反跳现象。毒性小，安全范围大。用于入睡困难性失眠症，亦可用于外科手术或诊断检查时作诱导。

艾司唑仑（Estazolam）

艾司唑仑镇静催眠作用比硝西泮强2.5～4倍，其抗焦虑作用具有广谱性，可帮助消除紧张、烦躁症状。主要用于失眠、焦虑、紧张、恐惧、术前镇静、癫痫小发作等。有依赖性，但较轻，长期应用后，停药可能发生撤药症状，表现为激动或忧郁。

你知道吗

氟马西尼——苯二氮䓬受体拮抗药

氟马西尼（Flumazenil）为咪唑并苯二氮䓬类化合物，与BZ受体有很强亲和力但没有内在活性，可竞争性拮抗BZ受体激动药如地西泮的中枢抑制效应。可拮抗苯二氮䓬类药物的抗焦虑、镇静催眠以及抗惊厥等药理作用。临床上用于逆转全身麻醉手术后因使用苯二氮䓬类药物所致的中枢镇静和催眠，促使手术后早期清醒，也可用于苯二氮䓬类药物过量中毒的诊断和解救。

二、巴比妥类

巴比妥类药物（barbiturates）属于第一代镇静催眠药，镇静催眠疗效不如苯二氮䓬类，且安全范围较窄，成瘾性和耐受性均较苯二氮䓬类强，现已不作为镇静催眠的首选药物。但该类药物在抗惊厥、抗癫痫、麻醉作用上仍有重要的临床地位。随着剂量的增加，抑制作用由弱变强，依次产生镇静、催眠、抗惊厥和抗癫痫、麻醉等作用。

巴比妥类药物为巴比妥酸的衍生物，目前该类药物主要有苯巴比妥（Phenobarbital）、异戊巴比妥（Amobarbital）、司可巴比妥（Secobarbital）、硫喷妥（Thiopental）等。根据作用时间的长短，可将巴比妥类药物分为长效、中效、短效和超短效四类（表5-5）。

表5-5 巴比妥类药物作用比较

分类	药物	起效时间（h）	维持时间（h）	主要用途
长效类	苯巴比妥	0.5～1.0	6～8	催眠、抗惊厥、抗癫痫
中效类	异戊巴比妥	0.25～0.5	3～6	抗惊厥、镇静、催眠
短效类	司可巴比妥	0.25	2～3	抗惊厥、镇静、催眠
超短效类	硫喷妥钠	静脉注射立即	0.25	静脉麻醉

【体内过程】

口服或肌内注射均易吸收，分布于全身组织与体液中。脂溶性高的易透过血-脑屏障进入脑组织，作用快。经肝脏代谢和肾脏排泄。

【药理作用与临床应用】

巴比妥类药物对中枢神经系统的抑制作用随剂量的增加逐渐加强，依次表现为镇静、催眠、抗惊厥、麻醉等作用，过量对延髓呼吸中枢和心血管运动中枢产生抑制作用，甚至致死。

1. 镇静、催眠　小剂量的巴比妥类药物可起到镇静作用，可缓解焦虑、烦躁不安等状态。中等剂量可缩短入睡时间，减少觉醒的次数，延长睡眠时间。由于安全性差，易产生依赖性，其应用日渐减少。

2. 抗惊厥　临床用于小儿高热、破伤风、子痫、脑炎及中枢兴奋药引起的惊厥。苯巴比妥抗惊厥作用较强，常用于癫痫大发作和癫痫持续状态的治疗。

3. 麻醉及麻醉前给药　一些短效或超短效巴比妥类药物静脉注射可用于基础麻醉或麻醉前给药，可缓解患者紧张情绪，减少麻醉药用量，比如硫喷妥钠。

【不良反应】

1. 后遗效应（宿醉反应）　是指催眠剂量的巴比妥类药物可引起患者醒后眩晕、困倦、思睡、精神不振、精细运动不协调等现象。

2. 耐受性和依赖性　短期内反复应用巴比妥类药可以产生耐受性。长期使用巴比妥类药物可使患者产生躯体和精神依赖性，如突然停药可出现戒断症状，表现为激动、失眠、焦虑，甚至惊厥。

3. 过敏反应　多为各种皮疹及哮喘，严重者可出现剥脱性皮炎。

4. 急性中毒　较大剂量或静脉注射较快时，会抑制呼吸中枢，致呼吸困难。

苯巴比妥是肝药酶诱导剂，配伍用药时可加速其他药物在体内的代谢。

三、其他类

水合氯醛（Chloralhydrate）

水合氯醛脂溶性高，口服或灌肠均易吸收，约 30 分钟起效。作用持续 6～8 小时。催眠剂量 30 分钟内可诱导入睡，催眠作用温和，无明显后遗效应。主要用于顽固性失眠及对其他催眠药效果不佳的患者。较大剂量有抗惊厥作用，用于小儿高热、子痫及破伤风等所致惊厥。水合氯醛对胃肠有刺激性，口服可引起上腹部不适、恶心、呕吐。可用水稀释后服用或采用直肠给药。长期使用也可产生耐受性和成瘾性，戒断症状较严重，应防止滥用。

【常用制剂与规格】

溶液剂：10%。

【用法用量】

催眠一次 5～10ml，睡前服；抗惊厥一次 10～20ml，稀释 1～2 倍后灌肠。极量为一次 2g，一天 4g。

唑吡坦（Zolpidem）

唑吡坦口服吸收迅速，主要在肝脏代谢，多从肾脏排泄，少部分从粪便排出。药物作用与苯二氮䓬类相似，镇静、催眠作用强，抗焦虑、抗惊厥和中枢性肌肉松弛作用较弱。用于治疗偶发性、暂时性或慢性失眠。后遗效应、耐受性和依赖性轻微。中毒时可用氟马西尼解救。15 岁以下儿童、孕妇和哺乳妇禁用。服药后禁止饮酒。

佐匹克隆（Zopiclone）

佐匹克隆是新一代速效催眠药。口服吸收迅速，患者入睡快、延长睡眠时间。临床上主要用于各种原因引起的失眠症。不良反应较少，偶见嗜睡、头痛等。服药时间不应超过 4 周。

丁螺环酮（Buspirone）

丁螺环酮是一种新的非苯二氮䓬类镇静催眠药。它在服用后 1～2 周才会显效，4 周达到最大效应。口服吸收好，首关效应明显。具有与地西泮相似的抗焦虑作用，但无镇静、肌肉松弛和抗惊厥作用。不良反应有头晕、头痛及胃肠功能紊乱，无明显的生理依赖性和成瘾性。

扎来普隆（Zaleplon）

扎来普隆口服吸收迅速且完全。临床适用于成人入睡困难或夜间易醒的短期治疗。不良反应与所用剂量有关，可能会出现的有头痛、嗜睡、眩晕、口干、出汗、厌食、腹痛、恶心、呕吐、乏力、记忆困难、多梦、震颤等。

你知道吗

褪黑素

褪黑素（melatonin）主要是由哺乳动物和人类的松果体产生的一种胺类激素。褪黑素的分泌量在白天和黑夜差别很大，通常在白天光线明亮时分泌较少，使人保持清醒，在夜间黑暗时期分泌较多，是白天的 5～10 倍，可以诱导人体自然睡眠。因此，褪黑素有掌管睡眠规律、控制生物钟的作用。除昼夜外，褪黑素的分泌还受饮食、激烈运动、电磁场的影响。随着年龄的增长，人体褪黑素的分泌量会逐渐减少，因此，中老年人更容易出现失眠、多梦、健忘等衰老症状。中老年人适量服用褪黑素，可以加深睡眠，改善机能状态，提高生活质量。

任务五　中枢兴奋药

PPT

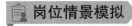 岗位情景模拟

情景描述　咖啡作为世界三大饮品之一，近年来，受到了越来越多职场年轻人的

喜爱，许多人都习惯喝杯咖啡提高专注力，每天必须喝几杯才可以，一天不喝就觉得缺了点什么。咖啡其主要活性成分有咖啡因、咖啡醇、绿原酸和葫芦巴碱等。

分析　咖啡的活性成分咖啡因原料药是否可随意买到？为什么？

中枢兴奋药（central stimulants）是一类能提高中枢神经系统功能活动的药物。根据药物对中枢兴奋部位的不同可分为：①主要兴奋大脑皮质的药物，如咖啡因、哌甲酯等；②主要兴奋呼吸中枢的药物，如尼可刹米、洛贝林等。

一、主要兴奋大脑皮质的药物

主要兴奋大脑皮质的药物临床常用于颅脑外伤后昏迷、脑动脉硬化及中枢抑制药中毒所致意识障碍，也可用于儿童精神迟钝、多动症的治疗。

咖啡因（Caffeine）

咖啡因是由咖啡或茶叶中提取得到的一种生物碱，现已人工合成。

【体内过程】

口服、直肠给药或非肠道给药均能迅速吸收，而后迅速到达中枢神经系统，亦可分布在唾液和乳汁中。血浆半衰期为 3~4 小时，在体内不积蓄，经肝代谢后由肾排出。

【药理作用】

咖啡因对大脑皮质有兴奋作用，小剂量（50~200mg）可使人睡意消失，精神振奋。较大剂量可直接兴奋延髓呼吸中枢和血管运动中枢，使呼吸加深加快，血压升高，当呼吸中枢受抑制时作用更显著。咖啡因还可直接兴奋心脏，扩张血管（冠状血管、肾血管等）。此外还有舒张支气管平滑肌、利尿和刺激胃酸分泌等作用。

【临床应用】

主要用于急性感染中毒、镇静催眠药、麻醉药、镇痛药、抗组胺药过量引起的昏睡、呼吸、循环衰竭的解救。与麦角胺合用治疗偏头痛，与解热镇痛药合用治疗一般性头痛。

【不良反应及注意事项】

小剂量时不良反应较轻。较大剂量时可导致激动、失眠、心悸、恶心、呕吐。中毒可发生头痛、呕吐、肌肉震颤甚至惊厥。可增加胃酸分泌，消化性溃疡病患者不宜使用。久用可产生耐受性。

> **请你想一想**
> 咖啡过量会危害健康吗？每天喝多少咖啡是安全的？

哌甲酯（Methylphenidate）

哌甲酯又名利他林，能改善精神活动，振奋精神，消除睡意及疲乏感。大剂量也能引起惊厥。临床用于对抗中枢抑制药中毒，如巴比妥类药物引起的嗜睡以及麻醉过深引起的呼吸抑制。也可用于小儿遗尿症、儿童多动综合征、忧郁症。常见不良反应为食欲减退、紧张激动、不易入睡，偶有眩晕、心悸、厌食、头痛及恶心等。孕妇、青光眼患者、过度兴奋者及 6 岁以下小儿禁用。癫痫或高血压患者慎用。

莫达非尼（Modafinil）

莫达非尼是一种新型的提神醒脑药物，高度选择性的作用于中枢神经系统。临床主要用于发作性睡眠症及自发性睡眠过度的治疗，可显著减少白天睡眠时间和次数，而不影响夜间睡眠时间和质量。此外，能增强抗抑郁症药物的治疗效果，还有抗震颤麻痹作用。莫达非尼的副作用较少且轻微。最常见的不良反应主要为失眠和食欲减退。

你知道吗

含有咖啡因的复方制剂

麦角胺咖啡因，常用剂型为片剂。用于偏头痛，能减轻其症状，无预防和根治作用，适合头痛发作时短期使用。每片含酒石酸麦角胺 1mg，无水咖啡因 100mg。口服。一次 1~2 片，如无效，隔 0.5~1 小时后再服 1~2 片，每次发作一天总量不超过 6 片。

氨基比林咖啡因片，用于缓解感冒、上呼吸道感染引起发热、头痛等症状，亦可用于神经痛、风湿痛、牙痛。每片含氨基比林 0.15g，咖啡因 40mg。口服。一次 1~2 片，每天 3 次，或遵医嘱。

二、主要兴奋呼吸中枢的药物

尼可刹米（Nikethamide）

尼可刹米又名可拉明，口服、注射吸收好。作用时间短暂，一次静脉注射作用维持 5~10 分钟。尼可刹米直接兴奋延髓呼吸中枢，也可刺激颈动脉体和主动脉体化学感受器反射性兴奋呼吸中枢，提高呼吸中枢对 CO_2 的敏感性，使呼吸加深加快。用于各种原因所致的中枢性呼吸抑制的急救。安全范围较大，但过量仍可引起血压升高、心动过速、肌震颤、呕吐等。应及时停药以防惊厥。

洛贝林（Lobeline）

洛贝林又名山梗菜碱，是从北美的山梗菜中提得的一种生物碱，现已能化学合成。作用迅速、短暂，仅维持数分钟。安全范围大，不易引起惊厥。临床常用于新生儿窒息、一氧化碳引起的窒息、中枢抑制药引起的呼吸衰竭的急救。大剂量可引起心动过速，亦可引起心脏传导阻滞。

二甲弗林（Dimefline）

二甲弗林又名回苏灵，可直接兴奋呼吸中枢，作用比尼可刹米强 100 倍。具有作用快、维持时间短及疗效明显等特点。用于各种原因引起的中枢性呼吸衰竭，对肺性脑病有苏醒作用。剂量过大可引起肌肉震颤、惊厥等。静脉给药应稀释后缓慢注射，并随时注意患者的反应。

任务六　镇痛药

PPT

岗位情景模拟

情景描述　杨先生，男，50岁，肝癌晚期，已种植转移至腹腔多个器官，疼痛剧烈导致不能入睡，非常痛苦，医生按规范开了一些缓解疼痛的药物用以减轻杨先生的疼痛感，但是家人认为镇痛药有成瘾性，且可能对身体有损伤，不同意给药。

分析　你觉得杨先生家人的想法正确吗？

镇痛药（analgesics）是一类作用于中枢神经系统特定部位，在镇痛剂量时，选择性减轻或消除疼痛以及疼痛引起的烦躁不安等不愉快情绪，但不影响意识及其他感觉的药物。

疼痛是机体受到伤害性刺激（化学、机械或热等）时的一种报警信号，免受进一步的伤害，是一种保护性反应，常伴有恐惧、紧张、不安等情绪活动。疼痛也是许多疾病常见的临床症状，疼痛的部位、性质、体征等是诊断疾病的重要依据，因此，在疾病未确诊之前应慎用镇痛药，以免掩盖症状，延误诊治。但剧烈疼痛如心肌梗死、癌症晚期及外伤等，不仅使患者痛苦，还可引起机体生理功能的紊乱，引起失眠，甚至诱发休克而危及生命。故应合理应用镇痛药，有效缓解疼痛和减轻患者痛苦，提高生存质量。缓解疼痛的药物包括镇痛药、解热镇痛抗炎药、全身麻醉药和局部麻醉药等。

临床应用的镇痛药主要有阿片生物碱类、人工合成镇痛药和其他镇痛药。

你知道吗

阿片生物碱与阿片受体

阿片生物碱主要通过激动体内阿片受体发挥药理效应。阿片受体广泛分布，但分布不均匀。如丘脑内侧、脑室及导水管周围灰质阿片受体密度高，这些结构与痛觉的整合及感受有关。在脊髓胶质区、三叉神经脊束尾端核的胶质区也有阿片受体分布，这些结构是痛觉冲动传入中枢的重要转换站，影响着痛觉冲动的传入；边缘系统及蓝斑核阿片受体的密度最高，这些结构涉及情绪及精神活动；与缩瞳相关的中脑盖前核，与呼吸相关的延髓的孤束核，与胃肠活动（恶心、呕吐反射）相关的脑干极后区、迷走神经背核等结构均有阿片受体分布。

阿片受体体内有多种亚型，目前已知在中枢神经系统内至少存在4种亚型：μ、κ、δ、σ。阿片生物碱对不同型的阿片受体亲和力和内在活性不完全相同。

一、阿片生物碱

阿片（opium）为罂粟科植物罂粟未成熟蒴果浆汁的干燥物，含吗啡（Morphine）、

可待因（Codeine）等 20 余种生物碱，吗啡是阿片的主要药用成分，在阿片中约含
10%。吗啡及其衍生物通过激动阿片受体发挥药理作用，是临床缓解剧烈疼痛的主要
药物，是全世界使用量最大的强效镇痛剂。

吗啡（Morphine）　🅴微课

【体内过程】

吗啡口服易从胃肠道吸收，但首关消除明显，生物利用度低，常皮下注射给药。
少量通过血 - 脑脊液屏障进入中枢发挥作用。代谢物及原型药物主要经肾排泄，少量
经胆汁和乳汁排泄，$t_{1/2}$ 为 2 ~ 3 小时。

【药理作用】

1. 中枢神经系统作用

（1）镇痛和镇静　吗啡镇痛作用强大，对各种疼痛均有效，对慢性疼痛优于急性
锐痛。此外，可缓解因疼痛引起的焦虑、紧张等情绪反应，并可产生镇静和欣快感。

（2）呼吸抑制　治疗量吗啡即可抑制呼吸，使呼吸频率变慢，潮气量降低。剂量
越大，抑制作用越明显。主要通过降低呼吸中枢对二氧化碳的敏感性以及直接抑制呼
吸调节中枢两种机制产生呼吸抑制作用。

（3）镇咳　抑制延髓咳嗽中枢，使咳嗽反射消失。镇咳作用强，因易成瘾，临床
常用可待因代替。

（4）催吐　兴奋催吐化学感受区（CTZ），引起恶心和呕吐。

（5）缩瞳　兴奋动眼神经缩瞳核，引起瞳孔缩小。瞳孔呈针尖大小为吗啡中毒重
要依据之一。

2. 兴奋平滑肌

（1）胃肠道　治疗量吗啡提高胃肠道平滑肌张力，使蠕动减弱，消化液分泌减少；
同时还可抑制中枢，使患者便意减弱，引起便秘。

（2）胆道　治疗量吗啡可引起胆道括约肌收缩，升高胆道和胆囊内压，引起腹上
部不适，严重者引起胆绞痛。

（3）其他　吗啡降低子宫平滑肌收缩幅度和频
率，延长产程。提高膀胱括约肌张力，引起尿潴留。
大剂量吗啡可引起支气管收缩，故哮喘患者禁用。

> 🛏️**请你想一想**
> 吗啡若要用于缓解胆绞
> 痛，可联合什么药物？

【临床应用】

1. 镇痛　吗啡对各种疼痛均有效，可消除或缓解严重创伤、烧伤、心肌梗死等引
起的剧痛和晚期癌症疼痛。但吗啡久用易成瘾，除癌症性剧痛外，一般仅限于其他镇
痛药无效时短期使用。

2. 对心源性哮喘　左心衰竭突发急性肺水肿所致的心源性哮喘，除应用强心苷、
氨茶碱及吸氧外，静脉注射吗啡常可迅速缓解患者气促和窒息感。

3. 手术前给药　可使患者安静入睡并加强麻醉药的镇痛作用。

【不良反应及注意事项】

1. 一般反应　治疗量吗啡可引起恶心、呕吐、眩晕、呼吸抑制、便秘、低血压等副作用。

2. 耐受性和依赖性　连续长时间使用吗啡，容易产生药物耐受性和依赖性。吗啡依赖者一旦停药，即会出现哈欠、流泪、流涕、出汗、恶心、呕吐、腹痛、肌肉酸痛、失眠等症状，即出现戒断综合征。

3. 急性中毒　吗啡过量可引起急性中毒，出现昏迷、呼吸抑制、针尖样瞳孔、血压下降甚至休克。呼吸麻痹是致死的主要原因，应进行人工呼吸、吸氧和静脉注射阿片受体拮抗药纳洛酮等进行抢救。

禁用于分娩止痛；禁用于支气管哮喘及肺心病患者。

【常用制剂与规格】

片剂：10mg；20mg；30mg。

控释片：10mg。

缓释片：10mg；30mg；60mg。

【用法用量】

口服常用量，一次 5~15mg。一天 15~60mg；极量，一次 30mg，一天 100mg；对于重度癌痛患者，应按时口服，个体化给药，逐渐增量，以充分缓解癌痛。首次剂量范围可较大，每天 3~6 次，临睡前一次剂量可加倍。硫酸吗啡控释片、缓释片应整片吞服。

二、人工合成镇痛药

阿片类镇痛药吗啡具有较强的镇痛效果，但易成瘾，其在临床的应用受到了限制，因此人们合成了一些吗啡的代用品，如哌替啶（Pethidine）、芬太尼（Fentanyl）、美沙酮（Methadone）、喷他佐辛（Pentazocine）、二氢埃托啡（Dihydroetorphine）等。

哌替啶（Pethidine）

哌替啶又名杜冷丁（Dolantin）。

【体内过程】

口服易吸收，生物利用度为 40%~60%，皮下或肌内注射吸收更迅速，起效更快，常注射给药。血浆蛋白结合率为 60%，能通过胎盘屏障，进入胎儿体内。

【药理作用】

作用机制与吗啡相似，镇痛作用为吗啡的 1/10~1/8，作用持续时间为 2~4 小时，短于吗啡。无镇咳作用。对妊娠末期子宫收缩无影响，也不对抗缩宫素的作用，故不影响产程。

【临床应用】

用于外伤、手术后疼痛等各种急性中、重度疼痛。胆绞痛等内脏绞痛时应合用解痉药如阿托品。可用于分娩止痛，但产前 2~4 小时内不能使用，以免抑制新生儿的呼吸。因有依赖性，故慢性钝痛不宜使用。哌替啶也可作为心源性哮喘的辅助治疗。哌替啶可用于麻醉前给药，能使患者安静，消除患者术前紧张情绪，减少麻醉药用量。哌替啶与氯丙嗪、异丙嗪组成冬眠合剂时，配合物理降温，可使体温降到34℃或更低。

【不良反应】

一般可致眩晕、出汗、口干、恶心、呕吐、心悸及直立性低血压等。用量过大可抑制呼吸，偶可出现震颤、肌肉萎缩甚至惊厥等中枢兴奋症状。久用产生耐受性和依赖性。颅脑损伤、慢性支气管哮喘、严重肺功能不全者等禁用。

【常用制剂与规格】

片剂：25mg；50mg。

【用法用量】

口服，一次50~100mg，极量150mg。

芬太尼（Fentanyl）

【临床应用】

芬太尼属于强效镇痛药，镇痛作用强，其镇痛效价是吗啡的80倍，起效快，静脉注射后1~2分钟达高峰，维持约10分钟。镇痛剂量下，对呼吸抑制作用轻，成瘾性小，镇静作用弱。适用于各种剧痛、麻醉前给药或诱导麻醉。

【常用制剂与规格】

注射剂：0.05mg/1ml；0.1mg/2ml。

【用法用量】

一般镇痛及术后镇痛，0.05~0.1mg，肌内注射。

美沙酮（Methadone）

【临床应用】

美沙酮口服吸收良好，30分钟左右起效，作用持续时间长，镇痛效价强度与吗啡相同，可用于创伤、手术、晚期癌症等所致的剧痛。因其耐受性和成瘾性发生缓慢，停药后的戒断症状较轻，广泛用于吗啡、海洛因等依赖者的脱毒治疗和慢性复吸的维持用药。

【不良反应】

常见不良反应有恶心、呕吐、出汗、眩晕、嗜睡、便秘和直立性低血压等。

【常用制剂与规格】

片剂：2.5mg；5mg；10mg。

【用法用量】

一般起始剂量，成人一次5~10mg，对慢性疼痛患者，随着用药时间延长和耐受的形成，应逐渐增加剂量以达有效镇痛效果，或遵医嘱。

二氢埃托啡（Dihydroetorphine）

二氢埃托啡属于高效镇痛药，它的镇痛强度比吗啡强6000~10000倍，还有镇静作用。但镇痛维持时间较短。临床用于创伤性疼痛、手术后疼痛、痛经、晚期癌症疼痛等各种重度疼痛，包括使用吗啡、哌替啶无效的剧痛。治疗剂量下一般无明显不良反应，少数患者可出现头晕、恶心、呕吐、乏力和出汗。

三、阿片受体拮抗药

阿片受体拮抗药常用的有纳洛酮、纳曲酮（Naltrexone）、纳美芬（Nalmefen）。

纳洛酮（Naloxone）

【体内过程】

纳洛酮对于阿片受体有竞争性拮抗作用。口服首过消除明显，常静脉或肌内注射给药。2 分钟显效，持续 30 ~ 60 分钟。

【临床应用】

临床用于阿片类药物过量急性中毒，也用于急性酒精中毒、休克、中风、脑外伤等。

【不良反应】

不良反应少，大剂量偶见轻度烦躁不安。因半衰期短，必要时可重复给药，不产生耐受性，长期慢性给药，停药后也不产生戒断症状。

【常用制剂与规格】

舌下片：0.4mg。

【用法用量】

舌下含服。一次 0.4 ~ 0.8mg（1 ~ 2 片），根据病情需要可重复用药。

溶液剂：本品可静脉输注、注射或肌内注射给药。因本品存在明显的个体差异，应用时应根据患者具体情况由医生确定给药剂量及是否需多次给药。

纳曲酮（Naltrexone）与纳洛酮相似，作用时间长。临床应用同纳洛酮；纳美芬（Nalmefen）是纳曲酮的衍生物，但仅可静脉注射。临床应用同纳曲酮。

目标检测

一、A 型选择题

1. 以下不属于氯丙嗪临床应用的是（　　　）

　　A. Ⅰ型精神分裂症　　　　　B. 晕动症的呕吐　　　　　C. 低温麻醉

　　D. 躁狂症　　　　　　　　　E. 恶性肿瘤所致呕吐

2. 以下属于 SSRI 的药物是（　　　）

　　A. 丙米嗪　　　　　　　　　B. 文拉法辛　　　　　　　C. 舍曲林

　　D. 米氮平　　　　　　　　　E. 吗氯贝胺

3. 第一个获准用于治疗儿童青少年抑郁障碍的 SSRIs 是（　　　）

　　A. 丙米嗪　　　　　　　　　B. 文拉法辛　　　　　　　C. 舍曲林

　　D. 米氮平　　　　　　　　　E. 吗氯贝胺

4. 以下属于多巴胺前体药的是（　　　）

　　A. 司来吉兰　　　　　　B. 金刚烷胺　　　　　　C. 恩他卡朋

　　D. 左旋多巴　　　　　　E. 卡比多巴

5. 以下属于左旋多巴增效药的是（　　　）

　　A. 普拉克索　　　　　　B. 金刚烷胺　　　　　　C. 卡比多巴

　　D. 左旋多巴　　　　　　E. 苯海索

6. 以下关于左旋多巴描述，正确的是（　　　）

　　A. 口服左旋多巴后，只有1%左右能够进入脑内发挥作用

　　B. 左旋多巴本身就有药理活性

　　C. 左旋多巴也可以用于氯丙嗪引起的帕金森综合征

　　D. 左旋多巴起效快，服药后2～3天就显效

　　E. 左旋多巴对轻症和重症帕金森病患者疗效都很好

7. 以下用于治疗中、重度AD的药物是（　　　）

　　A. 美金刚　　　　　　　B. 金刚烷胺　　　　　　C. 石杉碱甲

　　D. 利斯的明　　　　　　E. 加兰他敏

8. 治疗癫痫小发作首选（　　　）

　　A. 丙戊酸钠　　　　　　B. 苯妥英钠　　　　　　C. 乙琥胺

　　D. 卡马西平　　　　　　E. 地西泮

9. 治疗子痫所引起的惊厥应选用（　　　）

　　A. 卡马西平　　　　　　B. 硫酸镁　　　　　　　C. 地西泮

　　D. 苯妥英钠　　　　　　E. 乙琥胺

10. 治疗癫痫持续状态的首选药物是（　　　）

　　A. 口服地西泮　　　　　B. 静脉注射地西泮　　　C. 静脉注射苯妥英钠

　　D. 口服苯妥英钠　　　　E. 静脉注射丙戊酸钠

11. 以下不属于苯妥英钠临床应用的是（　　　）

　　A. 大发作　　　　　　　B. 小发作　　　　　　　C. 心律失常

　　D. 三叉神经痛　　　　　E. 癫痫持续状态

12. 最常用的镇静催眠药是（　　　）

　　A. 苯二氮䓬类　　　　　B. 巴比妥类　　　　　　C. 水合氯醛

　　D. 扎来普隆　　　　　　E. 唑吡坦

13. 口服对胃有刺激性，应配成液体口服或者灌肠的药物是（　　　）

　　A. 地西泮　　　　　　　B. 水合氯醛　　　　　　C. 咪达唑仑

　　D. 扎来普隆　　　　　　E. 唑吡坦

14. 地西泮的药理作用不包括（　　　）

　　A. 抗焦虑　　　　　　　B. 镇静催眠　　　　　　C. 抗惊厥

　　D. 抗抑郁　　　　　　　E. 抗癫痫

15. 咖啡因兴奋中枢主要部位在（　　）

    A. 大脑皮质　　　　　　　B. 延髓　　　　　　　　C. 下丘脑

    D. 小脑　　　　　　　　　E. 脊髓

16. 以下可用于治疗小儿遗尿症和儿童多动综合征的药物是（　　）

    A. 二甲弗林　　　　　　　B. 咖啡因　　　　　　　C. 尼可刹米

    D. 哌甲酯　　　　　　　　E. 洛贝林

17. 吗啡可用于（　　）

    A. 支气管哮喘　　　　　　B. 心源性哮喘　　　　　C. 阿司匹林哮喘

    D. 过敏性哮喘　　　　　　E. 运动型哮喘

18. 以下可广泛用于吗啡、海洛因等依赖者的脱毒治疗的药物是（　　）

    A. 美沙酮　　　　　　　　B. 芬太尼　　　　　　　C. 哌替啶

    D. 纳洛酮　　　　　　　　E. 二氢埃托啡

19. 以下可与氯丙嗪、异丙嗪组成人工冬眠合剂的药物是（　　）

    A. 美沙酮　　　　　　　　B. 芬太尼　　　　　　　C. 哌替啶

    D. 吗啡　　　　　　　　　E. 纳曲酮

20. 胆绞痛可首选（　　）

    A. 哌替啶　　　　　　　　B. 芬太尼　　　　　　　C. 哌替啶＋阿托品

    D. 吗啡　　　　　　　　　E. 纳曲酮

二、X 型选择题

21. 以下属于氯丙嗪的不良反应的是（　　）

    A. 迟发性运动障碍　　　　B. 乳房增大　　　　　　C. 嗜睡

    D. 直立性低血压　　　　　E. 流延

22. 以下药物属于胆碱酯酶抑制药的是（　　）

    A. 多奈哌齐　　　　　　　B. 金刚烷胺　　　　　　C. 石杉碱甲

    D. 加兰他敏　　　　　　　E. 美金刚

23. 左旋多巴不良反应有（　　）

    A. 头、面部、舌、上肢和身体上部的异常不随意运动

    B. 恶心、呕吐

    C. 开关反应

    D. 妄想、躁狂

    E. 失眠、焦虑和抑郁

24. 以下属于苯妥英钠的不良反应的是（　　）

    A. 齿龈增生　　　　　　　B. 巨幼细胞贫血　　　　C. 佝偻病

    D. 共济失调、眼球震颤　　E. 恶心、呕吐

25. 苯巴比妥临床上可用于（　　）

A. 抗焦虑　　　　　　　B. 镇静催眠　　　　　　C. 抗惊厥

D. 抗抑郁　　　　　　　E. 抗癫痫

26. 咖啡因的临床应用有（　　　）

A. 与麦角胺配伍治疗偏头痛

B. 新生儿窒息

C. 一氧化碳引起的窒息

D. 解救镇静催眠药过量所致的呼吸衰竭

E. 与解热镇痛药配伍治疗一般性头痛

27. 以下属于吗啡的临床应用的是（　　　）

A. 支气管哮喘　　　　　B. 心源性哮喘　　　　　C. 癌症晚期疼痛

D. 分娩疼痛　　　　　　E. 严重烧伤引起的剧痛

28. 以下属于吗啡的不良反应的是（　　　）

A. 便秘　　　　　　　　B. 呼吸抑制　　　　　　C. 耐受性和依赖性

D. 恶心、呕吐　　　　　E. 低血压

书网融合……

微课　　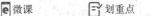划重点　　自测题

3

模块三

主要影响体内炎症介质作用的药物

项目六　主要影响体内炎症介质作用的药物

项目六　主要影响体内炎症介质作用的药物

学习目标

知识要求

1. **掌握**　解热镇痛抗炎药的共性；阿司匹林的药理作用、临床应用、主要不良反应；常用组胺 H_1 受体阻断药的分类、药理作用、临床用途和不良反应。

2. **熟悉**　抗痛风药以及对乙酰氨基酚、吲哚美辛、布洛芬等解热镇痛抗炎药的作用特点；常用白三烯受体阻断药的作用特点。

3. **了解**　其他解热镇痛抗炎药的作用特点；组胺及组胺受体兴奋效应；各类常用药、代表药的常用制剂与规格、用法与用量。

能力要求

1. 具备有效、合理、安全应用本类药物的能力。

2. 具备用药风险管控能力。

3. 具备较强的自主学习能力。

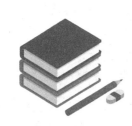

任务一　解热镇痛抗炎药

PPT

岗位情景模拟

情景描述　郭同学，女，18 岁，某中职学校三年级学生。1 天前着凉后出现畏冷、鼻塞、流清涕，今天症状加重，伴头痛、浑身酸痛，测体温 39.1℃。医生经相关检查后，确诊郭同学为散发性流感，给予阿司匹林肠溶片，0.3g/次，需要时可重复给药治疗。

分析　1. 使用阿司匹林肠溶片的目的是什么？

2. 使用该药后可能有哪些不良反应？

一、概述

解热镇痛抗炎药是一类具有解热、镇痛，大多数还具有抗炎、抗风湿作用的药物。本类药物化学结构虽然不同，但具有共同的作用机制，即通过抑制环氧化酶（cyclo - oxygenase，COX），进而抑制体内前列腺素（prostaglandin，PG）的生物合成，从而发挥解热、镇痛及抗炎作用。因化学结构不含甾环，与糖皮质激素不同，故又称非甾体抗炎药（non‐steroidal anti‐inflammatory drugs，NSAIDs）。

你知道吗

环氧化酶

环氧化酶是一种双功能酶，具有环氧化酶和过氧化氢酶活性，是催化花生四烯酸转化为前列腺素的关键酶。目前发现环氧化酶有 COX‐1 和 COX‐2 两种，前者为生理型，主要存在于血管、胃、肾等组织中，参与血管舒缩、血小板聚集、胃黏膜血流、胃黏液分泌及肾功能等的调节，其功能与保护胃肠黏膜、调节血小板聚集、调节外周血管的阻力和调节肾血流量分布有关。后者为诱导型，各种损伤性化学、物理和生物因子激活磷脂酶 A_2 水解细胞膜磷脂，生成花生四烯酸，并经 COX‐2 催化加氧化生成前列腺素。

（一）解热

发热是由于各种外热原如病原体及其毒素、抗原‐抗体复合物等刺激人体免疫系统，产生并释放白介素‐1、肿瘤坏死因子、干扰素、白介素‐6 等内热原，作用于下丘脑体温调节中枢，引起 PG 合成增多，将体温调定点提高，此时产热增加，散热减少，导致机体发热。

解热镇痛抗炎药通过抑制下丘脑体温调节中枢的前列腺素的生物合成，使体温调定点恢复到正常水平，通过增加散热使体温恢复正常。本类药仅能降低发热者的体温，对正常体温无影响，也不能使发热患者体温降到正常值以下。

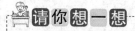
请你想一想
解热镇痛抗炎药对体温的影响与氯丙嗪有何不同？

发热的热型是疾病诊断的重要依据，轻中度发热尚可增强机体免疫力。故在病因未明确前，不可滥用解热镇痛抗炎药，以免掩盖病情，贻误诊治。若持续发热或体温过高，可能引起头痛、失眠、全身不适，甚至引起惊厥、昏迷乃至危及生命，则应使用解热镇痛抗炎药缓解发热。注意年老体弱及婴幼儿宜小量应用，避免大量出汗引起虚脱或休克，应注意及时补充水分和电解质。

（二）镇痛作用

前列腺素能直接刺激外周感觉神经末梢，引发疼痛反应，另外还能增敏缓激肽等炎症介质的致痛作用。解热镇痛抗炎药镇痛作用的部位主要在外周。通过抑制 COX，减少炎症部位 PG 的合成，呈现中等程度的镇痛作用。对组织损伤或炎症所引起的慢性钝痛如头痛、牙痛、痛经、神经痛、肌肉痛、关节痛等效果良好，对急性锐痛、创伤性剧痛及内脏绞痛无效。与吗啡等中枢性镇痛药相比，本类药物不抑制呼吸，长期使用不产生耐受性及成瘾性，故临床应用较广泛。

（三）抗炎抗风湿作用

前列腺素是参与炎症反应的重要活性物质，不仅能扩张血管，增加血管通透性，引起局部充血、水肿和疼痛，还能协同和增强其他致痛致炎物质的作用，加重炎症反应。

本类药物除对乙酰氨基酚外，大多具有抗炎、抗风湿作用，通过抑制炎症反应时 PG 的合成和释放而发挥作用，能有效地缓解炎症引起红、肿、热、痛等症状，但对病因无治疗作用，不能阻止感染性疾病病程发展。

二、常用解热镇痛抗炎药

（一）非选择性 COX 抑制药

阿司匹林（Aspirin）

【体内过程】

阿司匹林属于水杨酸类，口服易吸收，小部分在胃吸收，大部分在小肠吸收，肠溶片剂吸收慢。吸收后很快水解为水杨酸，分布到全身各组织包括关节腔、脑脊液和胎盘，经肾排泄，尿液 pH 能影响其排泄速度，故碱化尿液可使排泄增加。

【临床应用】

1. 解热、镇痛　一般剂量（300 ~ 600mg/d）用于治疗感冒发热及头痛、牙痛、肌肉痛、神经痛、痛经等慢性钝痛，常与其他解热镇痛药组成复方制剂。

2. 抗炎、抗风湿　大剂量（最高可用至 3 ~ 5g/d）能迅速缓解风湿性及类风湿关节炎红、肿、热、痛等症状，目前仍为治疗风湿和类风湿关节炎的首选药。也可用于强直性脊柱炎、骨性关节炎、幼年型关节炎的治疗。

3. 防止血栓形成　小剂量（50 ~ 100mg/d）阿司匹林能减少血栓素（thromboxane，TXA_2）的合成，从而抑制血小板的聚集和血栓形成。临床上常用于防治缺血性心脏病和缺血性脑病。

4. 其他　儿科可用于治疗皮肤黏膜淋巴结综合征（川崎病）；也可治疗胆道蛔虫病或放疗引起的腹泻等。

【不良反应及注意事项】

1. 胃肠道反应　最常见。口服可直接刺激胃黏膜，引起恶心、呕吐、上腹不适，较大剂量或长期服用可诱发和加重消化道溃疡、无痛性胃出血，这与其抑制胃黏膜处 PG 合成，使胃黏膜防御和修复功能受损有关。服用肠溶片、饭后服药或同服抗酸药可减轻胃肠道反应。消化性溃疡患者禁用。

2. 凝血障碍　因前述的血小板抑制作用使血液不易凝固，出血时间延长。大剂量可抑制肝脏合成凝血酶原，引起凝血障碍而致出血倾向，可用维生素 K 预防。严重肝病者、有出血倾向的疾病者（如血友病、血小板减少症等患者）、产妇和孕妇禁用。术前 1 周应停用。长期或大剂量使用时应检查肝功能、血细胞容积、血清水杨酸含量。

3. 过敏反应　少数患者可出现荨麻疹、血管神经性水肿、过敏性休克。某些哮喘患者用药后可诱发支气管哮喘，称为"阿司匹林哮喘"，用肾上腺素治疗无效，可用糖皮质激素和抗组胺药治疗。哮喘、过敏性体质及鼻息肉患者禁用。

4. 水杨酸反应   大剂量使用（5g/d）时，可出现头痛、眩晕、恶心、呕吐、耳鸣、视力和听力减退，严重者可出现高热、脱水、酸碱平衡失调、精神错乱、昏迷等，称为水杨酸反应。应立即停药，给予对症治疗，并静脉滴注碳酸氢钠以碱化尿液，加速药物排泄。

5. 瑞夷综合征   病毒感染性疾病伴有发热的患儿，如流感、水痘、流行性腮腺炎和麻疹等应用阿司匹林退热时，可能会出现严重肝损害、惊厥、昏迷及急性脑水肿等，称为瑞夷综合征，虽少见，但可致残、致死。因此，病毒感染儿童不宜选用阿司匹林缓解发热、疼痛等症状，可用对乙酰氨基酚代替。

【常用制剂与规格】

片剂：50mg；100mg；300mg。

肠溶片：25mg；50mg；100mg。

【用法用量】

口服。解热、镇痛，成人每次0.3~0.6g，3次/天，必要时可每4小时一次，24小时内不超过1.2g。抗风湿，一天3~6g，分4次口服。小剂量用于预防血栓形成，成人每次75~150mg，一天一次。治疗胆道蛔虫病，一次1g，一天2~3次，连用2~3天；阵发性绞痛停止24小时后停用，然后进行驱虫治疗。

肠溶片口服时，每次整片吞服，对胃肠刺激性小，适用于长期服药者。

对乙酰氨基酚（Acetaminophen）

本品属于苯胺类，口服吸收快而完全，半衰期约2小时，主要在肝代谢，由肾排泄。解热、镇痛作用与阿司匹林相当，但几乎无抗炎、抗风湿作用。临床主要用于感冒发热、头痛、神经痛、肌肉痛等慢性钝痛，还可用于对阿司匹林过敏或不耐受的患者，是小儿退热、感冒发热、消化性溃疡患者解热、镇痛的首选药。

不良反应少，无明显胃肠刺激症状，偶见过敏反应如皮疹，严重者伴有药热及黏膜损害。长期或大剂量用药，可出现肾损害、肝坏死。

【常用制剂与规格】

片剂：0.1g；0.3g；0.5g。

口服溶液：2.4%；3.2%。

泡腾颗粒：0.1g。

栓剂：0.15g。

【用法用量】

本品制剂多，均为非处方药，具体用法用量参见各制剂说明书。

布洛芬（Ibuprofen）

本品是苯丙酸的衍生物。口服吸收迅速，$t_{1/2}$约2小时，作用与阿司匹林相似，具有较强的解热、镇痛及抗炎、抗风湿作用，临床上广泛用于治疗风湿性及类风湿关节炎、骨关节炎、急性肌腱炎，也可用于一般解热、镇痛。

不良反应轻，主要有胃肠道反应，少数患者有皮肤黏膜过敏、血小板减少、头痛、头晕及视力障碍等。长期大量用药也可引起消化性溃疡。

【常用制剂与规格】

咀嚼片：0.2g。

缓释片：0.2g；0.3g。

缓释胶囊：0.3g。

布洛芬口服溶液：0.1g/10ml。

【用法用量】

本品制剂多，均为非处方药，具体用法用量参见各制剂说明书，或遵医嘱。

双氯芬酸（Diclofenac）

本品为苯甲酸衍生物，具有显著的解热、镇痛、抗炎作用，是强效抗炎镇痛药，临床适于风湿性及类风湿关节炎、骨关节炎、痛风性关节炎以及轻中度疼痛和各种原因引起的发热治疗。双氯芬酸滴眼液还可以用于治疗葡萄膜炎、角膜炎、巩膜炎、视力障碍等。长期大量用药可引起消化性溃疡。

【常用制剂与规格】

缓释片、双氯芬酸钠缓释胶囊（I）、肠溶缓释胶囊：0.05g；0.1g。

肠溶片、肠溶胶囊：50mg。

【用法用量】

本品口服制剂须整粒吞服，勿嚼碎，本品制剂多，具体用法用量参见各制剂说明书，或遵医嘱。

保泰松（Phenylbutazone）

本品为吡唑酮类，解热、镇痛作用较弱，抗炎、抗风湿作用较强，对炎性疼痛效果较好，同时能促进尿酸排泄。主要用于风湿、类风湿关节炎及急性痛风。不良反应较多，发生率约为10%～20%，若短程使用不良反应发生较少，长期应用可引起骨髓抑制、白细胞减少等。本品 $t_{1/2}$ 较长，可达50～65小时。

吲哚美辛（Indomethacin）

本品是最强的COX抑制药之一，抗炎、抗风湿作用比阿司匹林强10～40倍，解热、镇痛作用与阿司匹林相似。主要用于其他药物不能耐受或疗效不明显的风湿性及类风湿关节炎、癌性发热、强直性脊柱炎等，一般不作首选药。不良反应多且严重，消化道反应最常见，可致无痛性出血，也可见头痛、粒细胞减少、皮肤过敏等，约20%患者因不良反应较严重而停药。阿司匹林哮喘者禁用本品。

（二）选择性 COX-2 抑制药

尼美舒利（Nimesulide）

本品选择性抑制 COX-2，具有显著的解热、镇痛、抗炎作用。主要用于类风湿关节炎、痛经、手术和急性创伤后疼痛和发热。治疗量对 COX-1 抑制较弱，不良反应发生率低，偶见恶心、胃痛、脸部潮红、失眠等。因对中枢神经和肝脏有损害，禁用于12 岁以下儿童。

【常用制剂与规格】

颗粒：50mg/1g；100mg/2g。

缓释胶囊/缓释片：0.2g。

片剂/分散片/口腔崩解片：0.1g。

【用法用量】

本品不同剂型、不同规格的用法用量可能存在差异，请阅读具体药物说明书使用，或遵医嘱。

塞来昔布（Celecoxib）

本品选择性抑制 COX-2，具有显著的解热、镇痛、抗炎作用。用于急、慢性骨关节炎和类风湿关节炎。与传统的非甾体类抗炎药相比，本品显著降低消化道不良反应；长期使用可能引起严重的心血管不良反应，心血管疾病患者慎用。磺胺类药物过敏者慎用。

【常用制剂与规格】

胶囊剂：200mg。

【用法用量】

200mg/次，每天一次口服；或 100mg/次，每天 2 次。根据个体情况决定本品治疗的最低剂量，进食的时间对此使用剂量没有影响。

（三）抗感冒复方制剂 🄴微课

缓解感冒症状，是解热镇痛抗炎药的主要应用。为增强抗感冒疗效，减少不良反应，本类药常与收缩鼻黏膜血管药、镇咳药、抗过敏药、抗病毒药等制成复方制剂，用于缓解感冒引起的发热、头痛、鼻塞、流涕、咳嗽及肌肉酸痛等症状。常用抗感冒药复方制剂的成分如表 6-1。

表 6-1　常用抗感冒药复方制剂

药物	解热镇痛抗炎成分	缩血管成分	镇咳成分	抗过敏成分	中枢兴奋成分	抗病毒成分
酚麻美敏片	对乙酰氨基酚	伪麻黄碱	右美沙芬	氯苯那敏		
复方氨酚烷胺片	对乙酰氨基酚 人工牛黄	伪麻黄碱			咖啡因	金刚烷胺

续表

药物	解热镇痛抗炎成分	缩血管成分	镇咳成分	抗过敏成分	中枢兴奋成分	抗病毒成分
美息伪麻片（白片）	对乙酰氨基酚	伪麻黄碱	右美沙芬			
美息伪麻片（黑片）	对乙酰氨基酚	伪麻黄碱	右美沙芬	苯海拉明		
氨咖黄敏片	对乙酰氨基酚人工牛黄			氯苯那敏	咖啡因	
复方酚咖伪麻胶囊	对乙酰氨基酚	伪麻黄碱	氯哌丁	氯苯那敏	咖啡因	

三、抗痛风药

痛风是嘌呤代谢紊乱，尿酸生成过多所引起的一种代谢性疾病。表现为无症状的高尿酸血症以及高尿酸形成的结晶引起的炎症。急性发作时，尿酸盐结晶沉在关节、结缔组织及肾中，引起局部粒细胞浸润及炎症反应，最常见的是第一趾跖等关节的红、肿、热和剧烈疼痛，可发展为慢性痛风性关节炎和肾脏病变。

抗痛风药是指抑制尿酸生成或促进尿酸排出，减轻痛风性炎症的药物。常用药物分三类。一般来说，急性通风可以用秋水仙碱迅速缓解急性关节疼痛症状；慢性痛风的治疗旨在降低血中尿酸浓度，可用别嘌醇和丙磺舒等药物治疗。

（一）抑制痛风炎症药

秋水仙碱（Colchicine）

本品对尿酸结晶引起的急性炎症有显著的抑制作用，使粒细胞浸润显著减少、白三烯等炎症介质显著降低。对急性痛风性关节炎有选择性抗炎作用，迅速消除症状，一般应在痛风发作36小时内服用。一般服药后数小时可使关节红、肿、热、痛消退。无镇痛作用，对一般性疼痛及其他类型关节炎无作用。不影响血中尿酸浓度及尿酸排泄。

不良反应较多，常见有胃肠反应及骨髓抑制、肾损害；中毒时出现水样腹泻及血便、脱水，甚至休克。

【常用制剂与规格】

片剂：0.5mg。

【用法用量】

口服急性期：成人常用量为每1～2小时服0.5～1mg，直至关节症状缓解，或出现腹泻或呕吐，达到治疗量一般为3～5mg，24小时内不宜超过6mg，停服72小时后一天量为0.5～1.5mg，分次服用，共7天。

（二）抑制尿酸生成药

别嘌醇（Allopurinol）

本品是体内次黄嘌呤的异构体，能与次黄嘌呤竞争黄嘌呤氧化酶，使尿酸生成减少，血中尿酸浓度降低，症状缓解。用于长期治疗慢性痛风、高尿酸血症、痛风性结石。

皮肤过敏反应是主要的不良反应。轻者可见药物性皮肤瘙痒、皮疹和转氨酶升高，重者可见剥脱性皮炎。亚裔人的过敏性皮疹发生率明显高于欧美人，目前认为与亚裔人的基因 HLA-B5801 阳性有关。由于皮疹的严重程度与服药剂量有关，因此，别嘌醇的服用应从小剂量开始。

【常用制剂与规格】

片剂：100mg。

【用法用量】

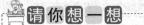

请你想一想

急性发作的痛风患者能否使用别嘌醇？为什么？

成人常用量：初始剂量一次 50mg，一天 1~2 次，每周可递增 50~100mg，至一天 200~300mg，分 2~3 次服。每 2 周测血尿酸和尿尿酸水平，如已达正常水平，则不再增量，如仍高可再递增。但一天最大量不得大于 600mg。

非布司他（Febuxostat）

本品为新型非嘌呤类黄嘌呤氧化酶（XO）抑制药，通过抑制尿酸合成降低血清尿酸浓度。本品在常规治疗浓度下不会抑制其他参与嘌呤和嘧啶合成与代谢的酶。临床主要用于痛风患者高尿酸血症的长期治疗。

不良反应大多轻微，具有自限性。常见的有恶心、皮疹、肝功能异常、关节痛等。与别嘌醇相比，本品可能增加心脏相关性死亡的风险，因此，服药期间应监测心肌梗死和脑卒中的症状和体征。

【常用制剂与规格】

片剂：80mg。

【用法用量】

用法：每天一次，每次 40mg 或 80mg。不推荐用于无临床症状的高尿酸血症的治疗。食物和抗酸剂不会影响本品的抗尿酸效果。

（三）促进尿酸排泄药

丙磺舒（Probenecid）

本品可通过竞争性抑制肾小管对尿酸的重吸收，促进尿酸排泄，亦可促进已形成尿酸盐的溶解。主要用于慢性痛风，也可用于噻嗪类利尿药所致的高尿酸血症。因无镇痛和抗炎作用，治疗初期由于尿酸盐自关节部位转移入血，可使痛风症状暂时加重，不适用于急性痛风。治疗期间服用碳酸氢钠并大量饮水，可防止尿酸在泌尿道形成结石。

【常用制剂与规格】

片剂：0.25g。

【用法用量】

治疗痛风，开始 0.25g/次，2 次/天，一周后增加到 0.5g/次。

你知道吗

缓解疼痛药物的合理应用

1986 年世界卫生组织（WHO）提出三阶梯止痛法，用于缓解患者的疼痛。根据患者疼痛的轻、中、重不同程度，给予不同阶梯的药物，疗效降低时，应及时进入下一阶梯药物。第一阶梯：轻度疼痛给予非甾体抗炎药加减辅助止痛药，如对乙酰氨基酚、布洛芬、双氯芬酸盐、吲哚美辛等；第二阶梯：中度疼痛给予弱阿片类药物加减非甾体类抗炎药和辅助止痛药，如可待因、曲马多、布桂嗪等；第三阶梯：重度疼痛给予强阿片类药物加减非甾体类抗炎药和辅助止痛药，如吗啡、哌替啶、芬太尼、美沙酮、喷他佐辛等。

任务二　白三烯受体拮抗药

PPT

岗位情景模拟

情景描述　患者，女，患有类风湿关节炎多年，一直使用阿司匹林治疗，今日出现呼吸急促、胸闷，医院诊断为阿司匹林引起支气管哮喘，医嘱停用阿司匹林，并服用孟鲁司特钠，每天一次，每次 1 片。

分析　服用孟鲁司特可缓解哮喘发作时症状吗？

白三烯（Leukotriene，LT）是花生四烯酸经 5 - 脂氧酶途径代谢产生的一组强效炎症介质，由肥大细胞和嗜酸性粒细胞等多种细胞合成与释放，它们与分布于人体的气道（包括气道平滑肌细胞和气道巨噬细胞）和其他的前炎症细胞（包括嗜酸性粒细胞和某些骨髓干细胞）的白三烯受体结合产生生理和病理效应。

白三烯对人体支气管平滑肌的收缩作用较组胺、血小板活化因子强约 1000 倍，而且作用持续时间较长。它尚可刺激黏液分泌，增加血管通透性，促进黏膜水肿形成。白三烯还是中性粒细胞的强趋化剂与激活剂，可吸引嗜酸性粒细胞和中性粒细胞向肺内迁移聚集，促使中性粒细胞黏附血管内皮并移行到组织间，脱颗粒释放溶酶体酶。白三烯在哮喘时的气道炎症反应过程中起着重要作用，还与哮喘和过敏性鼻炎的病理生理过程相关。

抗白三烯类药物包括白三烯受体拮抗药（如扎鲁司特、孟鲁司特等）和 5 - 脂氧酶抑制药（如齐留通）。前者通过于位于支气管平滑肌等部位上的白三烯受体选择性结合，竞争性地阻断白三烯的作用；后者通过花生四烯酸的 5 - 脂氧酶途径而抑制白三烯的合成。

一、白三烯受体拮抗药

孟鲁司特钠（Montelukast Sodium）

【体内过程】

口服吸收迅速而完全，99% 与血浆蛋白结合。几乎被完全代谢，产物由胆汁排泄，

$t_{1/2}$ 为 2.7 ~ 5.5 小时。

【药理作用】

本品为高选择性半胱氨酸白三烯受体拮抗药,可缓解白三烯介导的支气管炎症和痉挛状态,减轻白三烯所致的激惹症状,改善肺功能。

【临床应用】

片剂用于成人(15 岁及 15 岁以上)哮喘的预防和长期治疗,包括预防白天和夜间的哮喘症状,治疗对阿司匹林敏感的哮喘患者以及预防运动诱发的支气管收缩,还可以减轻过敏性鼻炎引起的症状。咀嚼片和颗粒剂常用于儿童。

【不良反应及注意事项】

一般耐受性良好,不良反应轻微,通常不需要终止治疗。常见有轻度头痛、头晕、嗜睡、兴奋、激惹、失眠等,较罕见有癫痫发作、恶心、呕吐等。

本品可与食物同服或另服;接受吸入糖皮质激素治疗的哮喘患者加用本品后,应在医师指导下逐渐适当减少糖皮质激素的剂量。某些患者可逐渐减量直至完全停用激素。但不应当用本品突然替代吸入糖皮质激素。

【常用制剂与规格】

片剂:10mg/片(以孟鲁司特钠计)。

此外,还有咀嚼片和颗粒剂,主要用于儿童哮喘。

【用法用量】

口服,每天一次,每次 1 片(10mg)。哮喘患者应在睡前服用。过敏性鼻炎患者可根据自身情况在需要时服用。同时患有哮喘和过敏性鼻炎的患者应每晚用药一次。

扎鲁司特(Zafirlukast)

扎鲁司特能够有效地预防各种刺激(变应原、氧化硫、运动和冷空气等)引起的血管通透性增加、气道的水肿和支气管平滑肌的收缩,减轻气管收缩和炎症,减轻哮喘症状,减少哮喘发作及夜间憋醒次数。对使用肾上腺素 β 受体激动药治疗但未获得理想疗效的哮喘患者,扎鲁司特可用于一线维持治疗。

本品主要用于慢性轻到中度支气管哮喘的预防和治疗,尤其适于对阿司匹林敏感或有阿司匹林哮喘的患者或伴有上呼吸道疾病(如鼻息肉、过敏性鼻炎)者,但不适用于缓解哮喘急性发作。

【常用制剂与规格】

片剂:20mg。

【用法用量】

口服,成人和 12 岁以上儿童每次 20mg,每天 2 次。因为食物能降低扎鲁司特的生物利用度,宜餐前 1 小时或餐后 2 小时服用。

二、5-脂氧酶抑制药

齐留通（Zileuton）

【体内过程】

食物可促进本品的吸收（可增加34%）。入血后，蛋白结合率为93%，主要与白蛋白结合，少量与α-酸性糖蛋白结合。原药及其N-去羟基化代谢物在肝脏内可被氧化代谢。主要以原型药从尿中排泄。

【药理作用】

本品为5-脂氧合酶抑制药。抑制白三烯（LTB_4、LTC_4、LTD_4和LTE_4）的生成，从而抑制中性粒细胞和单核细胞的聚集、吸附、毛细血管渗透性增加和平滑肌收缩等效应。

【临床应用】

用于成人、12周岁及以上儿童哮喘的预防和慢性哮喘的治疗。本品不能逆转哮喘急性发作时支气管痉挛，哮喘急性加重期可继续使用本品治疗。

【不良反应】

常见不良反应为鼻窦炎、恶心和咽喉痛及胃肠道症状，如上腹部痛、腹泻、消化不良、呕吐，其他如皮疹等过敏反应和肝毒性。

活动性肝病或持续ALT升高者禁用。

【常用制剂与规格】

片剂：600mg。

【用法用量】

一次1.2g，一天2次，早、晚餐后1小时内口服。整片吞服，请勿嚼碎、掰开或压碎。

任务三　抗组胺药

PPT

岗位情景模拟

情景描述　患者，男，32岁，长途车司机。因花粉过敏，全身出现散在、大小不等、边界清楚的不规则风团，瘙痒难忍，前来医院就诊，诊断为荨麻疹。医嘱：赛庚啶片，4mg（2片）/次，一天3次。

分析　1. 本医嘱是否合理？为什么？

2. 该药用药过程有哪些注意事项？

一、概述

组胺（histamine）是最早发现的自体活性物质之一，由L-组氨酸脱羧生成，生理作用广泛，包括调节过敏反应、炎症反应和胃酸分泌。天然组胺以无活性形式存在于肥大细胞和嗜碱性细胞的颗粒内。其中，肺、皮肤、支气管黏膜和胃肠黏膜组胺含量较高。在组织损伤、炎症、神经刺激、某些药物或抗原－抗体反应条件下，以活性形式释放，作用于组胺受体并产生效应。组胺本身无治疗用途，主要用于胃酸分泌缺乏症和麻风病的辅助诊断，但其拮抗药广泛用于临床。

组胺受体分为 H_1、H_2、H_3 三种亚型。激动 H_1 受体，产生支气管、胃肠道平滑肌收缩、毛细血管通透性增加和部分血管扩张等作用，与Ⅰ型（速发型）变态反应的发生有关。激动 H_2 受体，促进胃酸分泌、部分血管扩张和心脏的正性频率作用，主要与胃内消化有关。近年研究发现，中枢及外周神经末梢的 H_3 受体，参与组胺合成与释放的负反馈调节。各亚型受体的分布及激动后的效应见表6－2。

表6－2　组胺受体分布及其效应

受体	分布	效应
H_1	平滑肌（支气管、胃肠、子宫）	兴奋或收缩
	皮肤血管、毛细血管	扩张
	心房肌	收缩加强
	房室结	传导减慢
H_2	胃壁细胞	分泌增多
	血管	扩张
	心室肌	收缩增强
	窦房结	心率加快
H_3	中枢及外周神经末梢	负反馈调节组胺合成与释放

你知道吗

组胺的发现

1903 年，一位叫威廉·邓巴的德国医生证明，某些人接触花物时出现打喷嚏、流泪和流鼻涕等应激反应，究其原因并不是由花粉本身引起的，而是机体对花粉刺激释放的一种毒素所造成的。后来，亨利·戴尔于1910 年在研究黑麦的毒性时，发现了一种他称为"组胺"的物质。直到大约16 年后，他才意识到是组胺引起了过敏反应。此后，他还发现了受损伤的细胞会产生自己的组胺。直到20 世纪50 年代，巴黎巴斯德研究所的达尼埃尔·博韦才研制出了第一代抗组胺的药物。

二、组胺受体阻断药

（一）H_1 受体阻断药

H_1 受体阻断药大多数具有类似组胺的"乙基胺"结构，对 H_1 受体有较强的亲和力，但无内在活性，阻断组胺 H_1 受体而发挥作用，目前已有第一、第二代药物供临床使用。常用的第一代药物如苯海拉明（Diphenhydramine，苯那君）、异丙嗪（Promethazine，非那根）、氯苯那敏（Chlorpheniramine，扑尔敏）、赛庚啶（Cyproheptadine）等，

易通过血 - 脑屏障，中枢镇静作用明显；第二代药物如阿司咪唑（Astemizole，息斯敏）、特非那定（Terfenadine）、西替利嗪（Cetirizine）、氯雷他定（Loratadine）等，基本无中枢镇静作用，且大多长效。第一、第二代 H_1 受体阻断药的作用基本相似，下面将常用 H_1 受体阻断药作用特点进行比较，见表 6 - 3。

表 6 - 3　常用 H_1 受体阻断药作用特点比较

	药物	H_1 受体阻断	中枢镇静	抗晕止吐	抗胆碱	维持时间（h）
第一代	苯海拉明	+ + +	+ + +	+ +	+ + +	4 ~ 6
	异丙嗪	+ + +	+ + +	+ +	+ + +	4 ~ 6
	氯苯那敏	+ + +	+	-	+ +	4 ~ 6
	赛庚啶	+ + +	+	-	+	8
第二代	阿司咪唑	+ + +	-	-	-	≥24
	特非那定	+ + +	-	-	-	12 ~ 24
	西替利嗪	+ + +	-	-	-	24
	氯雷他定	+ + +	-	-	-	12 ~ 24

注： + + +，强效； + +，中效； +，弱效； -，无效。

【体内过程】

口服或注射均易吸收，口服后多数在 15 ~ 30 分钟起效，1 ~ 2 小时作用达高峰，一般持续 4 ~ 6 小时。体内分布广泛，第一代药物可通过血 - 脑脊液屏障。药物主要在肝代谢，代谢产物经肾排出。阿司咪唑口服后，由于其去甲基代谢产物仍有活性，而且排泄缓慢，并由肝肠循环，$t_{1/2}$ 达 10 天以上。

【药理作用】

1. 抗 H_1 受体作用　本品能竞争性阻断 H_1 受体，对抗组胺引起的胃肠、支气管和子宫平滑肌收缩；此外，还能有效拮抗组胺引起的毛细血管扩张和通透性增加（局部水肿），但对组胺引起的血管扩张、血压下降只能部分对抗。对组胺所致的胃酸分泌增多无效。

2. 中枢抑制作用　多数 H_1 受体阻断药有中枢抑制作用，可能与中枢 H_1 受体被阻断后，对抗了中枢内源性组胺介导的觉醒反应有关，表现为镇静、嗜睡。其中，第一代以苯海拉明和异丙嗪抑制作用最强，氯苯那敏作用最弱；第二代如氯雷他定等不易透过血 - 脑屏障，几乎无中枢抑制作用。

3. 抗晕止吐作用　部分 H_1 受体阻断药具有中枢性抗胆碱作用，产生镇吐、抗晕动效应。

【临床应用】

1. 皮肤黏膜变态反应性疾病　对荨麻疹、花粉症、过敏性鼻炎、血管神经性水肿等皮肤黏膜的变态反应性疾病疗效较好；对昆虫咬伤引起的皮肤瘙痒、水肿及接触性皮炎均有效；对药疹和接触性皮炎有止痒作用；对支气管哮喘疗效较差；对过敏性休克无效。

2. 防晕止吐　用于晕动病、放射病等引起的呕吐，常用苯海拉明和异丙嗪。预防晕动病一般在乘车、乘船前 15~30 分钟服用。

3. 其他　苯海拉明和异丙嗪还可用于失眠，尤其适用于过敏性疾病引起的失眠；异丙嗪可与氯丙嗪、哌替啶组成冬眠合剂，用于人工冬眠；苯海拉明对耳性眩晕症有良好治疗作用。

你知道吗

晕动症

晕动症（motion sickness），即晕车病、晕船病、晕机病和由于各种原因引起的摇摆、颠簸、旋转、加速运动等所致疾病的统称。发病时患者宜闭目仰卧，坐位时头部紧靠在固定椅背或物体上，避免较大幅度的摇摆，环境要安静，通风要良好。同时可选用抗组胺和抗胆碱类药物，常用有东莨菪碱、茶苯海明等。此外，生姜、橘皮、风油精等对部分患者也有很好疗效。

我国是全球"晕动症"发生率最高的国家之一，80% 的人都曾经历过不同程度的晕动反应。

【不良反应及注意事项】

1. 中枢神经系统反应　本常见有嗜睡、乏力、反应迟钝等中枢抑制现象，以第一代药物苯海拉明和异丙嗪最明显，第二代药物此反应无或弱。大部分感冒药中含有此类药，应避免重复用药，且不宜合用中枢抑制药，以免增强中枢抑制作用。驾驶员、高空作业者及精密仪器操纵人员应避免使用以防发生意外。苯海拉明和茶碱类的复方制剂"茶苯海明"是常用的抗晕动病药，可克服苯海拉明的中枢抑制的不良反应。

2. 消化道反应　本品可引起厌食、口干、恶心、呕吐、腹泻等，餐后服用可减轻。

3. 其他　多数 H_1 受体阻断药具有抗胆碱作用，可引起眼干、视物模糊、尿潴留等症状，故青光眼、前列腺肥大、幽门梗阻等患者禁用；第二代 H_1 受体阻断药，副作用少，无明显的抗胆碱作用。阿司咪唑与特非那定与某些药物如奎尼丁、红霉素、酮康唑、水合氯醛等合用时可引起致命性心律失常（尖端扭转型室性心动过速），应予重视。

【常用制剂与规格】

马来酸氯苯那敏片：4mg。

盐酸苯海拉明片：25mg。

氯雷他定片（胶囊）：10mg。

【用法用量】

马来酸氯苯那敏片：口服，成人一次 1 片，一天 3 次。

盐酸苯海拉明片：口服，成人一次 1 片，一天 2~3 次。用于防治晕动病时，宜在旅行前 1~2 小时，最少 30 分钟前服用。

氯雷他定片（胶囊）：成人及 12 岁以上者，一次 10mg，一天一次。

（二）H_2 受体阻断药

本类药物主要有西咪替丁、雷尼替丁、法莫替丁、尼扎替丁等，可选择性阻断胃壁细胞 H_2 受体，拮抗组胺引起的胃酸分泌增加，主要用于消化性溃疡。详见项目八任务一抗消化性溃疡药。

目标检测

一、A 型选择题

1. 小儿病毒性感冒发热不宜使用阿司匹林，主要是因为其可能引起（　　）
   A. 过敏反应　　　　　　　　B. 瑞夷综合征　　　　　　　C. 溃疡加重
   D. 出血倾向　　　　　　　　E. 水杨酸反应

2. 下列药物几乎无抗炎、抗风湿作用的是（　　）
   A. 布洛芬　　　　　　　　　B. 吲哚美辛　　　　　　　　C. 塞来昔布
   D. 对乙酰氨基酚　　　　　　E. 阿司匹林

3. 下列解热镇痛抗炎药中，能引起瑞夷综合征的是（　　）
   A. 对乙酰氨基酚　　　　　　B. 吡罗昔康　　　　　　　　C. 吲哚美辛
   D. 阿司匹林　　　　　　　　E. 布洛芬

4. 一般用于防止脑血栓形成的药物是（　　）
   A. 阿司匹林　　　　　　　　B. 对乙酰氨基酚　　　　　　C. 保泰松
   D. 吲哚美辛　　　　　　　　E. 塞来昔布

5. 小儿解热的首选药物是（　　）
   A. 保泰松　　　　　　　　　B. 阿司匹林　　　　　　　　C. 对乙酰氨基酚
   D. 尼美舒利　　　　　　　　E. 吲哚美辛

6. 阿司匹林用于防止脑血栓应用时应注意（　　）
   A. 大剂量短疗程　　　　　　B. 小剂量短疗程　　　　　　C. 小剂量长疗程
   D. 中等剂量　　　　　　　　E. 以上都不正确

7. 过量服用可引起肝损害的药物是（　　）
   A. 丙磺舒　　　　　　　　　B. 布洛芬　　　　　　　　　C. 阿司匹林
   D. 对乙酰氨基酚　　　　　　E. 塞来昔布

8. 长期大量应用阿司匹林引起出血应选用（　　）
   A. 维生素 A　　　　　　　　B. 维生素 K　　　　　　　　C. 维生素 B_{12}
   D. 维生素 C　　　　　　　　E. 维生素 E

9. 下列有关对乙酰氨基酚叙述中，错误的是（　　）
   A. 无成瘾性　　　　　　　　B. 用于躯体钝痛　　　　　　C. 抑制 PG 的合成

　　　D. 抑制呼吸　　　　　　　　E. 无抗炎、抗风湿作用

10. 伴有胃溃疡的发热患者宜选用（　　　）

　　　A. 双氯芬酸　　　　　　　　B. 布洛芬　　　　　　　　C. 阿司匹林

　　　D. 对乙酰氨基酚　　　　　　E. 吲哚美辛

11. 儿童病毒性感冒伴发热不宜选用的药物（　　　）

　　　A. 对乙酰氨基酚　　　　　　B. 布洛芬　　　　　　　　C. 吡罗昔康

　　　D. 阿司匹林　　　　　　　　E. 吲哚美辛

12. 患儿，女，4 岁，发热、头痛、乏力，头部躯干多处见米粒至豌豆大小的圆形水疱，测体温 39.3℃，诊断为水痘（水痘 - 疱疹病毒）。以下不宜选用的退热药是（　　　）

　　　A. 布洛芬　　　　　　　　　B. 吲哚美辛　　　　　　　C. 对乙酰氨基酚

　　　D. 阿司匹林　　　　　　　　E. 吡罗昔康

13. 以下药物对阿司匹林引起的哮喘效果较好的是（　　　）

　　　A. 倍氯米松　　　　　　　　B. 氨茶碱　　　　　　　　C. 沙丁胺醇

　　　D. 色甘酸钠　　　　　　　　E. 孟鲁斯特钠

14. 下列情况首选 H_1 受体阻断药的是（　　　）

　　　A. 支气管哮喘　　　　　　　B. 过敏性休克　　　　　　C. 晕动病

　　　D. 荨麻疹　　　　　　　　　E. 失眠

15. 以下情况用 H_1 受体阻断药无效的是（　　　）

　　　A. 失眠　　　　　　　　　　B. 消化性溃疡

　　　C. 晕动病　　　　　　　　　D. 皮肤黏膜变态反应性疾病

　　　E. 花粉症

16. 下列哪种药物防晕镇吐作用最强（　　　）

　　　A. 氯苯那敏　　　　　　　　B. 赛庚啶　　　　　　　　C. 特非那定

　　　D. 苯海拉明　　　　　　　　E. 阿司咪唑

17. H_1 受体阻断药对下列哪一变态反应疗效差（　　　）

　　　A. 接触性皮炎　　　　　　　B. 过敏性休克　　　　　　C. 药疹

　　　D. 荨麻疹　　　　　　　　　E. 过敏性鼻炎

18. 下列药物无中枢抑制作用的是（　　　）

　　　A. 氯雷他定　　　　　　　　B. 异丙嗪　　　　　　　　C. 苯海拉明

　　　D. 地西泮　　　　　　　　　E. 氯苯那敏

19. 下列药物中抗胆碱作用最强的是（　　　）

　　　A. 西替利嗪　　　　　　　　B. 苯海拉明　　　　　　　C. 特非那定

　　　D. 赛庚啶　　　　　　　　　E. 阿司咪唑

20. 下列对异丙嗪叙述错误的是（　　　）。

　　　A. 会引起嗜睡、困倦　　　　B. 冬眠合剂的组成成分　　C. 可用于晕动病

　　D. 是 H_1 受体阻断药　　E. 抗精神病

21. 下列 H_1 受体拮抗药物的性质和应用中，错误的是（　　）

　　A. 在服药期间不宜驾驶车辆

　　B. 部分药物有抑制唾液分泌和镇吐作用

　　C. 部分药物对晕动症有效

　　D. 部分药物会引起严重的心律失常

　　E. 可引起中枢兴奋症状

22. 刘女士，26 岁，因准备出差而请医生开药以预防晕车。选用下列何药为宜（　　）

　　A. 特非那定　　　　　B. 氯苯那敏　　　　　C. 苯海拉明

　　D. 赛庚啶　　　　　　E. 阿司咪唑

23. 下列药物中，会引起严重的心律失常的是（　　）

　　A. 氯苯那敏　　　　　B. 异丙嗪　　　　　　C. 苯海拉明

　　D. 地西泮　　　　　　E. 特非那定

二、X 型选择题

24. 阿司匹林的药理作用包括（　　）

　　A. 抗痛风　　　　　　B. 镇痛　　　　　　　C. 抗炎

　　D. 解热　　　　　　　E. 抗风湿

25. 阿司匹林的不良反应包括（　　）

　　A. 凝血障碍　　　　　B. 过敏反应　　　　　C. 肾损害

　　D. 水杨酸反应　　　　E. 瑞夷综合征

26. 以下为白三烯受体阻断药的是（　　）

　　A. 孟鲁斯特钠　　　　B. 扎鲁斯特　　　　　C. 齐留通

　　D. 氨茶碱　　　　　　E. 沙丁胺醇

27. 以下属于 H_1 受体阻断药的是（　　）

　　A. 氯苯那敏　　　　　B. 异丙嗪　　　　　　C. 苯海拉明

　　D. 地西泮　　　　　　E. 特非那定

书网融合……

 微课　　　　　　划重点　　　　　　自测题

4
模块四

主要影响各系统功能的药物

主要影响心血管系统功能的药物

学习目标

知识要求

1. **掌握** 一线降压药如利尿药、钙通道阻滞药、血管紧张素转化抑制药、血管紧张素受体阻断药、β 受体阻断药等的药理作用、临床应用、主要不良反应及防治，降压药应用原则；抗心绞痛药硝酸酯类、β 受体阻断药、钙通道阻滞药的药理作用、临床应用、不良反应和注意事项；他汀类药物的药理作用、临床应用、不良反应及防治。

2. **熟悉** 抗心律失常药奎尼丁、利多卡因、苯妥英钠、β 受体阻断药、维拉帕米、胺碘酮的作用、应用和不良反应；降压药 α 受体阻断药、中枢性降压药、血管扩张药硝普钠的作用特点及抗高血压药的合理应用；强心苷类药的分类、药理作用、临床应用、不良反应及防治；高脂血症的分类、贝特类、胆汁酸结合树脂、胆汁酸吸收抑制药的药理作用、临床应用、不良反应及防治。

3. **了解** 抗心律失常药普鲁卡因胺、美西律、普罗帕的作用特点及快速型心律失常的药物选择；降压药肾素抑制药、去甲肾上腺素能神经末梢阻滞药、神经节阻断药等作用特点；非苷类正性肌力药药理作用特点、临床应用和不良反应；多烯脂肪酸和抗氧化剂的药理特点和临床应用。

能力要求

1. 具备有效、合理、安全应用本类药物的能力。
2. 具备用药风险管控能力。
3. 具备较强的自主学习能力。

📋 任务一 抗高血压药

PPT

📑 岗位情景模拟

情景描述 李女士，女，41 岁，身高 163cm，体重 53kg，未停经，某企业员工。几天前在家门口附近的一连锁药房免费测量血压时，发现血压 150/93mmHg，药房工作人员嘱咐其及时就医。因李女士平时几无任何症状，且自觉面色红润，能吃能睡，身体很健康，再加上血压也不算高，认为无需治疗。

　　分析　1. 你认为李女士的认为是否正确？

　　　　　　2. 若高血压不治疗会导致哪些后果？

　　在未使用降压药物的情况下，非同日 3 次测量诊室血压，收缩压≥140mmHg 和（或）舒张压≥90mmHg，称为高血压；收缩压≥140mmHg 和舒张压＜90mmHg 为单纯收缩期高血压。患者既往有高血压史，目前正在使用降压药物，血压虽然低于 140/90mmHg，仍应诊断为高血压。长期高血压可伴有心、脑、肾等器官的功能或器质性损害。绝大部分高血压病因不明，称原发性高血压或高血压病；另有约 10% 的高血压继发于某些疾病或因长期使用某些药物，称为继发性高血压，如慢性肾病、内分泌系统疾病、长期大剂量使用糖皮质激素类药等。高血压患者的血压水平与心脑血管病发病和死亡风险之间存在密切的因果关系，有效控制血压，能减少心、脑、肾等脏器并发症发生，改善生活质量，降低致残、致死率。

　　凡能够降低体循环动脉血压用于高血压治疗的药物称为抗高血压药，又称为降压药。

一、抗高血压药的分类

　　抗高血压药作用机制各异，种类繁多（表 7-1）。临床上，利尿药、钙通道阻滞药、血管紧张素转化酶抑制药、血管紧张素 II 受体阻断药和 β 受体阻断药等五类药物，因疗效确切，不良反应发生率低且多能耐受，故被称为一线降压药物。其他的降血压药物如神经节阻滞药、直接舒张血管药物等药物因使用不便（如硝普钠需注射给药）或不良反应发生率高等原因，较少应用，甚至趋向于淘汰，被称为二线用药。

表 7-1　抗高血压药的分类

类别	代表药
一、利尿药	
1. 噻嗪类等利尿药	氢氯噻嗪、吲达帕胺
2. 保钾利尿药	螺内酯、氨苯蝶啶
二、钙通道阻滞药	硝苯地平、氨氯地平
三、肾素－血管紧张素系统抑制药	
1. 血管紧张素转化酶抑制药	卡托普利、依那普利、贝那普利
2. 血管紧张素 II 受体阻断药	缬沙坦、厄贝沙坦、替米沙坦
3. 肾素抑制药	阿利吉仑
四、交感神经抑制药	
1. 肾上腺素受体阻断药	
（1）α₁ 受体阻断药	哌唑嗪、特拉唑嗪、多沙唑嗪
（2）β 受体阻断药	普萘洛尔、美托洛尔、阿替洛尔

续表

类别	代表药
（3）α、β 受体阻断药	拉贝洛尔、卡维地洛
2. 中枢性降压药	可乐定、甲基多巴、莫索尼定
3. 神经节阻滞药	樟磺咪芬、美加明
4. 去甲肾上腺素能神经阻滞药	利血平、胍乙啶
五、血管扩张药	
1. 直接舒张血管药物	肼屈嗪、硝普钠
2. 钾通道开放药	二氮嗪、吡那地尔、米诺地尔

二、常用抗高血压药

（一）利尿药

> **请你想一想**
>
> 什么是诊室血压？对高血压病的诊断有什么影响？

利尿药按其效能可分为高、中、低效三类，降压常用的是中效能噻嗪类利尿药，代表药物为氢氯噻嗪。利尿药作为一线降压药物，不仅单用能降低血压，还能增强其他药物如血管紧张素转化酶抑制药的降压作用。强效能利尿药如呋塞米降压作用不如氢氯噻嗪，虽然其排钠利尿作用显著，因其能显著激活肾素 - 血管紧张素 - 醛固酮系统，长期降压作用不明显。

氢氯噻嗪（Hydrochlorothiazide）

【药理作用】

氢氯噻嗪降压作用缓慢、温和、持久，无明显耐受，大多数患者用药 2 ~ 4 小时达到最大疗效。初期通过利尿排钠而导致血容量及心排出量减少，使血压下降；后期降压作用主要与利尿排钠引起动脉平滑肌细胞内低钠，$Na^+ - Ca^{2+}$ 交换减少，细胞内 Ca^{2+} 浓度降低，血管扩张而降压。长期小剂量（12.5mg/d）使用可降低心脑血管并发症的发生率。大剂量使用可增高血浆肾素活性，其降压作用不一定增强，反而会增加不良反应。

【临床应用】

单品适用于轻度高血压，或与其他一线降压药联合应用治疗各类各级高血压。限制氯化钠的摄入可以增强其作用。

【不良反应及注意事项】

长期使用可导致低钾血症、低钠血症、低镁血症、高血糖、高脂血症、高尿酸血症等。高血糖、高脂血症患者慎用，痛风患者禁用。

【常用制剂与规格】

片剂：25mg。

【用法用量】

治疗高血压，成人初期每天 25 ~ 100mg，分 1 ~ 2 次服用，并按降压效果调整剂量。

血压稳定后每天维持量 6.25~12.5mg。

吲达帕胺（Indapamide）

吲达帕胺具有利尿和钙拮抗双重作用，为长效、强效降压药。其降压效果好，不良反应少，对血糖和血脂无明显影响。用于轻、中度高血压，伴有水肿、高脂血症者更为适宜。长期应用可导致低钾血症，严重肝、肾功能不全者慎用。

【常用制剂与规格】

片剂（胶囊剂）：2.5mg。

缓释片：1.5mg。

【用法用量】

本品 3 种常用制剂成人常用量均为一次 1 片（胶囊），口服，每天一次。

螺内酯（Spironolactone）、氨苯蝶啶（Triamterene）

螺内酯和氨苯蝶啶为低效能保钾利尿药，可用于醛固酮增加引起的高血压，也常与排钾利尿药合用，减少两药高钾血症、低钾血症的发生。服用钾盐或肾功能不全者禁用，也不宜与 ARRS 抑制药合用。

（二）钙通道阻滞药

钙通道阻滞药（calcium channel blocker，CCB）又称为钙拮抗药，通过选择性阻断细胞膜 L 型钙离子通道，抑制细胞外钙离子内流，降低细胞内钙离子浓度而松弛血管平滑肌，使血压下降。根据化学结构分为二氢吡啶类和非二氢吡啶类。二氢吡啶类药物对血管平滑肌选择性强，有硝苯地平（Nifedipine）、尼群地平（Nitrendipine）、氨氯地平（Amlodipine）、尼莫地平（Nimodipine）等，可用于高血压及脑血管病的治疗；非二氢吡啶类如维拉帕米（Verapamil）、地尔硫䓬（Diltiazem）等对血管平滑肌和心肌均有较强效应，主要用于治疗心绞痛和心律失常的治疗。

你知道吗

钙离子的生理效应

钙离子是机体生理活动不可缺少的离子，包括游离型和结合型，结合型多为非扩散型，主要与机体内蛋白质结合。钙离子正常血浆浓度为 2.25~2.75mmol/L。其生理功能主要包括以下几方面。

1. 钙离子是凝血因子，参与凝血过程。

2. 参与肌组织（包括心肌、骨骼肌、平滑肌）收缩过程。

3. 参与神经递质合成与释放、激素及其他生物活性物质合成与分泌。

4. 是骨骼、牙齿构成的重要物质。

硝苯地平（Nifedipine）

【体内过程】

口服易吸收，常规制剂生物利用度为 45%~56%，口服 10 分钟生效，1~2 小时达最大效应，血浆蛋白的结合率约 95%，作用维持 6~7 小时，缓释片达峰时间持续 2.5~5 小时，作用维持 12 小时；控释片血药浓度保持平稳，作用维持 24 小时以上。主要在肠壁和肝脏代谢，代谢产物及少量原型药物经肾排泄。

【药理作用】

降压作用快而强，对正常血压无明显影响。降压时不引起水钠潴留，不减少心脑肾等重要器官的血供，对血糖、血脂无不良影响。长期使用可逆转心肌肥厚、改善血管重构，降低脑卒中的风险。因本品降压作用强，可反射性兴奋心脏，引起血浆肾素水平升高，合用 β 受体阻断药可抵消此反应而增强降压效果。

【临床应用】

用于治疗各型高血压，尤其适用于低肾素型高血压，亦适用于伴有心绞痛、肾脏疾病、糖尿病、哮喘、高脂血症及恶性高血压患者。可单用或与其他药物联用。

【不良反应及注意事项】

常见不良反应有心悸、心慌、脸部潮红、头晕、头痛、踝部水肿、一过性低血压等。严重主动脉狭窄、低血压、肝肾功能不全者禁用。哺乳妇女应停药或停止哺乳。长期给药不宜骤停，以防出现反跳现象。

【常用制剂与规格】

片剂：5mg。

缓释片：10mg（Ⅰ）；20mg（Ⅱ）；30mg（Ⅲ）。

控释片：30mg。

【用法用量】

治疗高血压，本品一般选择缓释片与控释片。缓释片：成人初始剂量 20mg/次，最大剂量为 60mg/次，一天一次。日服最大剂量不超过 120mg。控释片：一次 1 片（30mg），一天一次。本品缓释片、控释片不能咀嚼或掰断后服用。

氨氯地平（Amlodipine）

氨氯地平为长效钙通道阻滞药，口服吸收缓慢，$t_{1/2}$ 约 30 小时。作用与硝苯地平相似，但血管选择作用更强，对心脏无明显影响。起效慢，作用持久，一天口服一次即可，不升高交感神经活性。用于治疗高血压及防治心绞痛。不良反应发生率较低，严重主动脉狭窄、低血压、肝肾功能不全者禁用。

【常用制剂与规格】

片剂（胶囊剂）：5mg。

【用法用量】

治疗高血压或心绞痛，成人初始剂量为 5mg，一天一次，最大不超过 10mg，一天一次。

（三）血管紧张素转化酶抑制药 e微课

肾素 - 血管紧张素 - 醛固酮系统（renin ~ angiotensin ~ aldosterone system，RAAS）

是机体血压调节的重要体液调节机制，它在高血压的发病因素中具有重要意义。肾素是肾小球旁器球旁细胞释放的一种蛋白水解酶，能将血浆或组织间的血管紧张素原（肝脏产生的一种多肽）水解成血管紧张素Ⅰ（angiotensin Ⅰ，Ang Ⅰ），Ang Ⅰ活性低，很快在血管紧张素Ⅰ转化酶（angiotensin - converting enzyme，ACE）催化下，转化为高活性的血管紧张素Ⅱ（angiotensin Ⅱ，Ang Ⅱ）。Ang Ⅱ作用于血管紧张素受体（AT，主要是 AT_1 受体）而产生效应。主要效应有血管收缩、醛固酮分泌、心室和血管重构，参与慢性心功能不全、高血压等疾病的病理生理过程。ACE 还可降解组织内炎症介质缓激肽，降低缓激肽扩张血管作用和对前列腺素增敏效应。RAAS 生理作用及相关药物的作用靶点详见图 7 - 1。

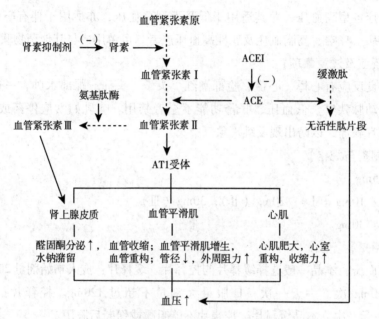

图 7 - 1　肾素 - 血管紧张素 - 醛固酮系统及药物作用示意图

血管紧张素转化酶抑制药（angiotensin converting enzyme inhibitors，ACEI）能抑制 ACE 的活性，减少 Ang Ⅱ 生成及醛固酮分泌，抑制缓激肽的降解，扩张血管，减少水钠潴留，降低血压。

卡托普利（Captopril）

【体内过程】

口服吸收快，生物利用度 75%，口服后 15 ~ 30 分钟起效，1 ~ 1.5 小时达高峰，作用维持 6 ~ 8 小时，食物影响吸收，宜餐前 1 小时服用。部分在肝脏代谢，代谢产物及药物原型主要由肾脏排泄。

【药理作用】

具有轻至中等强度的降压作用。其降压作用迅速，降压谱广，长期使用能逆转心室与血管重构；可改善心功能及肾血流量，不导致水钠潴留；可增强胰岛素敏感性，不引起电解质紊乱和脂质代谢改变；副作用小，不加快心率，不引起直立位低血压。

【临床应用】

适用于各型高血压。单独使用时 60%～70% 的患者可将血压维持在理想水平，加用利尿药则可达 95%。尤其适用于高肾素型高血压，以及伴有糖尿病、左室肥厚、心力衰竭、急性心肌梗死后的高血压患者。与利尿药及 β 受体阻断药合用于重型或顽固性高血压疗效较好。

【不良反应及注意事项】

1. 刺激性干咳 最常见，发生率为 15%～30%，可能与缓激肽聚集有关。常在开始用药几周内出现，一般停药后 4 天内消失。症状较轻者可坚持服药，不能耐受者可改用血管紧张素受体阻断药或其他降压药。

2. 皮疹 常发生于治疗 4 周内，呈斑丘疹或荨麻疹，减量、停药或给抗组胺药后消失，可伴有瘙痒和发热。

3. 低血压 多出现于开始剂量过大，宜从小剂量开始使用。

4. 其他 有血管神经性水肿、高钾血症、味觉迟钝、蛋白尿、中性粒细胞减少等。肾功能不全时宜适当延长给药间隔，并定期检查血象和尿常规；补钾或合用保钾利尿药时应监测血钾浓度。妊娠期、高钾血症、肾动脉狭窄者禁用。

【常用制剂与规格】

片剂：25mg。

【用法用量】

治疗高血压或心力衰竭，成人初始一次 12.5mg，饭前 1 小时服用（食物影响本品吸收），每天 2～3 次，按需要 1～2 周内增至 50mg，每天 2～3 次。疗效不满意可加用其他降压药。

贝那普利（Benazepril）

口服吸收较好，不受食物影响，降压机制与卡托普利相似。对 ACE 的抑制作用比卡托普利强 10 倍，降压作用强而持久，为长效 ACEI，一次用药降压作用可维持 24 小时。不良反应较少。妊娠期、高钾血症、肾动脉狭窄者禁用。

【常用制剂与规格】

片剂（胶囊剂）：5mg/片（胶囊）；10mg/片（胶囊）。

【用法用量】

未用利尿剂者开始治疗时每天推荐剂量为 10mg，一天一次。若疗效不佳，可加到每天 20mg；原使用利尿剂或体液不足者，用 ACEI 治疗初期，偶有血压过低。提前停用利尿剂 2～3 天，再开始本品治疗。

其他 ACEI 类药物如依那普利（Enalapril）、雷米普利（Ramipril）、培哚普利（Perindopril）、赖诺普利（Lisinopril）、西拉普利（Cilazapril）、福辛普利（Fosinopril）等，和贝那普利一样，属于长效 ACEI，每天只需口服一次，具有高效低毒的特点。

（四）血管紧张素Ⅱ受体阻断药

血管紧张素Ⅱ受体阻断药（angiotesin Ⅱ receptor blockers，ARB）可以选择性阻断 AT_1 受体而拮抗 Ang Ⅱ 的心血管效应，并能逆转肥大的心肌细胞。与 ACEI 相比，ARB 选择性高，对 Ang Ⅱ 效应拮抗更完全，而没有 ACEI 的咳嗽、血管神经性水肿等不良反应。

缬沙坦（Valsartan）

【体内过程】

口服吸收好，生物利用度约33%。可在肝脏内转化为活性更强的产物，降压作用可持续24小时，小部分以原型从肾脏排泄。

【药理作用】

缬沙坦选择性阻断 AT_1 受体，抑制 AT_1 受体激动介导的血管收缩、水钠潴留、心血管细胞增生而发挥降低血压、阻止和逆转心室和血管重构作用。其降压作用强而持久。

【临床应用】

可用于各种类型的高血压，用药后3~6天可达到最大效果，单独使用3~6周若效果不理想，可加用利尿药。尤其适用于伴左心室肥厚、心力衰竭、心房颤动预防、糖尿病肾病、冠心病、代谢综合征、微量白蛋白尿或蛋白尿患者，以及不能耐受 ACEI 的患者。

【不良反应及注意事项】

不良反应较 ACEI 少，可引起低血压、肾功能障碍、高钾血症等，偶见胃肠不适、头痛、头昏。肝功能不全者宜减量，妊娠期、哺乳期、高钾血症、肾动脉狭窄者禁用。

【常用制剂与规格】

片剂：40mg。

胶囊剂：80mg；160mg。

分散片：80mg。

【用法用量】

成人初始剂量为80mg，一天一次，一般4周无效时可加大剂量至160mg，一天一次。重度高血压及药物增量后血压下降仍不满意者，可加用小剂量的利尿剂如氢氯噻嗪（12.5mg/d）或其他降压药物。

其他 AT_1 受体阻断药还有厄贝沙坦（Irbesartan）、替米沙坦（Telmisartan）、坎地沙坦（Candesartan）、奥美沙坦（Olmesartan）和阿利沙坦酯（Allisartan）等。作用和应用类似于缬沙坦。

（五）β受体阻断药

美托洛尔（Metoprolol）

【体内过程】

本品的生物利用度为40%~50%，服药后1~2小时达到最大的β受体阻滞效应，血浆半衰期为 3～5 小时。美托洛尔主要在肝脏代谢，约5%的美托洛尔以原型由肾排泄，代谢物均无临床意义的 β 受体阻滞效应。

【药理作用】

为 $β_1$ 受体选择性阻断药，降压作用温和、持久，一般不引起体位性低血压和水钠潴留。其主要降压机制有：①阻断心肌 $β_1$ 受体，抑制心肌收缩力和减慢心率，减少心输出量；②阻断球旁细胞 $β_1$ 受体，降低血浆肾素活性；③阻断中枢 β 受体，降低外周交感张力。

【临床应用】

用于各型各级高血压。单用适用于轻度高血压病；与其他抗高血压药联用适用于中、重度高血压。对高心排出量及高肾素型高血压疗效较好，尤适用于合并心绞痛、心动过速或脑血管疾病的患者。与利尿药合用可拮抗后者升高肾素活性作用，与钙通道阻滞药、扩血管药合用可拮抗这些药物反射引起的心率加快。

【不良反应及注意事项】

可引起轻度乏力、嗜睡、胃肠不适、低血压、心动过缓等，长期用药可使血糖下降、血脂升高。其用量个体差异大，宜从小剂量开始，逐渐增量。用药期间注意监测心率、血压、心电图等。长期用药不能突然停药，以免出现反跳现象。二至三度心脏传导阻滞、哮喘患者禁用，慢性阻塞型肺病、运动员、周围血管病或糖耐量异常者慎用。

【常用制剂与规格】

片剂：25mg；50mg。

缓释片：50mg；100mg（酒石酸盐）；47.5mg；95mg（琥珀酸盐，相当于酒石酸盐50mg、100mg）。

控释片：25mg；50mg。

【用法用量】

本品一般选用缓释片与控释片。50～100mg，一天一次。服用 100mg 无效者可合用其他抗高血压药或者增加剂量。本品缓控释片可掰开服用，但不能咀嚼或压碎。

阿替洛尔（Atenolol）

对心脏 $β_1$ 受体的选择性较美托洛尔更高，对外周血管和支气管平滑肌 $β_2$ 受体作用小。口服用于治疗各种程度高血压，口服吸收很快，但不完全，口服吸收50%，于2～4 小时达峰浓度；口服后作用持续时间较长，可达 24 小时。本品可能掩盖低血糖患者心动过速的症状，但不会延迟血糖浓度恢复到正常水平。较大剂量时对支气管平滑肌 $β_2$ 受体也有作用，故支气管哮喘患者禁用。

【常用制剂与规格】

片剂：12.5mg；25mg。

【用法用量】

用于治疗高血压，口服，成人常用量开始每次 6.25～12.5mg，一天 2 次，按需要及耐受量渐增至 50～200mg。

拉贝洛尔 （Labetalol）

拉贝洛尔为 α、β 受体阻断药。对 β 受体作用比对 α 受体的作用强。用于轻度至重度高血压和心绞痛，静脉滴注可用于高血压危象。

（六）其他抗高血压药

1. α₁受体阻断药

哌唑嗪 （Prazosin）

【药理作用】

哌唑嗪通过选择性阻断血管平滑肌 α₁ 受体，舒张小动脉以及小静脉，降低外周阻力，减少回心血量，产生降压作用。本品不影响 α₂ 受体，故降压时不引起反射性心率加快，长期使用不增加肾素分泌，且对心输出量、肾血流量和肾小球滤过率无明显影响。长期使用对血脂代谢有良好的作用。还能松弛尿道平滑肌，可改善排尿困难。

【临床应用】

用于轻、中、重度高血压病及肾性高血压，尤适用于伴肾功能不全、高脂血症、前列腺增生的高血压患者。对重度高血压患者，常与利尿药、β 受体阻断药合用。单独长期使用易导致水钠潴留而降低疗效，故较少单独使用。

【不良反应及注意事项】

"首剂现象"常见，表现为晕厥、晕厥、心悸等症状，晕厥大多数由体位性低血压引起，偶发生在心室率为 100~160 次/分的情况下。通常在首次给药后 30~90 分钟或与其他降压药合用时出现。低钠饮食与合用 β 受体阻断药的患者较易发生。首剂减半或睡前服用可避免或减轻发生"首剂现象"，用药数次后可消失。其他不良反应主要有眩晕、头痛、嗜睡、精神差、心悸、恶心、皮疹等。

【常用制剂与规格】

片剂：1mg/片。

【用法用量】

口服，一次 0.5~1mg，每天 2~3 次。首剂为 0.5mg，睡前服。逐渐按疗效调整为一天 6~15mg，分 2~3 次服，每天剂量超过 20mg 后，疗效不进一步增加。

其他 α₁ 受体阻断药常用的有特拉唑嗪 （Terazosin）、多沙唑嗪 （Doxazosin），作用和应用同哌唑嗪，但半衰期长，每天给药一次即可。

2. 肾素抑制药

阿利吉仑 （Aliskiren）

阿利吉仑是一种非肽类、高选择性的肾素直接抑制药，口服有效。阿利吉仑通过直接抑制肾素活性，降低血管紧张素 I 和 II 水平，从而降低血压；口服给药后，1~3 小时达到血药浓度的峰值。绝对生物利用度为 2.6%；可单独使用，或者联合其他降压药物使用（多与噻嗪类利尿剂合用）。耐受性较好。主要不良反应为腹泻、头痛、皮疹、血管神经性水肿、咳嗽等。重度肾功能不全、肾病综合征、肾血管性高血压、肾动脉狭窄、高钾血症患者及孕妇、哺乳期妇女慎用。

3. 中枢性降压药　包括可乐定（Clonidine）、甲基多巴（Methyldopa）、莫索尼定（Moxonidine）、利美尼定（Rilmenidine）等，通过激动脑干抑制性神经元 α_2 受体和 I_1 - 咪唑啉受体，降低外周交感神经张力，使血管扩张，血压下降。

可乐定（Clonidine）

【药理作用与临床应用】

可乐定具有中等偏强的降压作用。机制为兴奋延髓孤束核次一级神经元突触后膜上 α_2 受体和嘴端腹外侧核区 I_1 - 咪唑啉受体，抑制交感中枢的传出冲动，使外周交感张力下降，扩张血管而产生降压作用。同时还具有镇静、镇痛及抑制胃肠蠕动和分泌的作用。用于一线降压药不能控制的中、重度高血压，与利尿药有协同作用。尤其适用于伴消化性溃疡的高血压患者。也可用于预防偏头痛和阿片类镇痛药的脱瘾治疗。25% 滴眼液用于开角型青光眼的治疗。

【不良反应及注意事项】

常见不良反应有口干、乏力、便秘、嗜睡，以及抑郁、眩晕、心动过缓、低血压、食欲下降、阳痿等。久用可致水钠潴留，常与利尿药合用。长期使用后突然停药可产生反跳现象。用药期间注意监测血压和心率。精神抑郁者、高空作业者和机动车驾驶员不宜使用。

甲基多巴（Methyldopa）

口服后 4 ~ 6 小时后出现降压作用，可维持 24 小时。甲基多巴进入中枢后代谢为 α - 甲基去甲肾上腺素，激活中枢 α_2 受体，使中枢抑制性神经元兴奋，从而抑制血管运动中枢，使外周交感神经功能下降而降低动脉血压。长期使用可逆转左心室心肌肥厚。有研究显示，孕妇服药后对胎儿没有明显有害的影响，可适用于妊娠期高血压。因不降低肾小球滤过率，特别适用于肾功能不良的高血压患者。可出现嗜睡、头疼、乏力、口干、下肢水肿等不良反应，活动性肝脏疾病患者禁用。

莫索尼定（Moxonidine）

莫索尼定为第二代中枢降压药，选择性激动 I_1 - 咪唑啉受体，对 α_2 受体作用弱。降压作用比可乐定略弱，适用于轻、中度高血压的治疗，长期使用能逆转左室心肌肥厚。不良反应少，不减慢心率，无明显中枢镇静作用，也无直立性低血压和停药反跳现象。

4. 神经节阻断药　包括樟磺咪芬（Trimethaphan）和美加明（Mecamylamine）等，本类药物通过阻断神经节的 N_1 受体引起动静脉扩张，降压作用显著、迅速。但同时抑制副交感神经，且降压过强过快易致直立性低血压，不良反应较多，所以目前仅用于其他药物无效的重度高血压或高血压危象。

5. 去甲肾上腺素能神经末梢阻滞药　包括利血平（Reserpine）、倍他尼定（Betani-dine）等，本类药物主要通过抑制儿茶酚胺类递质的储存及释放而产生降压作用。因要待去甲肾上腺素能神经末梢递质耗竭后方显降压效应，故降压作用起效缓慢。利血平使交感神经末梢内囊泡内的去甲肾上腺素释放增加，又阻止其再入囊泡，使去甲肾上腺素逐渐减少或耗竭，冲动传导受阻而轻度降压作用，作用缓慢而持久。因不良反应较多，常与其他药物组成复方制剂，治疗轻、中度高血压。胍乙啶等主要影响递质的释放，仅用于其他抗高血压药不能控制的重度高血压。

6. 血管扩张药

硝普钠（Sodium nitroprusside）

硝普钠口服不吸收，静脉滴入 1~2 分钟起效，停药后作用只维持不到 5 分钟。其在血管平滑肌代谢释放 NO，产生迅速而强大的扩血管作用，其对小动脉、小静脉均有扩张作用。具有强效、速效、短效的特点，降压时不减少冠脉和肾血流量。用于高血压危象、高血压脑病，也可用于麻醉时控制性降压和难治性心功能不全。因过度降压，可出现恶心、出汗、不安、头痛、心悸等不良反应，长期使用引起血浆氰化物蓄积而中毒，可用硫代硫酸钠防治。该药化学性质不稳定，应避光贮存与使用，配制时间超过 4 小时的溶液不宜使用。肝肾功能不全、甲状腺功能减退、严重贫血者及孕妇禁用。

米诺地尔（Minoxidil）

米诺地尔为钾通道开放药，降压作用强而持久，一次用药降压时间可维持 24 小时。降压时反射性兴奋交感神经，使心率加快，肾素活性升高，水钠潴留。临床主要用顽固性高血压、肾性高血压。很少单独使用，与利尿药或 β 受体阻断药合用可抵消其水钠潴留、心率加快的作用。

三、抗高血压药的合理使用

（一）高血压治疗的降压目标

一般患者血压目标需控制到 140/90mmHg 以下，在可耐受和可持续的条件下，其中部分有糖尿病、蛋白尿等的高危患者的血压可控制在 130/80mmHg 以下。

（二）抗高血压药应用的基本原则

1. 起始剂量 一般患者采用常规剂量；老年人、特别是高龄老年人初始治疗时通常应采用较小的有效治疗剂量，以获得疗效而使不良反应最小。根据需要，可考虑逐渐增加至足剂量。

2. 优先选用长效药或长效制剂 血压波动很容易导致心、脑、肾等器官损伤。故应尽可能选用 1 天给药一次的长效药物或长效制剂。若使用短效药，则必须按药品说明或医嘱每天 2~3 次给药，以期平稳控制血压。

3. 联合用药 对血压 >160/100mmHg、高于目标血压 20/10mmHg 的高危患者，或单药治疗未达标的高血压患者应进行联合降压治疗，包括自由联合或单粒复方制剂。对血压 ≥140/90mmHg 的患者，也可起始小剂量联合治疗。优先推荐 6 种联合用药方案：①二氢吡啶类 CCB + ACEI；②二氢吡啶类 CCB + ARB；③ACEI + 小剂量噻嗪类利尿剂；④ARB + 小剂量噻嗪类利尿剂；⑤二氢吡啶类 CCB + 小剂量噻嗪类利尿剂；

⑥二氢吡啶类 CCB＋小剂量 β 受体阻断剂。在二联基础上加另一种降压药物便构成三联方案，常用的有二氢吡啶类 CCB＋ ACEI（或 ARB）＋ 噻嗪类利尿剂。

4. 个体化治疗 不同患者的年龄、高血压危险程度、对药物敏感性、并发症等情况都有所不同，应根据患者的具体情况设计合适的降压方案。高血压特殊人群用药选择详见表 7－2。

表 7－2 高血压特殊人群用药选择

特殊人群	宜选用	慎用或禁用
伴心绞痛	β 受体阻断药、CCB、ACEI、ARB	α 受体阻断药
伴慢性心力衰竭	ACEI、ARB、β 受体阻断药、利尿药	α 受体阻断药、莫索尼定、维拉帕米
伴心动过速	β 受体阻断药	CCB
伴肾功能不全	ACEI、ARB、CCB、利尿药、α 受体阻断药	
伴消化性溃疡	CCB、ACEI、ARB	
伴糖尿病	ACEI、ARB、CCB、α 受体阻断药	β 受体阻断药、利尿药
伴支气管哮喘	CCB、利尿药、ACEI、ARB	β 受体阻断药
伴痛风	CCB、ACEI、ARB、α 受体阻断药	利尿药
伴肥胖、高血脂	ACEI、ARB、α 受体阻断药	利尿药、β 受体阻断药
伴精神抑郁	ACEI、ARB、α 受体阻断药	
伴高血压脑病、危象	硝普钠、拉贝洛尔、呋塞米	
妊娠期高血压	拉贝洛尔、甲基多巴、硝苯地平	ACEI、ARB
儿童高血压	卡托普利、氢氯噻嗪、氨氯地平、阿替洛尔	

任务二 调血脂药

PPT

岗位情景模拟

情景描述 男性患者，47 岁。在单位组织常规体检时发现血脂异常，结果如下：TC 7.13mmol/L；LDL－C 4.56mmol/L；HDL－C 1.21mmol/L；TG 2.15mmol/L。血糖及心、肝、肾功能正常。

分析 1. 该患者血脂异常吗？

2. 是否需要治疗？

调血脂药（lipidemicmodulating drugs）是指能调节与动脉粥样硬化相关的异常血脂水平，预防动脉粥样硬化的药物。

一、血脂和高脂血症

血脂是血浆或血清中所含脂类的总称，包括胆固醇（cholesterol，Ch）、甘油三酯（triglyceride，TG）和类脂（lipid，包含磷脂、糖脂、类固醇等）。Ch 又可分为胆固醇酯（cholesterol ester，CE）和游离胆固醇（free cholesterol，FC），两者合称总胆固醇（total cholesterol，TC）。目前认为，高血脂与动脉粥样硬化密切相关。

血脂不溶于水，须与载脂蛋白（apolipoprotein，apo）结合成脂蛋白（lipoprotein，LP）才能进行转运和代谢，apo 主要有 A、B、C、D、E 五类。不同的脂蛋白转运的脂质成分和含量有差别，依据 LP 密度和其他特征，LP 可分为乳糜微粒（chylomicrons，CM）、极低密度脂蛋白（very low density lipoprotein，VLDL）、低密度脂蛋白（low density lipoprotein，LDL）及高密度脂蛋白（high density lipoprotein，HDL）。各种脂蛋白在血浆中保持动态平衡，如某些血脂或脂蛋白浓度超过参考范围，则称为高脂血症。一般将高脂蛋白血症分为六型，各型脂蛋白血症的脂质变化见表 7-3。

表 7-3　高脂蛋白血症的分型

类型	脂蛋白变化	血脂变化	
		TC	TGTC
Ⅰ	CM↑	+	+ + +
Ⅱa	LDL↑	+ +	
Ⅱb	VLDL↑，LDL↑	+ +	+ +
Ⅲ	IDL↑	+ +	+ +
Ⅳ	VLDL↑	+	+ +
Ⅴ	CM↑，VLDL↑	+	+ + +

二、主要降低 TC 和 LDL - C 的药物

（一）他汀类

他汀类药物是羟甲基戊二酰辅酶 A（HMG - CoA）还原酶抑制药，阻滞内源性胆固醇的合成，是疗效确切的降血 TC 和 LDL 的药物。目前国内投入临床的主要药物有辛伐他汀（Simvastatin）、洛伐他汀（Lovastatin）、氟伐他汀（Fluvastatin）、匹伐他汀（Pitavastatin）、普伐他汀（Pravastatin）、瑞舒伐他汀（Rosuvastatin）、阿托伐他汀（Atorvastatin）等。

辛伐他汀（Simvastatin）

【体内过程】

本品口服吸收良好，达峰时间为 1.3 ~ 2.4 小时，$t_{1/2}$ 为 3 小时。辛伐他汀口服后对肝脏有高度的选择性，其在肝脏中的浓度明显高于其他非靶性组织。本品主要经胆汁排泄，经粪便（60%）排出，13% 从尿排出。治疗 2 周可见疗效，4 ~ 6 周达高峰。

【药理作用】

1. 调血脂作用　他汀类药物或其代谢产物的化学结构与 HMC - CoA 相似，竞争性抑制 HMC - CoA 还原酶活性，使甲羟戊酸形成障碍，阻碍肝脏内源性胆固醇的合成。Ch 合成受阻，浓度降低，反馈性增加肝细胞膜上低密度脂蛋白（LDL）受体的合成，

使血浆中大量的 LDL 被肝摄取并代谢，降低血浆 LDL - C（低密度脂蛋白结合胆固醇）水平。该药大剂量也能轻度降低血浆甘油三酯（TG）水平，轻度增加 HDL - C（高密度脂蛋白结合胆固醇）水平。

2. 非调血脂作用 他汀类除调血脂作用外，尚有以下抗动脉粥样硬化作用：①改善血管内皮功能；②抗炎作用；③抑制平滑肌细胞增殖；④稳定粥样硬化斑块；⑤抗血小板聚集。

【临床应用】

主要用于Ⅱa、Ⅱb和Ⅲ型高脂蛋白血症，也可用于2型糖尿病和肾病综合征引起的高胆固醇血症。病情严重者可联合胆汁酸结合树脂。

【不良反应及注意事项】

他汀类药物不良反应少而轻，主要有以下几方面。

1. 胃肠道反应 表现为恶心、腹痛、便秘、胃肠胀气等，多为暂时性，无需停药。

2. 肝毒性 肝脏损害主要表现为转氨酶包括丙氨酸氨基转移酶（ALT）和天门冬氨酸转氨酶（AST）升高。因此，用药期间应定期检查肝功能，孕妇及有活动性肝病者禁用。

3. 横纹肌溶解症 多表现为肌痛，无症状性血清 CK 值升高等，洛伐他汀、辛伐他汀或阿托伐他汀发生率较高。在联合应用其他降血脂药如烟酸、吉非贝齐时更易发生。

4. 其他 如周围神经炎等。

【常用制剂与规格】

辛伐他汀片（分散片、胶囊）：5mg；10mg；20mg；40mg。

辛伐他汀滴丸：5mg。

【用法用量】

成人常用量：10～20mg，每天一次，晚餐时服用。剂量可按需要调整，但最大剂量不超过每天80mg。

你知道吗

红曲与洛伐他汀

红曲是以大米为原料，经红曲霉繁殖而成的一种紫红色米曲，是国内常用中药材和食材。《本草纲目》记载："红曲主治消食活血，健脾燥胃。治亦白痢，下水壳。酿酒破血行药势，杀山岚瘴气，治打扑伤损，治女人血气痛及产后恶血不尽。"近代日本学者对红曲进行了组培研究，证明红曲有降低血胆固醇、降血糖、降血压、防癌四大功效；1979年，日本远藤章教授从红曲菌发酵液中分离得到一种可抑制体内胆固醇合成的活性物质，命名为洛伐他汀。1985年，美国学者迈克尔·布朗等因发现洛伐他汀的降胆固醇作用机制而荣获诺贝尔奖。

（二）胆汁酸结合树脂

胆汁酸结合树脂是一类碱性阴离子结合树脂。常用药物有考来烯胺（Cholestyramine，消胆胺）、考来替泊（Colestipol，降胆宁）等。

考来烯胺（Cholestyramine）

【药理作用】

本类药口服不吸收，在肠道与胆汁酸结合后随粪便排出，由于抑制了胆汁酸的肝肠循环，可使胆汁酸排出量比正常高 3~4 倍。用药后 1 周内 LDL－C 水平开始下降，2 周内达最大效应，可使血浆总胆固醇水平下降 20% 以上，LDL－C 水平下降约 25%，对 VLDL、TG 影响少。

【临床应用】

主要治疗 Ⅱa 型高脂蛋白血症，与他汀类药物合用，作用显著增强；对伴有 TG 增高的 Ⅱb、Ⅲ 型高脂蛋白血症者，可与贝特类药物联合应用。

> **请你想一想**
>
> 对于重型高胆固醇血症，他汀类药物为什么合用胆汁酸结合树脂？

【不良反应及注意事项】

本类药因有特殊臭味和一定的刺激性，少数患者可出现胃肠道反应如恶心、腹胀、消化不良、便秘等。因为抑制脂溶性维生素的吸收，大剂量可致脂肪痢，用药期间应注意适当补充维生素 A、D、K 及钙盐。

【常用制剂与规格】

散剂：5g/袋；4g/袋（干燥品）。

【用法用量】

成人剂量口服，每天 2~24g（无水考来烯胺，1/2~6 袋），分 3 次于饭前服或与饮料拌匀服用。

（三）胆固醇吸收抑制药

依折麦布（Ezetimibe）

依折麦布作用于小肠绒毛刷状缘，抑制食物中胆固醇在肠道吸收，降低血 TC、LDL－C 水平，本品选择性抑制胆固醇吸收的同时并不影响小肠对甘油三酯、脂肪酸、胆汁酸、孕酮、乙炔雌二醇及脂溶性维生素 A、D 等的吸收。主要作为对他汀类药物反应不足时的补充应用。不良反应少而轻，常见有头痛、腹痛、腹泻等。

【常用制剂与规格】

片剂：10mg。

【用法用量】

本品推荐剂量为每天一次，每次 10mg，可单独服用，或与他汀类联合应用，或与非诺贝特联合应用。

三、主要降低 TG 和 VLDL－C 的药物

（一）贝特类

本类药为苯氧芳酸衍生物，常用药有非诺贝特（Fenofibrate，立平脂）、苯扎贝特（Bezafibrate，必降脂）、吉非贝齐（Gemfibrozil，诺衡、吉非罗齐）、环丙贝特（Ciprofibrate，环丙降脂酸）等。

非诺贝特（Fenofibrate）

【体内过程】

本品口服后，胃肠道吸收良好，与食物同服可使非诺贝特的吸收增加。口服后 4～7 小时血药浓度达峰值。吸收后主要分布在肝、肾、肠道中。在肝内和肾组织内代谢。$t_{1/2}$ 为 20 小时。

【药理作用】

1. 调血脂作用　主要通过激活过氧化物酶体增殖体激活 α 受体，影响脂质代谢，明显降低血浆 TG、VLDL－C，中度降低 TC 和 LDL－C，升高 HDL－C。

2. 非调血脂作用　主要有抗凝血、抗血小板、抗炎、调节血管内皮功能、降低胰岛素抵抗等作用。

【临床应用】

主要用于Ⅱb、Ⅲ、Ⅳ、Ⅴ型高脂蛋白血症，对Ⅲ型疗效较好；另可用于 2 型糖尿病的高脂血症。

【不良反应】

1. 胃肠道反应　最常见，表现为腹部不适、腹泻、便秘等症状，但患者一般能耐受。

2. 横纹肌溶解症　不常见，但很严重，可引发肌蛋白尿和急性肾功能衰竭。与他汀类药联合应用，可能增加此不良反应的发生。

3. 神经系统不良反应　包括乏力、头痛、性欲丧失、阳痿、眩晕、失眠等。

【常用制剂与规格】

片剂、分散片、胶囊剂：0.1g。

缓释片（胶囊）：0.25g。

【用法用量】

1. 片剂、分散片、胶囊　成人常用量，一次 0.1g，每天 3 次；维持量每次 0.1g，每天 1～2 次。为减少胃部不适，可与饮食同服。

2. 缓释片（胶囊）　成人每次 0.25g，每天一次，可与餐同服。

（二）烟酸类

烟酸类药物主要有烟酸（Nicotinic acid）、阿昔莫司（Acipimox）等。

烟酸（Nicotinic Acid）

【药理作用】

烟酸为水溶性 B 族维生素（阿昔莫司化学结构类似烟酸）。本类药能抑制脂肪分解，阻止游离脂肪酸形成，使肠道吸收游离脂肪酸减少，肝合成 TG 的原料不足，从而减少 VLDL‐C 的合成与释放，进而降低 LDL。同时 HDL 分解减少，血 HDL 水平提高。

【临床应用】

本药为广谱调血脂药，对 Ⅱ、Ⅲ、Ⅳ、Ⅴ 型高脂蛋白血症均有效，对 Ⅱb、Ⅳ 型高脂蛋白血症效果最好。与他汀类、贝特类或胆汁酸结合树脂合用有协同作用。

【不良反应及注意事项】

常见的不良反应为皮肤潮红、血压下降、皮疹、瘙痒、消化道不适等。长期应用可诱发溃疡病和导致高尿酸血症，阿司匹林可减轻烟酸的皮肤反应，避免高尿酸血症。本类药与降压药合用时，要注意调节降压药的剂量。

【常用制剂与规格】

片剂：50mg。

缓释片：0.5g。

【用法用量】

片剂，成人，一次 1～2 片，一天 5 次，一天用量不超过 10 片；缓释片 1～4 周剂量为一次 1 片，一天一次；5～8 周剂量为一次 2 片，一天一次。8 周后，根据患者的疗效和耐受性渐增剂量，如有必要，最大剂量可加至每天剂量为 4 片。本品须整片吞服，不可掰开或嚼碎。

四、其他调血脂药

（一）抗氧化剂

普罗布考（Probucol）

【药理作用与临床应用】

抑制脂蛋白的氧化修饰，阻止 OX‐LDL 形成及其引起的一系列病理过程；抑制 HMG‐CoA 还原酶活性，降低血浆 TC 和 LDL‐C 水平；阻止动脉粥样硬化发展和促消退，缩小或消除黄色瘤。

主要用于 Ⅱ 型特别是 Ⅱa 型高脂蛋白血症的治疗，也可用于肾病综合征、2 型糖尿病引起的高脂血症。

【不良反应】

不良反应少而轻，主要为胃肠道反应，如恶心、腹胀、腹痛、腹泻等，偶有嗜酸性粒细胞增多、肝功能异常、血小板减少、高血糖、高尿酸等。

【常用制剂与规格】

片剂：0.125g；0.25g。

【用法用量】

成人常用量每次 0.5g，每天 2 次，早、晚餐时服用。

（二）多烯脂肪酸类

多烯脂肪酸类又称多不饱和脂肪酸，根据不饱和脂肪链双键开始出现的位置，可将其分为 n-3 和 n-6 两大类，前者主要有二十碳五烯酸（EPA）、二十二碳六烯酸（DHA），存在于海藻、海鱼脂肪中；后者主要有亚油酸和 γ-亚麻酸，存在于玉米油、葵花籽油、亚麻油等植物油中。甘油、胆固醇与多烯脂肪酸成酯，易于转运和代谢，从而降低血 TG、TC 水平。另多烯脂肪酸尚有抗血小板、改善血管内皮功能抗炎等作用。

主要用于高 TG 的高脂血症。一般无明显不良反应。

任务三　抗心绞痛药

PPT

岗位情景模拟

情景描述　矿工田某，男，43 岁，因"间断心前区疼痛 5 年，加重伴胸闷 2 天"入院，冠脉造影显示左前降支中段狭窄Ⅱ级（管腔面积缩小 ≥70%），平静时，血压 138/62mmHg；心率 9 一次/分，长期吸烟。初步诊断：（1）冠心病，不稳定性心绞痛，心功能Ⅱ级；（2）高代谢原因待查。治疗方案为：阿司匹林肠溶片，100mg，一天一次；瑞舒伐他汀片，10mg，一天一次；单硝酸异山梨酯片，20mg（2 片），口服，一天 2 次等。

分析　该治疗方案是否合理？为什么？

心绞痛是由于冠状动脉供血不足引起的心肌急剧的暂时的缺血缺氧的综合征，是心脏缺血反射到身体表面的主观感觉。其主要临床表现为胸骨后或左心前区的阵发性、压榨性疼痛，持续 3~5 分钟，常放射至左上肢、颈部或下颌部。最常见的病因是冠状动脉粥样硬化性心脏病。

依据心绞痛的发病诱因，可将心绞痛分为三种类型。①劳累性心绞痛：是由劳累、运动或其他心肌需氧量增加情况所诱发的心绞痛，经休息或含服硝酸甘油可缓解。②自发性心绞痛：疼痛持续时间一般较长，程度较重，且不易为硝酸甘油缓解，常在安静状态或睡眠休息时发生。③混合性心绞痛：劳累性和自发性心绞痛同时并存。既可在心肌耗氧量增加时发生，也可在心肌耗氧量无明显增加时发生，与冠脉血流贮备量减少有关。

临床上根据心绞痛的发作特点及机制，又将心绞痛分为稳定型心绞痛、不稳定型心绞痛和变异型心绞痛。变异型心绞痛病因是冠状动脉痉挛，导致冠状动脉血流量减少，心肌供血绝对不足所引起的。

心绞痛发病的基础是心肌氧的供需失衡。心肌缺血缺氧引起乳酸、丙酮酸等无氧代谢产物堆积，刺激心肌自主神经传入纤维末梢，诱发心绞痛。因此，降低心肌耗氧量、增加心肌供氧量，恢复心肌氧的供需平衡即可缓解心绞痛。心肌耗氧量主要与心室壁张力、心率、心肌收缩力等因素有关；心脏的供氧主要取决于冠状动脉血流量，影响冠脉血流量的因素有冠脉灌注压、灌注阻力、侧支循环及灌注时间等。

目前抗心绞痛常用药物有硝酸酯类、β受体阻断药和钙通道阻滞药。需要强调的是，这些药物均为缓解症状或预防发作的对症治疗药，不能改变冠状动脉粥样硬化的病理变化。

一、硝酸酯类

常用药物有硝酸甘油（Nitroglycerin）、硝酸异山梨酯（Isosorbide dinitrate）、单硝酸异山梨酯（Isosorbide mononitrate）等。硝酸甘油起效快，疗效确切，使用方便，是缓解心绞痛最常用的药物。

硝酸甘油（Nitroglycerin）

【体内过程】

口服生物利用度很低，仅为8%，故不宜口服给药；舌下含服可避开首关消除，1~2分钟起效，3~10分钟作用达高峰，作用持续10~30分钟；主要在肝代谢，从尿中排出。

【药理作用】

在组织细胞内释放出血管活性物质一氧化氮（NO），松弛血管平滑肌，扩张血管，产生以下效应。

1. 降低心肌耗氧量 较小剂量硝酸甘油即可扩张静脉血管，减少回心血量，减轻心脏前负荷，使心脏容积缩小，心室壁张力下降，从而降低心肌耗氧量；较大剂量硝酸甘油可扩张较大外周动脉血管，减轻心脏后负荷，左室内压减小，心室壁张力下降，从而降低心肌耗氧量。此为抗心绞痛的主要原因。

2. 增加缺血区血流量 心绞痛发作时，缺血区的阻力血管因缺血缺氧及酸性代谢产物堆积呈扩张状态，硝酸甘油选择性扩张较大的心外膜血管、冠脉输送血管及侧支血管，而对非缺血区的阻力血管扩张作用较弱，阻力较大。非缺血区血流阻力大于缺血区，迫使血液从非缺血区流向缺血区，从而增加缺血区的血流量。

3. 增加心内膜供血供氧 冠状动脉垂直贯穿心室壁分布于心内膜，心绞痛发作时，室内压和室壁张力升高，心内膜受压，缺血最严重。硝酸甘油扩张静脉血管，减少回心血量，心室舒张末期容积减小，压力降低。

【临床应用】

1. 心绞痛 用于缓解各种类型心绞痛急性发作和预防心绞痛发作。

2. 急性心肌梗死 硝酸甘油能减轻心脏前、后负荷，降低心肌耗氧量，增加缺血区的血流量，可缩小心肌梗死的面积。但要注意，血压过度降低会导致冠脉灌注压过低，加重心肌缺血。

3. 心力衰竭　可辅助治疗急、慢性心功能不全。

【不良反应及注意事项】

1. 扩血管反应　面颊部血管扩张引起皮肤潮红，颅内血管扩张引起搏动性头痛或颅内压升高。故活动性颅内出血、颅脑外伤患者禁用。眼内血管扩张可升高眼内压，青光眼患者禁用。部分患者用药后出现直立性低血压或晕厥，用药时取坐位或半卧位可缓解。

2. 诱发心绞痛　大剂量使用时，血压下降过快、过大可反射性引起心脏兴奋，导致心肌耗氧量增加，加重心绞痛，可用 β 受体阻断药纠正。

3. 高铁血红蛋白血症　本药有较强的氧化性，长期大剂量使用可引起高铁血红蛋白血症，出现发绀、呼吸困难、意识丧失、昏睡、昏迷甚至死亡等中毒症状和体征，可注射亚甲蓝予以解救。

4. 耐受性　连续应用可产生耐受性，与 NO 合成酶消耗相关。减少用药次数、小剂量以及间歇给药方法可预防耐受性的产生。

【常用制剂与规格】

片剂：0.5mg。

气雾剂：200 揿/0.1g/瓶。

【用法用量】

1. 片剂　成人一次用 0.25 ~ 0.5mg 舌下含服。每 5 分钟可重复 0.5mg，直至疼痛缓解。如果 15 分钟内总量达 1.5mg 后疼痛持续存在，应立即就医。在活动或大便之前 5 ~ 10 分钟预防性使用，可避免诱发心绞痛。

2. 气雾剂　心绞痛发作或有心绞痛发作预兆时，向口腔舌下黏膜喷射 1 ~ 2 揿，相当于硝酸甘油 0.5 ~ 1.0mg。

硝酸异山梨酯（Isosorbide Dinitrate）

硝酸异山梨酯作用与硝酸甘油相似而较弱，但持续时间较长，属长效硝酸酯类。舌下含服 2 ~ 5 分钟显效，用于心绞痛的急性发作。口服后 30 分钟显效，作用时间持续 3 ~ 5 小时，用于预防心绞痛发作。硝酸异山梨酯缓释片作用持续 20 小时，主要用于预防心绞痛发作。其个体差异大，剂量大时容易发生头痛、低血压等不良反应。

单硝酸异山梨酯（Isosorbide Mononitrate）

单硝酸异山梨酯是硝酸异山梨酯的活性代谢产物，作用与硝酸异山梨酯相似，口服吸收迅速，生物利用度近 100%，作用持续近 8 小时。主要用于冠心病的长期治疗、预防心绞痛发作及心肌梗死后的治疗。

你知道吗

诺贝尔与硝酸甘油

1847 年，意大利青年化学家苏布雷罗发明了硝酸甘油，但硝酸甘油很容易发生爆炸。瑞典化学家诺贝尔成功把硝酸甘油做成了可控的炸药。后来有炸药厂工人在家猝死，硝酸甘油被列为了头号"嫌犯"。不过，随后的系列调查不仅让硝酸甘油洗脱了嫌疑，反而使他变成了"良药"。原来这些工人患有冠心病，在家里休息时，没能吸入而致死。1893 年诺贝尔患心绞痛，医生建议他服用硝酸甘油，诺贝尔没有听从，于 1896 年因心脏病发逝世。

1998 年诺贝尔医学奖授予了佛契哥特、伊格纳罗及穆拉德三位医学家，表彰他们发现了硝酸甘油治疗心绞痛的机理。

二、β受体阻断药

β受体阻断药通过阻断β受体，降低心肌耗氧量、改善缺血区心肌供血和心肌代谢，使患者心绞痛发作次数减少，运动耐量增加，是一线防治心绞痛的药物，常用的有普萘洛尔、美托洛尔、阿替洛尔等。

普萘洛尔 （Propranolol）

【药理作用】

普萘洛尔通过阻断β受体产生以下效应。

1. 降低心肌耗氧量 阻断心肌细胞 β_1 受体，使心率减慢，心肌收缩力减弱，心肌耗氧量减少。因心率减慢，可增加心室舒张末期容积，导致心肌耗氧增加，但总效应仍是心肌耗氧量降低。

2. 改善缺血区心肌供血供氧 阻断 β_1 受体，使心率减慢，心室舒张期相对延长，冠脉灌注时间延长，有利于血液从心外膜流向易缺血的心内膜。此外，通过促进氧合血红蛋白的解离可增加心脏的供氧。

3. 改善心肌代谢 阻断脂肪细胞β受体，抑制脂肪分解，降低心肌游离脂肪酸含量，减少脂肪酸氧化代谢对氧的消耗量；同时减少缺血区心肌对葡萄糖的摄取和利用，改进糖代谢，减少心肌耗氧量。

【临床应用】

可用于稳定型心绞痛和不稳定型心绞痛，对伴有甲状腺功能亢进、高血压及窦性心动过速患者尤为适宜，可减少心绞痛发作的次数，提高运动耐量。连续用药无耐受现象，用于预防心绞痛发作。但不宜应用于冠状动脉痉挛诱发的变异型心绞痛。

用于心肌梗死可缩小心肌梗死范围，降低心肌梗死的死亡率。

> **请你想一想**
> 为什么β受体阻断药不宜应用于变异型心绞痛？

β受体阻断药与硝酸酯类合用，可产生协同效应。其机制在于：①β受体阻断药能对抗硝酸酯类所引起的反射性心率加快和心肌收缩力增强；②硝酸酯类可纠正β受体阻断药所致的心室舒张末期容积增大和冠脉血管收缩。两者合用，互相取长补短，可增强效果，减少用药量，减少不良反应。

两者合用时，要特别注意从小剂量开始，逐渐增加剂量，以防血压过低导致冠脉血管灌注压降低，诱发和加重心绞痛；另外，合用时宜选用作用维持时间相近的药物，如普萘洛尔和硝酸异山梨酯。

【用药注意事项】

普萘洛尔个体差异大，一般宜从小量开始，一次 10mg，一天 3 次，每隔数日增加 10～20mg，用量最高可达一天 100～200mg。

三、钙通道阻滞药

常用的有硝苯地平（Nifedipine）、维拉帕米（Verapamil）、地尔硫草（Diltiazem）等。

【药理作用】

1. 降低心肌耗氧量　抑制心肌收缩力，减慢心率；扩张外周血管，降低外周阻力，减轻心脏负荷，从而降低心肌耗氧量。

2. 增加缺血区血流量　扩张冠脉，对处于痉挛状态的血管有明显解痉作用，增加冠脉和侧支循环血流量，增加缺血区心肌的血流量。

3. 保护缺血心肌细胞　抑制细胞外 Ca^{2+} 内流，减轻心肌缺血时由于 Ca^{2+} 超负荷导致的细胞损伤，保护缺血的心肌细胞。

4. 抑制血小板聚集　降低血小板内 Ca^{2+} 浓度，可抑制血小板黏附和聚集。

【临床应用】

钙通道阻滞药是治疗心绞痛的常用药物，对各型心绞痛均有效，可单用，也可与以上两类药物联合应用。因为钙通道阻滞药强大的扩张冠状动脉作用，所以是防治变异型心绞痛的首选治疗药物。

任务四　抗慢性心功能不全药

PPT

岗位情景模拟

情景描述　患者，男，65 岁。因长期高血压控制不良并发左心衰（心功能Ⅲ级）。经治医师治疗方案为：缬沙坦胶囊，80mg（1 粒）/次，一次/天；地高辛片，0.25mg（1 片）/次，一次/天。用药 2 周后出现恶心、呕吐、厌食及黄视等症状，遂由家人送至医院。查地高辛血药浓度 3.2ng/ml，无其他异常。诊断为地高辛中毒。嘱患者停用地高辛，同时监测地高辛血药浓度。7 天后，患者血药浓度为 0.92ng/ml，嘱再服地高辛片，0.125mg（半片）/次，一次/天。

分析　1. 患者为什么会出现上述状况？

　　　2. 服用地高辛时应注意哪些问题？

一、慢性心功能不全概述

慢性心功能不全（cardiac insufficiency）是由多种原因引起的心脏的泵血功能低下，

以致在静息或一般体力活动状态下，心脏不能泵出足够的血液来满足全身组织细胞代谢需要的病理过程，临床上根据发病的急缓，分为急性、慢性两型。慢性心功能不全常伴有明显的静脉淤血，故又称充血性心力衰竭（congestive heart failure，CHF），临床上主要表现出体循环或（和）肺循环淤血的症状。

（一）慢性心功能不全病因

慢性心功能不全的基础病因主要在于以下 4 方面。

1. 心肌受损　心肌病、冠心病等可致肌收缩减弱。

2. 心肌负荷过重

（1）容量负荷（前负荷、舒张期负荷）过重　主动脉关闭不全、二尖瓣关闭不全等，致心室在收缩期不能将血液充分泵出，容量负荷增大。

（2）压力负荷（后负荷、收缩期负荷）过重　高血压、肺动脉高压等，致心室在收缩期所要克服的泵血阻力增加。

3. 心室充盈受限　心脏收缩时将心内血液泵出去，在舒张期有足量的血液充盈心室，但由于机械性原因，如二尖瓣狭窄致心室充盈受阻，心室收缩时不能泵出足够的血液。

4. 心脏电激动形成及传导障碍　如心动过缓，泵血时间过长；心动过速，舒张期缩短，心室不能充分充盈。

（二）治疗慢性心功能不全的药物分类

根据药物的作用及作用机制，慢性心功能不全的治疗药物可分为以下两类。

1. 增强心肌收缩功能药

（1）强心苷类药　如地高辛等。

（2）非苷类正性肌力药　包括儿茶酚类和磷酸二酯酶抑制药两类，前者如多巴酚丁胺，后者如氨力农、米力农等。

2. 降低心脏负荷药

（1）利尿药　氢氯噻嗪、呋塞米等。

（2）血管紧张素转换酶抑制药　依那普利等。

（3）血管紧张素受体阻断药　氯沙坦、厄贝沙坦等。

（4）α受体阻断药　酚妥拉明等。

（5）钙通道阻滞药　氨氯地平等。

（6）其他　扩血管药　硝普钠、硝酸酯类等。

（7）β受体阻断药　卡维地洛、拉贝洛尔等。

由于降低心脏负荷药已在本项目任务一降压药一节中已有叙述，本任务主要学习增强心肌收缩功能药。

你知道吗
_____

心功能分级

依据患者自觉的活动能力，心功能可分以下四级。

Ⅰ级 患者患有心脏病,但活动量不受限制,平时一般活动不引起疲乏、心悸、呼吸困难或心绞痛。

Ⅱ级 心脏病患者的体力活动受到轻度的限制,休息时无自觉症状,但一般体力活动下可出现疲乏、心悸、呼吸困难或心绞痛。

Ⅲ级 心脏病患者体力活动明显受限,小于平时一般活动即引起上述的症状。

Ⅳ级 心脏病患者不能从事任何体力活动,休息状态下出现心衰的症状,体力活动后加重。

二、常用抗慢性心功能不全药

(一) 强心苷类

强心苷 (Cardiac Glycosides) 选择作用于心脏,具有增强心肌收缩力的苷类药物。常用药有地高辛 (Digoxin)、洋地黄毒苷 (Digitoxin)、毛花苷 C (Lantoside C)、毒毛花苷 K (Strophanthin K),临床上主要用于治疗心功能不全和某些心律失常。

【体内过程】

洋地黄毒苷脂溶性高,口服吸收好;地高辛次之,但口服生物利用度个体差异大,为 50% ~90%。毛花苷 C、毒毛花苷 K 脂溶性低,口服吸收不良,需注射给药注射药。强心苷吸收入血液后,与血浆蛋白有一定程度的结合;洋地黄毒苷血浆蛋白结合率最高,约 97%。洋地黄毒苷主要经肝代谢转化,经肾排泄;地高辛代谢转化较少,主要被氢化成二氢地高辛后再被水解成不同产物;毛花苷 C 在体内部分地脱去葡萄糖和乙酸而转化为地高辛;毒毛花苷 K 代谢最少,几乎全以原型经肾排泄。常用强心苷药代动力学参数,见表 7 - 4。

表 7 - 4 常用强心苷药代动力学参数

分类	药物	口服吸收率 (%)	起效时间 (min)	达峰时间 (h)	血浆蛋白结合率 (%)	肝肠循环率 (%)	半衰期 (h)	作用维持时间 (d)
长效	洋地黄毒苷	90 ~100	>120	6 ~12	90 ~97	25	140	≥14
中效	地高辛	50 ~90	60 ~120	2 ~5	25	5	40	6
短效	毛花苷 C	40 ~60	10 ~30, iv	1 ~2	–	–	18	3 ~6
	毒毛花苷 K	不良	5 ~10, iv	0.5 ~2	—	—	21	1

【药理作用】

强心苷主要通过抑制心肌等可兴奋组织细胞膜上 $Na^+, K^+ - ATP$ 酶的活性,呈现以下药理效应。

1. 对心脏的作用

(1) 加强心肌收缩力(正性肌力作用) 强心苷对心脏具有高度选择性,能显著加强衰竭心脏的收缩力,增加每搏心输出量。同时,心肌缩短速率提高,使心动周期收缩期缩短，舒张期相对延长，有利于静脉回流，进一步增加每搏输出量，从而消除心衰症状。

强心苷的正性肌力作用的机制主要是通过抑制心肌细胞膜上的 Na^+，K^+ – ATP 酶活性，致心肌兴奋时内流的 Na^+ 不能充分泵出，细胞内 Na^+ 浓度升高，通过细胞膜上 Na^+ – Ca^{2+} 交换系统，使细胞内 Ca^+ 浓度升高，心肌收缩加强。

（2）减慢心率（负性频率作用） 治疗量的强心苷对正常心率影响少，但对心功能不全或心房颤动、心房扑动等引起的快速心率有显著减慢心率的作用。心功能不全时，由于心输出量下降，反射性引起交感神经活性增强，心率加快。应用强心苷后，心输出量增加，反射性兴奋迷走神经，降低交感神经张力，从而减慢心率。心率减慢可延长舒张期，能使衰竭心脏得到充分休息和增加冠状动脉供血。

（3）对心肌电生理特征的影响 自律性治疗量的强心苷对窦房结及心房传导组织的自律性几乎无直接作用，主要通过加强迷走神经活性，使自律性降低；中毒剂量时，可直接抑制浦肯野纤维细胞膜 Na^+，K^+ – ATP 酶，使细胞内失 K^+，自律性增高，易致室性早搏等心律失常。

传导性治疗剂量时，增强迷走神经的作用，Ca^{2+} 内流增加，房室结除极减慢，房室传导速度减慢，此作用可被阿托品阻滞；中毒剂量时，由于抑制 Na^+，K^+ – ATP 酶，使心肌细胞内失 K^+，最大舒张电位减小，而减慢房室传导，此作用不被阿托品阻滞。

2. 利尿作用 强心苷对心功能不良患者有明显利尿作用。主要是心输出量增加，提高了肾血流量和肾小球滤过率。此外，强心苷可直接抑制肾小管上皮细胞膜上的 Na^+，K^+ – ATP 酶，抑制肾小管上皮细胞对 Na^+ 的再吸收，促进钠和水的排泄，发挥利尿作用。

3. 对神经系统的作用 治疗量无明显作用。中毒剂量的强心苷可兴奋延髓催吐化学感受中枢，引起恶心、呕吐。还可兴奋大脑皮质，引起精神失常或谵妄。

4. 对血管的作用 强心苷能直接收缩血管平滑肌，使外周阻力上升。

> **请你想一想**
> 利尿药可消除慢性心功能不全引起的水肿，能否跟强心苷合用？为什么？

【临床应用】

1. 慢性心功能不全 对多种原因引起的慢性心功能不全有效，但在疗效上有差异。

（1）对心瓣膜病、先心瓣膜病、高血压性心脏病、冠状动脉粥样硬化性心脏病等引起的慢性心功能不全疗效好，尤其是伴有房颤、心动过速者。

（2）对继发于贫血、甲亢及维生素 B_1 缺乏引起的慢性心功能不全，由于心肌的能量代谢已有障碍，疗效较差。

（3）对肺源性心脏病、严重心肌损伤、活动性心肌炎引起的慢性心功能不全疗效差，且易发生中毒。

（4）对机械性阻塞如缩窄性心包炎、重度二尖瓣狭窄等引起的心功能不全，强心苷疗效很差或无效，原因在于心功能不全心室舒张受到限制，心收缩力虽可增加，但心排出量仍少，宜应进行手术治疗。

（5）对急性心力衰竭的患者，宜选择作用迅速的毒毛花苷 K 或毛花苷 C 静脉注射，待病情稳定后改用口服地高辛维持。

2. 某些心律失常

（1）心房纤颤　是指心房各部位发生紊乱而细弱的纤维性颤动，每分钟 400～600 次。强心苷是治疗心房纤颤的首选药，其机制为抑制房室传导，使大部分心肌电冲动不能穿过房室结下达心室而隐匿在房室结中。用药目的不在于停止或取消心房纤颤，而在于减慢房室传导，保护心室免受来自心房的过多冲动的影响，减慢心室频率，增加心输出量，改善循环。

（2）心房扑动　是指快速而规则的心房异位节律，每分钟 250～300 次，易传入心室，心室率加快而难以控制。强心苷能不均一地缩短心房有效不应期，引起折返冲动，使心房扑动转为颤动，强心苷在心房纤颤时更易减慢心室率。

（3）阵发性室上性心动过速　强心苷反射兴奋迷走神经，降低心房兴奋性而终止阵发性室上性心动过速。

【不良反应及注意事项】

强心苷的安全范围小，治疗量接近中毒量 60%，个体生物利用度和敏感性差异大，低钾血症、高钙血症、低镁血症、心肌缺血缺氧、酸中毒、联合用药等都可影响强心苷的作用，诱发和加重强心苷中毒。为了保证安全用药，宜做血药浓度监测，地高辛 > 3ng/ml，洋地黄毒苷 > 45ng/ml，即可确认为中毒。

1. 常见的毒性反应

（1）胃肠道反应　较为常见，如厌食、恶心、呕吐、腹泻。但强心苷用量不足，心衰未被控制时因胃肠道静脉淤血也可出现这类反应，应予鉴别。

（2）中枢神经系统反应　主要表现为眩晕、头痛、疲倦、失眠等症状和黄视、绿视及视物模糊等视觉障碍，视觉障碍常常是强心苷中毒的先兆，可作为停药的指征。

（3）心脏毒性　强心苷可引发心律失常，是最为严重的不良反应。最多见的是室性早搏，约占心脏反应的 1/3，其他如二联律、三联律、室性心动过速等；再次是可引起不同程度的房室传导阻滞，严重者可出现房室分离；强心苷降低窦房结自律性而发生窦性心动过缓，但窦性停搏少见，如心率低于 60 次/分，应作为停药的指征之一。

2. 毒性反应防治

（1）预防　首先应当明确中毒症状和停药指征。如出现频发性室性早搏、二联律、三联律、窦性心动过缓（心率低于 60 次/分）、视觉异常等，都应及时停药；再次是及时纠正诱发强心苷中毒的因素。如低钾血症、高钙血症、低镁血症、心肌缺血、酸血症、缺氧等。

（2）中毒解救　心动过缓及二、三度房室传导阻滞，不宜补钾，宜用阿托品解救；快速性心律失常者，可用钾盐进行静脉注射，轻者口服。因 K^+ 可与强心苷竞争心肌细

胞膜的 Na^+，K^+ – ATP 酶，减少强心苷与酶的结合，从而减轻或阻止毒性反应的发生与发展。

严重者宜使用苯妥英钠，因苯妥英钠不仅有抗心律失常作用，还能与强心苷竞争 Na^+，K^+ – ATP 酶，恢复 Na^+，K^+ – ATP 酶的活性。

对危及生命的严重中毒可用地高辛抗体 Fab 片段进行静脉注射，因地高辛抗体 Fab 片段对强心苷有高度选择性和强大亲和力，能使强心苷从与 Na^+，K^+ – ATP 酶的结合状态下解离出来。

【常用制剂与规格】

地高辛片：0.25mg。

地高辛口服溶液：1.5mg/30ml；5mg/100ml。

【用法用量】

地高辛片，成人常用 0.125 ~ 0.5mg，每天一次，7 天可达稳态血药浓度；若达快速负荷量，可每 6 ~ 8 小时给药 0.25mg，总剂量 0.75 ~ 1.25mg/d；维持量，每天一次 0.125 ~ 0.5mg。

你知道吗

强心苷的给药方法

强心苷临床给药主要采取以下两种方法。

1. 每天维持量疗法　对病情不急者，每天给予一定剂量，经 4 ~ 5 个 $t_{1/2}$ 可在血中达到稳定浓度而发挥作用，这是目前广泛使用的方法。如地高辛 $t_{1/2}$ 为 36 小时，逐日给 0.25 ~ 0.375mg，经 6 ~ 7 天即可发挥作用。

2. 全效量法　是强心苷经典的给药方法，即首先在短期内给予足量即全量，以达"洋地黄化"，然后逐日给予维持量来弥补每天消除量。如地高辛首次口服 0.25 ~ 0.5mg，随后每 6 ~ 8 小时给 0.25mg，至总量达 1.25 ~ 1.5mg。

（二）非强心苷类正性肌力药

1. 磷酸二酯酶抑制药（phosphodiesteras inhibitor，PDEI）

氨力农（Amrinone）、米力农（Milrinone）

氨力农、米力农为双吡啶类衍生物，是一种新型的非苷、非儿茶酚胺类强心药，通过抑制细胞磷酸二酯酶Ⅲ活性，提高心肌、血管平滑肌细胞内 cAMP 的含量，发挥正性肌力作用和血管扩张作用。能提高心肌收缩力，增加心排血量，降低心脏前、后负荷，降低心室充盈压，改善心室功能，从而缓解心功能不全症状。

本类药主要用于治疗严重心功能不全，或对强心苷、利尿剂不敏感的心功能不全。

氨力农的不良反应较严重，常见呕心、呕吐，心律失常发生率也较高，另可引起血小板减少和肝损害。米力农为氨力农替代品，抑酶作用强约 20 倍，不良反应发生率较低。

2. 儿茶酚类

多巴酚丁胺（Dobutamine）

多巴酚丁胺对心肌细胞 β_1 受体选择性高，能明显增强心肌收缩性，增强衰竭心脏的心脏指数，增加心输出量。

主要用于对强心苷反应不佳的严重左心功能不全和心肌梗死后心功能不全，血压明显下降者不宜使用。

任务五　抗心律失常药

PPT

岗位情景模拟

情景描述　李先生，男，36 岁，某国有单位的部门领导，还是单位的足球队队员，平素体健，血压及心、肝、肾功能均正常。近一段时间因忙于单位的项目，加班较多。昨天下午自感心悸、胸闷，以为这些天工作累的，没太在意，晚 9 点便早早上床休息，今晨约 7 点，其妻子叫他起床上班时，发现于先生已无生命体征。

分析　1. 于先生身上发生了什么？

　　　　2. 如何预防？

心律失常（arrhythmic）是指心动频率和节律的异常，可分为快速型与缓慢型两大类。前者包括房性期前收缩（早搏）、房性心动过速、心房纤颤、心房扑动、阵发性室上性心动过速、室性期前收缩（早搏）、室性心动过速及心室颤动等；后者包括窦性心动过缓、传导阻滞等。心律失常时，常伴有心脏泵血功能障碍，影响全身器官的血液循环，某些心律失常如心室颤动，可危及生命。心律失常的治疗方式包括药物治疗和非药物治疗（起搏器、电复律、导管消融和外科手术等）两类。药物治疗上，缓慢型心律失常可用阿托品或拟肾上腺素类药物治疗，有关药物在传出神经系统药物章节已述，本节介绍快速型心律失常的治疗药物。

一、抗心律失常药的作用及分类

（一）心肌电生理

1. 心肌电生理特征　心肌为可兴奋组织，不同的心肌细胞动作电位特征不完全相同（图 7-2）。按照心肌细胞动作电位特征，可分为快反应细胞和慢反应细胞，前者包括心房肌细胞、心室肌细胞和浦肯野纤维等，后者包括窦房结细胞、房室结细胞等。快反应细胞静息膜电位（resting potential，RP）大，为 $-80 \sim -95\text{mV}$。动作电位分为 5 时相。0 相去极化，由 Na^+ 快速内流引起，上升速率快（$1 \sim 2\text{ms}$），兴奋传导速度快。1 相至 3 相为复极过程。从 0 相开始到 3 相复极完毕的这段时间，就是整个动作电位时程（action potential duration，APD）。4 相为静息期，一般仅有离子交换，无电位变化。

慢反应细胞静息膜电位小，为 $-40 \sim -70mV$。0 相为慢 Ca^{2+} 内流，上升速率缓慢，传导速度慢。4 相不稳定，呈自发去极化（Ca^{2+} 内流引起）。

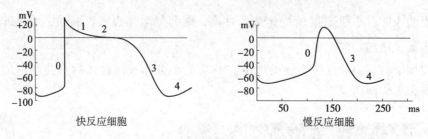

快反应细胞　　　　　　　慢反应细胞

图 7 - 2　心肌细胞动作电位模式图

2. 静息膜电位对心肌细胞自律性、兴奋性、传导性的影响　静息膜电位水平影响膜离子通道的功能状态，如快反应细胞，当静息膜电位水平绝对值高于 80mV 时，所有 Na^+ 通道都处于可开放状态，接受阈刺激即可产生动作电位；而当在静息膜电位复极至 $-60 \sim -80mV$ 之间时，能够开放的 Na^+ 通道较少，给予一个阈刺激，不产生动作电位，给予一个阈上刺激，则产生新的动作电位，但动作电位幅度减小，心肌细胞兴奋性、传导性下降，故这段时期也叫相对不应期（relative refractory period）。而从 0 期开始到膜电位复极到 $-60mV$ 这一段时期，任何刺激均不能使细胞产生新的动作电位，这一时期也称有效不应期（effective Refractive Period，ERP），延长 ERP 是抗心律失常药的重要机制之一。

（二）心律失常的发生机制

1. 自律性增高　心肌自律细胞 4 相自动除极加快、最大舒张电位负值减小、阈电位负值增大（下降），使自律细胞自律性增高，诱发心律失常。

2. 后除极（after depolarization）　后除极是指在一个动作电位后产生的提前除极化。其频率较快，振幅较小，呈振荡性波动，膜电位不稳定，容易引起异常冲动发放，产生触发活动。

3. 折返（reentry）　是指一次冲动下传后，经环形通路折回，再次兴奋原通路上的心肌细胞的现象（图 7 - 3）。折返是引发快速型心律失常的重要机制。

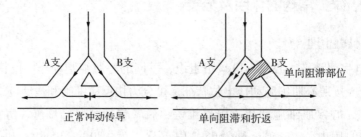

A支　　　　B支　　　　A支　　　　B支　单向阻滞部位

正常冲动传导　　　　　　单向阻滞和折返

图 7 - 3　折返形成机制示意图

（三）抗心律失常药的分类及作用机制

抗心律失常药主要通过降低心肌自律性、消除折返和减少后除极来实现。根据其对心肌电生理和作用特点的影响和作用特点，可将抗心律失常药分为四类，见表7-5。

表7-5　抗心律失常药分类及作用机制

分类		常用药物	主要作用部位	作用机制
Ⅰ类 钠通道 阻滞药	ⅠA类	奎尼丁 普鲁卡因胺	心房肌、浦肯野纤维、心室肌	阻滞心肌细胞膜快 Na^+ 通道，抑制4相 Na^+ 内流，降低自律性，不同程度减慢0相除极速度，减慢传导速度。部分药物尚能抑制膜对 K^+、Ca^{2+} 的通透性，有膜稳定作用
	ⅠB类	利多卡因 苯妥英钠	浦肯野纤维、心室肌	
	ⅠC类	利多卡因	心房肌、浦肯野纤维	
Ⅱ类 β受体 阻断药		普萘洛尔	窦房结、房室结	拮抗儿茶酚类对心脏的作用，降低窦房结、房室结和传导组织的自律性，减慢传导，延长动作电位时程和有效不应期
Ⅲ类 延长动 作电位 时程药		胺碘酮	心房肌、浦肯野纤维、心室肌	阻滞 K^+ 通道，延迟复极，延长动作电位时程和有效不应期
Ⅳ类 钙通道 阻滞药		维拉帕米	窦房结、房室结	阻滞心肌慢钙通道，抑制 Ca^{2+} 内流，减慢房室结传导速度，消除房室结区的折返激动

二、常用抗心律失常药

（一）Ⅰ类钠通道阻滞药

1. ⅠA类

奎尼丁（Quinidine）

奎尼丁为茜草科植物金鸡纳树树皮中分离出的生物碱，抗疟药奎宁的右旋体。

【体内过程】

口服吸收良好，1～2小时血药达峰浓度。生物利用度为70%～80%。血浆蛋白结合率约80%，药物组织中浓度可达血药浓度的10～20倍，心肌中浓度更高。主要在肝中代谢成羟化物，羟化代谢产物仍有一定活性。20%以原型经肾排泄。

【药理作用】

（1）钠通道阻滞作用　为奎尼丁基本作用，浓度较高时尚能阻滞钾通道、钙通道。通过阻滞 Na^+ 通道，降低心房肌、心室肌、浦肯野纤维的自律性，减慢其传导；通过阻滞 K^+、Ca^{2+} 通道，延长动作电位时程和有效不应期，消除折返。

（2）抗胆碱作用　竞争性阻断M胆碱受体，产生一定的M受体阻断效应。

（3）α受体阻断作用　通过阻断血管平滑肌细胞上的α受体，使外周血管扩张，血压下降。

【临床应用】

奎尼丁为广谱抗心律失常药，适用于心房颤动、心房扑动、室上性心动过速、室

性心动过速、室上性期前收缩、室性期前收缩的预防与治疗。心房颤动、心房扑动目前虽多用电转复律法，但奎尼丁仍有应用价值。

【不良反应及注意事项】

奎尼丁安全范围小，毒副作用大，约 1/3 的患者会发生不同类型的不良反应。

（1）胃肠道不良反应　常见于用药初期，主要表现为口干、恶心、呕吐、食欲下降、便秘等。

（2）心血管系统　有致心律失常作用，产生心动过缓、传导阻滞，严重者可出现心搏骤停，导致奎尼丁昏厥或猝死。也可发生室性早搏、室性心动过速及室颤；另奎尼丁抑制心肌收缩、扩张血管，可引发低血压，在静脉给药或伴有心功能不全时更易发生。故严重心肌损害、心功能不全、重度房室传导阻滞、高钾血症、强心苷中毒者禁用。

（3）金鸡纳反应（cinchonism）　久用可产生眩晕、恶心、呕吐、耳鸣、听力减退、视物模糊、神志不清、精神失常等。一般与血浆奎尼丁浓度升高有关。

（4）变态反应　主要表现为各种皮疹，偶见血小板减少症、粒细胞缺乏。对本药过敏者禁用。

【常用制剂与规格】

片剂 0.2g。

【用法用量】

成人应先试服 0.2g，观察有无过敏及特异质反应。常用量为一次 0.2 ~ 0.3g，每天 3 ~ 4 次。

普鲁卡因胺（Procainamide）

【体内过程】

口服吸收良好，1 小时左右血药达峰浓度，肌内注射 0.5 ~ 1 小时。生物利用度为 80%。血浆蛋白结合率约 80%，$t_{1/2}$ 为 2 ~ 3 小时。约 25% 经肝脏代谢成 N - 乙酰普鲁卡因胺，N - 乙酰普鲁卡因胺仍具有抗心律失常活性。乙酰化速度受遗传因素影响，乙酰化快者血中乙酰化代谢物可较原型药的浓度高 2 ~ 3 倍。乙酰化速度慢者，血药浓度高，半衰期长，可引起狼疮综合征（约 40%）。

【药理作用与临床应用】

普鲁卡因胺对心脏作用与奎尼丁相似但较弱，但无明显的抗胆碱和 α 受体阻断作用。主要用于室性心律失常，如室性期前收缩、室性心动过速等，对室上性心动过速也有效，但对心房颤动、心房扑动疗效差。

【不良反应及注意事项】

口服常见胃肠道反应，静脉注射可致低血压，大剂量抑制心脏，也可引起室性心动过速、心室颤动等。过敏反应也较常见，主要表现为皮疹、药热或粒细胞缺乏。长期应用可出现狼疮综合征，停药后症状可缓解或消失。

【常用制剂与规格】

片剂：0.25g。

【用法用量】

用于心律失常，成人一次 0.25~0.5g，每 4 小时一次。

2. Ⅰ B 类

利多卡因（Lidocaine）

利多卡因为局麻药，1963 年开始用于治疗心律失常，为目前治疗室性心律失常的最有价值的一线药物之一。

【体内过程】

口服首关消除明显，生物利用度低，故不宜口服给药，常静脉滴注给药。血浆蛋白结合率约 70%，体内分布广。本药几乎全部在肝内代谢，约 10% 以原型经肾排出，$t_{1/2}$ 约 2 小时。

【药理作用】

（1）降低自律性　选择性作用于浦肯野纤维，减少 4 相 Na^+ 内流和促进 K^+ 外流，降低舒张期自动去极斜度，降低浦肯野纤维自律性；同时使心室肌阈电位水平提高，提高致颤阈。

（2）缩短动作电位时程，相对延长有效不应期　通过阻滞 2 相小量 Na^+ 内流，缩短心室肌浦肯野纤维动作电位时程和有效不应期，但缩短动作电位时程更显著，故相对延长有效不应期，有利于消除折返。

（3）改变病变区传导　治疗量对正常心肌传导速度无影响。对缺血心肌，通过减少 0 相 Na^+ 内流，减慢传导，变单向为双向阻滞，取消折返。

【临床应用】

本药对心房作用弱，主要用于室性心律失常的治疗，如急性心肌梗死、心脏手术等引起的室性期前收缩、室性心动过速、心室颤动等。

【不良反应及注意事项】

不良反应主要为中枢神经系统反应，如嗜睡、眩晕、恶心、呕吐、运动失调、意识障碍等。剂量过大可引起心率减慢、房室传导阻滞和低血压。故二、三度传导阻滞的患者禁用。心功能不全、肝功能不全者长期用药可致蓄积。

【常用制剂与规格】

注射液：20mg/2ml；40mg/2ml。

【用法用量】

本品用于抗心律失常。

（1）静脉注射　一般用 50~100mg，必要时每 5 分钟后重复静脉注射 1~2 次，但 1 小时之内的总量不得超过 300mg。

（2）静脉滴注　一般以 5% 葡萄糖注射液配成 1~4mg/ml 药液滴注。

美西律 （Mexiletine）

美西律又名慢心律，化学结构与利多卡因相似，药理作用和临床应用也与利多卡因相似。其特点是可口服，生物利用度高为80%～90%，作用维持时间长（6～8小时）。主要用于室性心律失常，对急性心肌梗死和强心苷中毒引起的室性心律失常效果较好，对利多卡因治疗无效者仍然有效。

用药早期的不良反应主要表现为胃肠道反应，如食欲减退、恶心、呕吐等。长期用药后可见眩晕、震颤、共济失调等。

苯妥英钠 （Phenytoin Sodium）

苯妥英钠药理作用与利多卡因相似，通过促进4相K^+外流，增大最大舒张电位，降低浦肯野纤维自律性；缩短房室结、浦肯野纤维的动作电位时程，相对延长有效不应期。适用于室性心律失常，特别是强心苷引起的室性心律失常。

药动学特点及不良反应详见抗癫痫药。

3. I C 类

普罗帕酮 （Propafenone）

【体内过程】

口服后吸收良好，在2～3小时后达到血浆峰浓度，首过效应明显，生物利用度较低（24%）；血浆蛋白结合率高（>90%），有效血浓度个体差异明显；大部分经肝代谢，主要的代谢产物5－羟普罗帕酮具有与原型药物相当的抗心律失常活性；约1%原型药物经肾排出。

【药理作用】

（1）对心肌电生理的影响　明显阻滞钠通道，降低浦肯野纤维和心肌细胞动作电位0相最大上升速率，使传导减慢；使动作电位时程和有效不应期延长，延长或阻断旁路前向和逆向传导；提高心肌兴奋阈，降低自律性。

（2）其他　较弱β受体阻断作用、钙通道阻滞作用和局麻作用。

【临床应用】

主要用于室上性、室性期前收缩和心动过速的治疗。

【不良反应及注意事项】

主要为口干、舌唇麻木、眩晕、胃肠功能紊乱、低血压、房室传导阻滞等。窦房结功能紊乱、严重房室传导阻滞、心源性休克患者禁用。肝肾功能不全、低血压者慎用。

【常用制剂与规格】

片剂：50mg；100mg；150mg。

【用法用量】

抗心律失常，成人常用量0.1～0.2g/次，一天3～4次。

（二） Ⅱ类 β 受体阻断药

用于心律失常治疗的 β 受体阻断药主要有普萘洛尔、美托洛尔、阿替洛尔、艾司洛尔等。

【药理作用】

（1）β 受体阻断作用　本类药可拮抗儿茶酚引起的窦房结 4 相除极速度加快，降低自律性。

（2）膜稳定作用　本类药中部分药物（如普萘洛尔）在较高浓度时，可阻滞 0 相 Na^+ 内流，减慢房室结和浦肯野纤维传导速度，并延长其有效不应期。

【临床应用】

主要用于治疗室上性心律失常，如窦性心动过速、心房颤动、心房扑动、阵发性室上性心动过速等，尤其是对儿茶酚过多引起的心动过速疗效更佳。

本类药药动学及不良反应详见传出神经系统药物。

（三） Ⅲ类延长动作电位时程药

胺碘酮（Amiodarone）

【体内过程】

胺碘酮口服吸收迟缓。生物利用度约为 50%。主要分布于脂肪组织及含脂肪丰富的器官，血浆蛋白结合率超过 95%。主要经肝脏代谢，经胆汁排泄，$t_{1/2}$ 为 14 ~ 28 天。本药一般需连续服药 1 周左右才起效，3 周左右作用达高峰。停药后作用仍可维持 1 个月左右。静脉注射 10 分钟左右起效，维持 1 ~ 2 小时。

【药理作用】

胺碘酮对心肌细胞膜多种离子通道有抑制作用，降低窦房结、浦肯野纤维的自律性和传导性；明显延长房室结、心房肌、心室肌的动作电位时程和有效不应期，消除折返；此外，胺碘酮还有较弱的 α、β 阻断作用。

【临床应用】

胺碘酮为广谱抗心律失常药，对心房扑动、心房颤动、室上性心动过速和室性心动过速均有较好疗效。

【不良反应及注意事项】

常见不良反应为心血管反应，如窦性心动过缓、房室传导阻滞及 Q - T 间期延长，有房室传导阻滞及 Q - T 间期延长者禁用本药。本药含碘，长期应用可影响甲状腺功能（甲状腺功能亢进或减退）和角膜褐色微粒沉着，角膜褐色微粒沉着不影响视力，停药后微粒可逐渐消失。其他不良反应如神经系统反应、过敏反应、肝损害等。

【常用制剂与规格】

片剂（胶囊剂）：0.2g。

【用法用量】

治疗室上性心律失常，成人常用量每天 0.4 ~ 0.6g，分 2 ~ 3 次服，1 ~ 2 周后根据需要改为每天 0.2~0.4g 维持。

（四）Ⅳ类钙通道阻滞药

维拉帕米（Verapamil）

【体内过程】

维拉帕米口服吸收快而完全，2~3 小时血药浓度达峰值，由于首过效应，生物利用度低，10%~30%。血浆蛋白结合率为90%。主要在肝内代谢，代谢产物中去甲维拉帕米仍有活性，主要经肾排泄。$t_{1/2}$ 为 3~7 小时。口服 1~2 小时后作用开始，3~4 小时达最大作用，持续约 6 小时。

【药理作用】

维拉帕米对激活态和失活态的 L-型钙通道均有一定的抑制作用，产生以下药理效应。

（1）降低窦房结和房室结自律性，降低缺血时心房肌、心室肌和浦肯野纤维的异常自律性。

（2）减慢房室结传导速度。

（3）延长窦房结、房室结有效不应期，终止折返。

【临床应用】

对室上性和房室折返引起的心律失常效果好，对急性心肌梗死、强心苷中毒引起的室性期前收缩有效。为室上性心动过速的首选药。

【不良反应及注意事项】

不良反应较轻，常见胃肠道反应、头痛、瘙痒等。静脉注射会引起短暂降压，速度过快引起窦性心动过缓、房室传导阻滞、心衰等。病窦综合征、二至三度房室传导阻滞、心功能不全者禁用此药。老年、肾功能不全患者慎用。不宜与 β 受体阻断药合用。

三、快速型心律失常的药物选择

抗快速型心律失常药种类繁多，其选用应考虑多种因素，如心律失常的类型、心功能状态、药物的特点及不良反应等。常见快速型心律失常可遵照以下方案选择药物。

1. 窦性心动过速 控制过快心率首选 β 受体阻断药，次选钙拮抗药维拉帕米。

2. 房性期前收缩 一般无需治疗。必要时可选择 β 受体阻断药、维拉帕米或奎尼丁。

3. 心房颤动、心房扑动 心室率正常或稍快者无需治疗。心室率快者首选强心苷。

4. 阵发性室上性心动过速 可先刺激迷走神经，无效者，首选维拉帕米，次选 β 受体阻断药。

5. 室性期前收缩 首选利多卡因、美西律、苯妥英钠等ⅠB类，次选普鲁卡因胺等；强心苷中毒首选苯妥英钠。

6. 阵发性室性心动过速　首选利多卡因，次选普鲁卡因胺、胺碘酮。

7. 心室颤动或心室颤动复律后维持　利多卡因、普鲁卡因胺等。

目标检测

一、A 型选择题

1. 下列不属于一线降压药的是（　　）
   - A. 美托洛尔
   - B. 哌唑嗪
   - C. 螺内酯
   - D. 氨氯地平
   - E. 厄贝沙坦

2. 下列有关氢氯噻嗪的说法，不正确的是（　　）
   - A. 痛风患者禁用
   - B. 可引发高血糖
   - C. 不提倡与 CCB 合用
   - D. 与 ACEI 合用有协同效应
   - E. 后期维持推荐小剂量

3. 下列有关 ACEI 卡托普利的说法，错误的是（　　）
   - A. 第一个投入临床的 ACEI
   - B. 不是首选的 ACEI
   - C. 干咳是最常见的不良反应
   - D. 孕妇禁用
   - E. 饭后服用不良反应发生率更低

4. 下列有关缬沙坦的说法，不正确的是（　　）
   - A. 糖尿病患者适用
   - B. 肾功能不全患者适用
   - C. 心功能不全患者适用
   - D. 冠心病患者适用
   - E. 与利尿药螺内酯合用疗效更佳

5. 下列有关硝苯地平的说法，不正确的是（　　）
   - A. 心脏反应是间接作用
   - B. 降压作用强大和持久
   - C. 头疼是重要不良反应
   - D. 用药后肾素水平升高
   - E. 可逆转心室和血管重构作用

6. 下列有关美托洛尔的说法，不正确的是（　　）
   - A. 为选择性 β 受体阻断药
   - B. 可抑制肾素分泌
   - C. 可扩张血管降压
   - D. 心脏二度传导阻滞禁用
   - E. 与 CCB 是最佳拍档

7. Ⅱα 型高脂蛋白血症最适宜选择（　　）
   - A. 阿托伐他汀
   - B. 考来烯胺
   - C. 依折麦布
   - D. 非洛贝特
   - E. 多烯脂肪酸

8. 辛伐他汀降胆固醇的机制是（　　）
   - A. 抑制 HMG－CoA 还原酶
   - B. 活化 HMG－CoA 还原酶
   - C. 抑制胆固醇的吸收
   - D. 促进胆固醇转化为胆汁酸
   - E. 促进胆固醇排泄

9. 辛伐他汀的不良反应不包括（　　）

    A. 胃肠反应　　　　　　　B. 肝损害　　　　　　　　C. 横纹肌溶解症

    D. 肾损害　　　　　　　　E. 青光眼

10. 硝酸甘油抗心绞痛的机制主要是（　　）

    A. 选择性扩张冠脉，增加心肌供血

    B. 阻断 β 受体，降低心肌耗氧量

    C. 减慢心率，降低心肌耗氧量

    D. 抑制心肌收缩力，降低心肌耗氧量

    E. 扩张动脉和静脉，降低耗氧量

11. 普萘洛尔与硝酸甘油合用的优点不包括（　　）

    A. 普萘洛尔可取消硝酸甘油引起的反射性心率加快

    B. 协同降低心肌耗氧量

    C. 侧支血流量增加

    D. 心内外膜血流比例降低

    E. 硝酸甘油可缩小普萘洛尔所扩大的心室容积

12. 变异型心绞痛最适宜选用（　　）

    A. 硝酸甘油　　　　　　　B. 美托洛尔　　　　　　　C. 硝苯地平

    D. 缬沙坦　　　　　　　　E. 贝拉普利

13. 停用强心苷的指征是（　　）

    A. 食欲不振　　　　　　　B. 用药 1 天后心衰症状缓解不明显

    C. 尿量增多　　　　　　　D. 心房颤动不能转复为窦性心律

    E. 出现视觉障碍

14. 强心苷引起的缓慢型心律失常宜选择（　　）

    A. 普萘洛尔　　　　　　　B. 阿托品　　　　　　　　C. 利多卡因

    D. 奎尼丁　　　　　　　　E. 苯妥英钠

15. 地高辛引起的快速型室性心律失常最宜选择（　　）

    A. 普萘洛尔　　　　　　　B. KCl　　　　　　　　　C. 葡萄糖酸钙

    D. 奎尼丁　　　　　　　　E. 苯妥英钠

16. 窦性心动过速首选（　　）

    A. 普萘洛尔　　　　　　　B. 维拉帕米　　　　　　　C. 胺碘酮

    D. 奎尼丁　　　　　　　　E. 苯妥英钠

二、X 型选择题

17. 硝酸甘油的不良反应包括（　　）

    A. 头痛　　　　　　　　　B. 面红　　　　　　　　　C. 高铁血红蛋白血症

    D. 诱发心绞痛　　　　　　E. 诱发青光眼

18. 关于抗高血压药用药原则，下列说法正确的是（　　）

    A. 老年人初始治疗时采用较小的有效治疗剂量

    B. 优先选用长效药

    C. 短效药控释制剂一般比缓释制剂降压更平稳

    D. 高血压病初次治疗即可联合给药

    E. 给药应遵循个体化原则

19. 下列有关缬沙坦的说法，正确的是（　　　）

    A. 很少出现干咳

    B. 长期应用可能出现高钾血症

    C. 与氢氯噻嗪合用有相加作用

    D. 可逆转心肌重构

    E. 不能突然停药

20. 下列有关地高辛的说法，正确的是（　　　）

    A. 强心作用是间接效应

    B. 对高血压性左心功能不全疗效好

    C. 胃肠反应可能是最早出现的不良反应

    D. 心脏反应表现为各种心律失常

    E. 地高辛抗体 Fab 片段是地高辛中毒的特效解救药

书网融合……

 微课　　　　划重点　　　　自测题

项目八　主要影响消化系统功能的药物

学习目标

知识要求

1. **掌握**　常用抗消化性溃疡药、止吐药与胃动力药的药理作用、临床应用、主要不良反应及抗消化性溃疡药的应用原则；常用泻药和止泻药的作用特点。

2. **熟悉**　消化性溃疡的发病原因和机制；止吐药与胃动力药的作用机制和用药指导；常用助消化药的作用特点；常用泻药和止泻药的机制和注意事项。

3. **了解**　各类抗消化性溃疡药的体内过程特点；恶心、呕吐的危害及消化不良的相关知识；腹泻和便秘的症状和发病机制；常用护肝药和利胆药的作用特点。

能力要求

1. 具备有效、合理、安全应用本类药物的能力。
2. 具备用药风险管控能力。
3. 具备较强的自主学习能力。

任务一　抗消化性溃疡药

岗位情景模拟

PPT

情景描述　患者，男，41岁，近来反复出现上腹部疼痛，饥饿时加重，进食后缓解，伴有反酸、嗳气。3天前饮酒后上腹部疼痛加重，余正常。入院经内镜检查诊断为：十二指肠溃疡伴幽门螺杆菌感染。给予口服奥美拉唑肠溶胶囊（20mg，2次/天，早餐前和睡时）、甲硝唑片（0.4，3次/天，餐前）和阿莫西林胶囊（0.5，3次/天，餐前）治疗，以上各药连用3周为1疗程。

分析　上述给药方案是否合理？为什么？

消化性溃疡的发生因与胃酸及胃蛋白酶的自身消化有关，故名消化性溃疡；又因好发于胃和十二指肠，故又称为胃和十二指肠溃疡。主要症状为上腹痛规律性疼痛、反酸、嗳气、恶心、呕吐等，具有自然缓解和反复发作的特点。呈慢性病程，常见的并发症包括穿孔、出血、幽门梗阻、癌变等。

胃、十二指肠溃疡的发病机制基本相同，涉及多种因素，目前认为主要是与消化道黏膜的损伤因子作用增强（幽门螺杆菌感染、胃酸和胃蛋白酶等）和防御因子功能减弱（胃黏膜屏障、胃黏液－碳酸氢盐屏障、前列腺素等）导致。其他如精神因素、遗传、不良饮食习惯、药物、酒精等会加强损伤因子作用和抑制防御因子功能，药物因素中，重要的如非甾体抗炎药和糖皮质激素类药。

> **请你想一想**
> 什么是幽门螺杆菌？对消化性溃疡的发病有何影响？如何检测？

一、抗消化性溃疡药的分类 🅔微课

抗消化性溃疡药物主要分为抗酸药、胃酸分泌抑制药、黏膜保护药和抗幽门螺杆菌药四大类，药物分类及代表药见表8-1。

表8-1 抗消化性溃疡药的分类及代表药

类别	常用药物
抗酸药	氢氧化铝、三硅酸镁
胃酸分泌抑制药	
组胺 H_2 受体阻断药	西咪替丁、雷尼替丁、法莫替丁
H^+，K^+－ATP 酶抑制药	奥美拉唑、泮托拉唑、雷贝拉唑
胃泌素受体阻断药	丙谷胺
M_1 受体阻断药	哌仑西平
黏膜保护药	枸橼酸泌钾、硫糖铝、前列腺素类药
抗幽门螺杆菌药	克拉霉素片、阿莫西林、甲硝唑

二、常用抗消化性溃疡药

（一）抗酸药

本类药物均为弱碱性化合物，口服后在胃内直接中和胃酸及降低胃蛋白酶的活性，减弱或消除胃酸和胃蛋白酶对胃和十二指肠黏膜的侵蚀，从而缓解疼痛并促进愈合。有些抗酸药如氢氧化铝、三硅酸镁等还能在胃液中形成凝胶而保护溃疡面和胃黏膜，有利于溃疡面的愈合。抗酸药单用效果差，且对肠胃功能有影响，临床多采用复方制剂以增强疗效，减少不良反应。

常用抗酸药及作用特点见表8-2。

表8-2 抗酸药作用特点比较

药物	抗酸强度	起效时间	持续时间	收敛作用	保护作用	碱血症	产生 CO_2	排便影响
氢氧化镁	强	快	久	－	－	－	－	轻泻
氧化镁	强	慢	久	－	－	－	－	轻泻
碳酸钙	较强	较快	较久	＋	－	－	＋	便秘

续表

药物	抗酸强度	起效时间	持续时间	收敛作用	保护作用	碱血症	产生 CO_2	排便影响
氢氧化铝	中等	慢	久	+	+	-	-	便秘
三硅酸镁	弱	慢	久	-	+	-	-	轻泻
碳酸氢钠	较弱	最快	短暂	-	-	+	+	-

(二) 胃酸分泌抑制药

胃酸是由胃黏膜外分泌细胞壁细胞分泌的。胃壁细胞膜上分布着与胃酸分泌相关的三种受体：组胺 H_2 受体、胃泌素受体、M_1 受体，当这些受体激动后，均可通过相应途径激活胃壁细胞膜上 H^+, K^+ - ATP 酶（H^+ 泵），将 H^+ 主动泵出细胞外。因此，凡能阻断上述受体或抑制 H^+ 泵的药物，均可抑制胃酸分泌（图 8 - 1）。

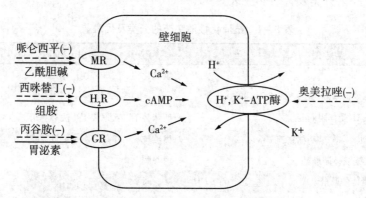

图 8 - 1　胃酸分泌模式及胃酸分泌抑制药作用示意图

1. 组胺 H_2 受体阻断药

西咪替丁 （Cimetidine）

【体内过程】

西咪替丁口服易吸收，生物利用度为 58% ~ 89%，一次服用后，作用维持 3 ~ 4 小时；体内分布广，可经胎盘到达胎儿体内；代谢产物及原药经肾排泄，$t_{1/2}$ 约 1.9 小时，肾功能受损时延长。

【药理作用】

本品为第一代组胺 H_2 受体阻断药，明显抑制基础胃酸和夜间胃酸分泌，对各种刺激（如食物、组胺等）引起的胃酸分泌也有抑制作用。

【临床应用】

用于胃、十二指肠溃疡，用药后能缓解症状、促进溃疡愈合，愈合率较高，但停药后容易复发。睡前口服可作为治疗十二指肠溃疡的首选药。还可以用于反流性食管炎、反流性胃炎、应激性溃疡及卓 - 艾综合征。

卓-艾综合征

卓-艾综合征又称胃泌素瘤，是一种由胰腺或十二指肠的产胃泌素肿瘤引起的以明显的高胃泌素血症、高胃酸分泌和多发性溃疡为特征的综合征。

高浓度胃泌素可刺激胃壁细胞增生，产生大量胃酸，使上消化道经常处于高酸环境，导致胃、十二指肠球部及不典型部位发生多发性溃疡。此种溃疡具有难治性、药物治疗疗效差、手术治疗后容易复发的特点。

【不良反应及注意事项】

（1）消化系统反应。常见有恶心、呕吐、便秘、腹泻等。

（2）神经系统反应。常见有头痛、眩晕、嗜睡、定向障碍、幻觉等。

（3）本品有抗雄激素作用，长期应用或剂量过大时，可引起男性乳房发育、溢乳、阳痿等，停药后消失。

本品为肝药酶抑制药，减慢华法林、苯妥英钠、地西泮、茶碱类、普萘洛尔等的代谢，合用时注意调整以上药物的用量。

【常用制剂与规格】

片剂（胶囊剂）：0.2g。

【用法用量】

成人每次 200~400mg，一天 800~1600mg，一般于饭后及睡前各服一次，疗程一般为 4~6 周。

雷尼替丁（Ranitidine）

雷尼替丁为第二代组胺 H_2 受体阻断药，抗酸作用较西咪替丁强而持久，抑制肝药酶作用弱。对胃和十二指肠溃疡疗效高，不良反应少而轻。常见不良反应有头痛、幻觉等，注射过快可致心动过缓，偶见白细胞、血小板减少，男性乳房女性化少见。孕妇、哺乳期妇女及 8 岁以下儿童禁用。

【常用制剂与规格】

片剂（胶囊剂）：150mg。

【用法用量】

口服，一次 150mg（一次 1 粒），一天 2 次；或一次 300mg（一次 2 粒），睡前一次。维持治疗一次 150mg（一次 1 粒），每晚一次。

法莫替丁（Famotidine）

法莫替丁为第三代组胺 H_2 受体阻断药，抗酸作用较雷尼替丁强，作用强度约为西咪替丁的 40 倍。治疗胃和十二指肠溃疡、反流性食管炎、应激性溃疡、急性胃出血等。本品对肝药酶无影响。不良反应与雷尼替丁相似。

【常用制剂与规格】

片剂（胶囊剂）：20mg/片（胶囊）。

【用法用量】

口服，成人一次1粒，一天2次。24小时内不超过2粒。

2. 胃泌素受体阻断药

丙谷胺（Proglumide）

丙谷胺化学结构与胃泌素相似，能竞争性阻断胃壁细胞的胃泌素受体，减少胃酸和胃蛋白酶分泌，并具有保护胃黏膜和促进溃疡愈合作用。用于胃和十二指肠溃疡、胃炎等。无明显副作用。

【常用制剂与规格】

片剂（胶囊剂）：0.2g。

【用法用量】

成人每次0.4g，每天3~4次，餐前15分钟服用，连续服用30~60天。

3. M₁受体阻断药

哌仑西平（Pirenzepine）

哌仑西平选择性阻断胃壁细胞的M_1受体，抑制胃酸和胃蛋白酶分泌，保护胃黏膜。用于胃和十二指肠溃疡的治疗。治疗效果与西咪替丁相似，药效相对西咪替丁稍弱。本品不良反应较轻，大量使用可出现口干、便秘、视物模糊等阿托品样作用。

【常用制剂与规格】

片剂：25mg。

【用法用量】

成人一次25~50mg，一天2次，早晚饭前半小时服用。

4. 质子泵抑制药

奥美拉唑（Omeprazole）

本品1988年上市，是第一代H^+泵阻断药，同类药物还有兰索拉唑（Lansoprazole）、泮托拉唑（Pantoprazole）、雷贝拉唑（Rabeprazole）。H^+泵是胃酸分泌的最终环节，抑制H^+泵是最直接和有效抑制胃酸产生的手段。

【体内过程】

口服生物利用度为35%，重复给药，可因胃内pH升高，使其生物利用度增至70%；主要经肝代谢，$t_{1/2}$为0.5~1.5小时，部分从胆汁排泄。

【药理作用】

（1）抑制胃酸分泌　通过与胃壁细胞H^+泵不可逆结合使其失活，切断胃酸形成的最后步骤，使胃液中H^+明显减少。对基础胃酸及各种刺激引起的胃酸分泌均有很强的抑制作用，剂量过大可致无酸状态。

（2）促进溃疡愈合　可增加胃黏膜血流量和促进胃黏膜生长，利于溃疡愈合。

（3）抗幽门螺杆菌作用 对幽门螺杆菌有抑制作用，与阿莫西林、克拉霉素等抗菌药合用，可协同杀灭幽门螺杆菌，降低溃疡复发率。

【临床应用】

治疗各种原因引起的胃、十二指肠溃疡，是卓－艾综合征目前最有效的药物之一。也可用于反流性食管炎等。

【不良反应及注意事项】

主要不良反应有恶心、呕吐、腹胀、便秘、头晕、头痛、失眠、外周神经炎等。偶见皮疹、溶血性贫血、男性乳房发育等。

严重肾功能不全及婴幼儿禁用，严重肝功能不全者慎用，必要时减半；本品与硫糖铝合用会使后药疗效降低。本品为肝药酶抑制药，减慢华法林、苯妥英钠、地西泮、茶碱类、普萘洛尔等的代谢，合用时注意调整以上药物的用量。

【常用制剂与规格】

肠溶片（胶囊）：20mg。

【用法用量】

本品为肠溶制剂，必须整片吞服，不可咀嚼或压碎。一般每次 20mg，一天 1 ~ 2 次，晨起吞服或早晚各一次，胃溃疡疗程通常 4 ~ 8 周，十二指肠溃疡疗程通常 2 ~ 4 周。

（三）黏膜保护药

硫糖铝（Sucralfate）

本品口服不易吸收，在酸性环境下形成胶胨状保护膜覆盖于溃疡表面，阻断胃酸、胃蛋白酶等的侵蚀；还可促进胃黏液的分泌，利于黏膜再生和溃疡愈合。主要用于消化性溃疡、反流性食管炎等。

主要不良反应为口干、便秘、恶心等，习惯性便秘及肾功能不全者不宜久服。因遇酸才能发挥作用，禁与抗酸药、抑制胃酸分泌药同时服用。

【常用制剂与规格】

片剂：0.25g。

【用法用量】

成人一次 1g，一天 4 次，饭前 1 小时及睡前空腹嚼碎服用。

枸橼酸铋钾（Colloidal Bismuth Subcitrate）

本品口服后，在酸性条件下形成氧化铋胶体，沉着于溃疡的表面形成保护膜，抵御胃酸、胃蛋白酶的侵蚀，利于溃疡面的愈合；与胃蛋白酶结合能抑制其活性，其他如能促进前列腺素、胃黏液和 HCO_3^- 的分泌，对幽门螺杆菌也有较强的杀灭作用，与抗菌药合用有协同作用。

主要用于胃和十二指肠溃疡的治疗。无明显不良反应，服用期间舌及大便可呈灰黑色，停药后即自行消失。因本品主要从肾脏排泄，故肾功能不良者应减量服用。少数患者服药后出现便秘、恶心、一时性血清转氨酶升高等。服药时不宜与抗酸药或牛奶等高蛋白饮食同时使用。孕妇禁用。

【常用制剂与规格】

片剂（胶囊剂）：0.3g（相当于铋110mg）。

颗粒：1.0g（相当于铋110mg）。

【用法用量】

成人一次1片（包），一天4次，前3次于三餐前半小时，第4次于晚餐后2小时服用；或一天2次，早晚前各服2片（包）。

米索前列醇（Misoprostol Tablets）

米索前列醇为前列腺素衍生物，有保护胃黏膜细胞和抑制胃酸分泌的作用，用于胃、十二指肠溃疡，特别适用于应激性溃疡和阿司匹林等非甾体类抗炎药引起的消化性溃疡与出血。

主要不良反应为稀便或腹泻，大多数不影响继续治疗。因对子宫有收缩作用，可引起流产，孕妇禁用。

【常用制剂与规格】

片剂：0.2mg。

【用法用量】

每次0.2mg，每天4次，于餐前和睡前口服。疗程4~8周。

（四）抗幽门螺杆菌药

幽门螺杆菌（helicobacter pylori，Hp）属于革兰阴性菌，在胃黏膜上皮表面生长，产生酶和细胞毒素，损伤胃和十二指肠黏膜。Hp感染是消化性溃疡反复发作的主要致病性损伤因子，根除幽门螺杆菌，可加速溃疡愈合，降低复发率。单用一种药物抗幽门螺杆菌效果不佳，易产生耐药性，临床多采用联合用药。目前临床常用的三联疗法就是一种质子泵抑制药或枸橼酸铋钾加上两种抗菌药物，如质子泵抑制药+阿莫西林+克拉霉素，或者枸橼酸铋钾+阿莫西林+甲硝唑。

你知道吗

幽门螺杆菌与诺贝尔奖

2005年度诺贝尔生理学医学奖授予澳大利亚科学家巴里·马歇尔和罗宾·沃伦，以表彰"他们发现了幽门螺杆菌以及该细菌对消化性溃疡病的致病机理"。他们提出幽门螺杆菌是导致胃炎胃溃疡的基础性病因，而在此之前，人们普遍认为主要病因是压力和生活方式等因素。由于他俩的这一具有先驱性的发现，胃溃疡病不再是一种影响人类生活质量的慢性疾病，使胃炎、消化性溃疡的治疗变得极其简单。

任务二　止吐药与胃动力药

岗位情景模拟

情景描述　杜同学昨晚与同学聚餐后（未饮酒），凌晨出现反酸、恶心、呕吐症状，轻度上腹痛，未有腹泻症状，紧急送医后，确诊为急性胃炎。医嘱：奥美拉唑钠注＋100ml 0.9%氯化钠，静脉滴注；甲氧氯普胺注射液，10mg，肌内注射，必要时重复；左氧氟沙星片，0.3g，一天一次。

分析　1. 本方案合理吗？

　　　　2. 甲氧氯普胺是否可改用片剂？

恶心、呕吐是多种疾病的临床症状，频繁持久的呕吐可导致水、电解质紊乱和酸碱平衡失调，严重者引起食管破裂。

止吐药

止吐药是指作用于不同环节抑制呕吐反应的药物，目前使用的主要有 M 胆碱受体阻断药如东莨菪碱（详见模块二任务五）、组胺 H_1 受体阻断药如苯海拉明（详见模块三任务三）、多巴胺受体阻断药、5 – 羟色胺受体阻断药等。本任务主要介绍的是多巴胺受体阻断药、5 – HT_3 受体阻断药和 5 – HT_4 受体激动药。

（一）多巴胺受体阻断药

甲氧氯普胺（Metoclopramide）

【体内过程】

口服易吸收，血浆蛋白结合率低，易通过血 – 脑屏障和胎盘屏障，$t_{1/2}$ 为 4 ~ 6 小时，经肝脏代谢后，经肾排泄。

【药理作用】

本品为第一代胃肠动力药，对中枢和胃肠壁细胞上的多巴胺受体有双重阻断作用，从而增加胃肠运动，促进胃排空而产生止吐作用。同时，本品还具有 5 – HT_4 受体激动效应，对 5 – HT_3 受体有轻度抑制作用。

【临床应用】

用于胃轻瘫、急性胃肠炎、胆道胰腺、尿毒症、手术、颅脑损伤、脑外伤后遗症及药物引起的恶心、呕吐，也可用于恶性肿瘤放疗、化疗引起的呕吐。

【不良反应及注意事项】

常见有头晕、昏睡、倦怠无力等，其他有便秘、皮疹、溢乳及男性乳房发育等，较少见。注射给药可引起直立性低血压，应注意。

长期用药可引起锥体外系反应，主要表现为肌肉震颤、斜颈、发音困难、共济失调等。严重肾功能不全者应减少用量，因易出现锥体外系反应。用药过量时，可使用苯海索等抗胆碱药治疗锥体外系症状。

【常用制剂与规格】

片剂：5mg。

注射剂：10mg/1ml；10mg/2ml。

【用法用量】

成人每次 5～10mg，每天 3 次；胃排空功能障碍患者，于症状出现前 30 分钟口服 10mg；不能口服者，可肌内或静脉注射给药，一次 10～20mg，一天剂量不超过 0.5mg/kg。

多潘立酮（Domperidone）

【体内过程】

多潘立酮不易通过血 – 脑屏障，生物利用度低，$t_{1/2}$ 为 7.5 小时，主要经肝脏代谢后，口服、注射给药、直肠给药均可。

【药理作用】

本品为第二代胃肠动力药，选择性阻断外周胃肠道的多巴胺受体，从而促进胃肠运动产生止吐作用。本品不通过血 – 脑屏障，对脑内多巴胺受体无影响，几乎无锥体外系反应。

【临床应用】

用于胃轻瘫、慢性功能性消化不良、反流性食管炎等，也可用于偏头痛、痛经、颅外伤、恶性肿瘤放疗、化疗引起的呕吐。

【不良反应及注意事项】

较轻，偶见轻度腹痛、口干、皮疹、腹泻、眩晕、嗜睡等。婴幼儿及孕妇慎用。

【常用制剂与规格】

片剂（分散片、胶囊）：10mg

【用法用量】

成人一次 10mg，一天 3～4 次，必要时剂量可加倍或遵医嘱。本品应在饭前 15～30 分钟服用。

（二）5 – 羟色胺受体阻断药

昂丹司琼（Ondansetron）

本品止吐作用强大，对 5 – HT_3 受体具有高度选择性，对放射疗法及抗恶性肿瘤药如顺铂、环磷酰胺、多柔比星等引起的恶心、呕吐效果较好，同时该药还具有抗焦虑和安定作用。不良反应有头痛、头晕、便秘、腹泻，偶有短暂性无症状的转氨酶升高。孕妇和哺乳期妇女慎用。

同类药还有格拉司琼（Granisetron）、托烷司琼（Tropisetron）、雷莫司琼（Ramosetron）等。

（三）5 – HT₄受体激动药

莫沙必利（Cisapride）

本品为选择性$5-HT_4$受体激动剂，通过兴奋胃肠道胆碱能中间神经元及肌间神经丛的$5-HT_4$受体，促进乙酰胆碱的释放，从而增强上消化道（胃和小肠）运动。

本品口服吸收良好，分布以胃肠、肝肾局部药物浓度最高。主要用于功能性消化不良伴有胃灼热、嗳气、恶心、呕吐、早饱、上腹胀、上腹痛等消化道症状者。不良反应主要为一过性腹痛和腹泻，偶有过敏。

【常用制剂与规格】

片剂（胶囊剂）：5mg。

【用法用量】

成人每天总量 15～30mg，分 2～3 次给药。

同类药还有伊托必利（Itopride）、西尼必利（Cinitapride）。

任务三　助消化药

PPT

岗位情景模拟

情景描述　患者，男，41 岁，近半年间断性出现上腹部不适，食欲减退，饭后饱胀感明显。经检查排除器质性疾病后，诊断为功能性消化不良。

分析　刘师傅可选择什么药物进行治疗？

消化不良（dyspepsia）是指一组表现为上腹部疼痛或烧灼感、餐后上腹饱胀和早饱感的症候群，可伴食欲不振、嗳气、恶心或呕吐等。可分为器质性消化不良（organic dyspepsia，OD）和功能性消化不良（functional dyspepsia，FD）。

消化不良的治疗药物包括两大类型：一类是主要针对上腹痛、上腹烧灼感的药物，常用药物包括质子泵抑制药和组胺 H_2 受体拮抗药；另一类为主要针对餐后饱胀、早饱感的药物，包括胃肠动力药、消化酶和促消化酶制剂、微生态制剂等。胃肠动力药任务二已学习，本任务主要介绍消化酶和促消化酶制剂、微生态制剂。

一、消化酶和促消化酶制剂

稀盐酸（Dilute Hydrochloric Acid）

口服后可使胃内酸度增加，胃蛋白酶活性增加。适用于各种原因引起的胃酸缺乏症，如慢性萎缩性胃炎、胃癌和发酵性消化不良，可消除餐后胃部不适、腹胀和嗳气。

【常用制剂与规格】

溶液剂：10%。

【用法用量】

口服，每天 3 次，每次 0.5～2ml，饭时或饭前稀释后服用。

胃蛋白酶（Pepsin）

胃蛋白酶是从牛、猪、羊的胃黏膜中提取出来的，主要用于部分分解食物中的蛋白质。其分解能力在含 0.2%～0.4% HCl 时最强，故常与稀盐酸合用。

主要用于胃蛋白酶缺乏症，也作为胃酸、消化酶分泌不足和其他消化不良性疾病的辅助治疗。

服用此药的时间可在餐前或者进餐时，但不得与抗酸药或者硫糖铝同时服用。

【常用制剂与规格】

片剂：0.1g/片。

胃蛋白酶合剂：100ml，含胃蛋白酶 3g，稀盐酸 3ml，橙皮酊 3ml。

【用法用量】

口服胃蛋白酶合剂 10ml/次，3 次/天。片剂口服时宜与稀盐酸液同服。

多酶片（Multienzyme）

多酶片为肠溶衣与糖衣的双层包衣片，外层为胃蛋白酶，内层为胰蛋白酶、胰淀粉酶和脂肪酶。用于胰腺疾病、胃蛋白酶缺乏或消化功能减退引起的消化不良。

【常用制剂与规格】

片剂：0.1g；0.3g。

【用法用量】

口服，成人 2～3 片/次，3 次/天，饭前服用。

复方阿嗪米特肠溶片

本品为复方制剂，其组分为每片中含阿嗪米特 75mg、胰酶 100mg、纤维素酶 10mg。阿嗪米特为一种促进胆汁分泌药物，可以增加胆汁的液体量，增加胆汁中固体成分的分泌；胰酶内含淀粉酶、蛋白酶和脂肪酶，可以用于改善碳水化合物、脂肪、蛋白质的消化与吸收，恢复机体的正常消化机能。纤维素酶具有解聚和溶解或切断植物细胞壁作用，使植物营养物质变为可利用的细胞能量。改善胀气和肠道中菌丛混乱而引起的酶失调作用。

【用法用量】

成人每次 1～2 片，一天 3 次，餐后服用。

同类药有米曲菌胰酶片（慷彼申）、复方消化酶胶囊（达吉）。

> **请你想一想**
>
> 正常人体消化道存在纤维素酶吗？药物中的纤维素酶有哪些来源？

二、微生态制剂

微生态制剂是利用正常微生物或促进微生物生长的物质制成的制剂，常见活的微生物制剂。

乳酶生（Lactasinum）

乳酶生为干燥的活性乳酸菌制剂，在肠内分解糖类生成乳酸，使肠内酸度增高，从而抑制腐败菌的生长繁殖，并防止肠内发酵，减少产气，因而有促进消化和止泻作用。用于消化不良、腹胀小儿消化不良性腹泻。服用时水温不可超过40℃。

制酸药、磺胺类或抗生素与本品合用时，可减弱其疗效，故应分开服用（间隔3小时）。

铋剂、鞣酸、活性炭、酊剂等能抑制、吸附或杀灭活肠球菌，故不能合用。

【常用制剂与规格】

片剂：0.1g；0.15g；0.3g。

【用法用量】

口服，成人0.3～0.9g/次，3次/天。5岁以下0.1～0.3g/次，5岁以上0.3～0.6g/次，3次/天，饭前服。

同类药有培菲康胶囊（双歧杆菌、嗜酸乳酸杆菌、肠球菌三联活菌胶囊）、金双歧胶囊（双歧杆菌、乳酸杆菌、嗜热链球菌三联活菌片）、地衣芽孢杆菌胶囊、妈咪爱散（枯草杆菌二联活菌颗粒）。

任务四 泻药与止泻药

PPT

岗位情景模拟

情景描述 李某，女，36岁，职业会计，缺乏运动，自述约30岁开始排便次数逐年减少，严重时1周1～2次。昨天听人说起，便秘与肠毒有关，想购买黄连上清片清清肠毒。

分析 1. 她的说法是否正确？

2. 可通过哪些方式缓解便秘症状？

一、泻药

便秘是多种原因引发的临床综合征，发病率高，表现为便意少、便次少，患者每周排便少于3次，严重者长达2～4周才排便一次；大便干结、质硬，有排便不净感，排便艰难、费力，排便不畅，有排便不净感，可伴有腹痛、腹胀等不适。

泻药是一类能增加肠内水分，促进肠道蠕动或者是软化粪便、润滑肠道而促进排便的药物。临床主要用于功能性便秘，也可用于肠道手术前或腹部X线诊断前清洁肠道。药物分类及代表药见表8-3。

表8-3 泻药的分类及代表药

药物分类	常用药物
容积性泻药	硫酸镁、硫酸钠
刺激性泻药	酚酞、比沙可啶
润滑性泻药	甘油、液状石蜡

（一）容积性泻药

硫酸镁（Magnesium Sulphate，泻盐）

【体内过程】

硫酸镁口服在肠道难以吸收，肌内注射或静脉注射后均经肾排泄，排泄速度与血镁浓度和肾功能有关。

【药理作用与临床应用】

1. 导泻作用 口服难吸收，高浓度硫酸镁口服后在肠腔内迅速提高渗透压，阻滞肠内水分的吸收，增加肠腔容积，刺激肠壁的推进性蠕动，导泻作用快而强。口服 5% 硫酸镁用于便秘、清除肠道毒物，同服某些驱肠虫药后，可连虫带药一起排出。

2. 利胆作用 高浓度（33%）硫酸镁口服或用导管直接灌入十二指肠，刺激肠壁黏膜，反射性引起胆道括约肌松弛，胆囊收缩，促进胆囊排空，产生利胆作用。主要用于阻塞性黄疸、慢性胆囊炎、胆结石的治疗。

3. 抗惊厥 静脉注射可产生抗惊厥作用，Mg^{2+} 有较强中枢抑制和骨骼肌松弛作用，用于高热等引起的惊厥或妊高征引起的子痫。

4. 降低血压 静脉注射可松弛血管平滑肌，扩张血管，降压作用快而强。主要用于高血压危象、高血压脑病、妊高征。

5. 消除局部水肿 50% 的硫酸镁热敷患处，可改善血液循环，消除局部水肿。

【不良反应及注意事项】

1. 泻下作用较剧烈可引起盆腔充血和脱水，故肠道出血患者、急腹症患者、孕妇、女性月经期禁用。导泻作用一般于服药后 1~6 小时出现，宜清晨空腹服用，并大量饮水加速导泻和防止脱水。口服中枢抑制药中毒不宜用硫酸镁导泻。

2. 静脉注射有抗惊厥和降血压作用，用药风险大，应由有经验的医生掌握使用。使用前备好钙盐，稀释后缓慢静脉注射，并密切观察患者的意识、呼吸、血压及腱反射等情况。一旦发生中毒，立即静脉注射钙盐，并进行人工呼吸。

【常用制剂与规格】

500g/袋。

【用法用量】

导泻时每次口服 5~20g，一般为清晨空腹服，同时饮 100~400ml 水，也可用水溶解后服用。利胆时每次 2~5g，一天 3 次，饭前或两餐间服；也可服用 33% 溶液，每次 100ml。

（二）刺激性泻药

酚酞（Phenolphthalein）

酚酞口服后在碱性肠液中形成可溶性钠盐，刺激结肠黏膜，促进肠道蠕动，同时具有抑制肠道内水分吸收的作用。作用温和，服药后 6~8 小时起效，适用于习惯性便秘、老年体弱便秘患者。本品口服后约 15% 经肾排泄，会使尿液呈现红色。不良反应少，偶有过敏性反应、肠炎、皮炎及出血倾向等。

【常用制剂与规格】

片剂：0.1g。

【用法用量】

成人一次 1/2 ~ 2 片，2 ~ 5 岁儿童每次 1/10 ~ 1/5 片，6 岁以上儿童每次 1/4 ~ 1/2 片。用量根据患者情况而增减，睡前服。

比沙可啶（Bisacodyl）

比沙可啶为酚酞的同类药物，经口服或直肠给药后，转换成有活性的代谢物，在结肠产生较强刺激作用，用于急慢性或习惯性便秘，也可用于 X 线或内窥镜检查及肠道术前排空肠内容物。服用时不可嚼碎，以免不能在结肠发挥作用。服药后 2 小时不能服用抗酸药或牛奶。少数患者用后有腹胀感。

【常用制剂与规格】

片剂：5mg。

【用法用量】

口服，6 岁以上儿童，一次 1 片；成人，一次 2 片，一天一次。整片吞服。

蒽醌类（Anthraquinones）

中药大黄、番泻叶、芦荟中含有蒽醌苷类物质，在肠道内可被肠道细菌分解为蒽醌，能刺激肠道，加速肠蠕动，用药后 6 ~ 8 小时排便，单味药或其复方制剂（如黄连上清片）常用于急慢性便秘。

（三）润滑性泻药

甘油（Glycerin）

常用栓剂或以 50% 浓度的液体经肛门注入，可形成高渗透压刺激肠壁引起排便反应，并有局部润滑作用。用药后数分钟即可引起排便反射。适用于儿童及老年人。

【常用制剂与规格】

灌肠剂：110ml/瓶。

【用法用量】

肛门注入。便秘：一次 60ml，小儿用量酌减。清洁灌肠：一次 110ml，重复 2 ~ 3 次。使用时取下帽盖，让少量药液流出滋润管口，患者侧卧位插入肛门内（小儿插入 3 ~ 7cm，成人插入 6 ~ 10cm），用力挤压容器，将药液缓慢注入直肠内，注完后，将注入管缓缓拔出，然后用清洁棉球按住肛门 1 ~ 2 分钟，通常 5 ~ 15 分钟可以排便。

液状石蜡（Glycerin）

液状石蜡为一种矿物油，不易被肠道吸收，能润滑肠壁，抑制组织水分吸收并软化粪便而导泻，作用温和，适用于老人、儿童及手术后引起的便秘。长期应用会干扰脂溶性维生素及钙、磷的吸收。

【用法用量】

口服，每次 5 ~ 15ml，每天 3 ~ 4 次；或晚上睡前 30ml 顿服。小儿每次 0.5ml/kg，睡前服。

二、止泻药

腹泻是指排便次数明显超过平日习惯的频率，粪质稀薄，水分增加，每天排便量超过 200g，或含未消化食物或脓血、黏液。腹泻常伴有排便急迫感、肛门不适、失禁等症状。腹泻是多种疾病或食物中毒等引起的一种症状，具有一定的防御意义，首先必须明确诊断，不可盲目使用止泻药或抗菌药。但严重腹泻可导致脱水或电解质紊乱，可在对因治疗的同时适当给予止泻药。

止泻药是一类通过减少肠道蠕动或保护肠道免受刺激而达到控制腹泻的药物，目前常用的有抑制肠道蠕动药、收敛吸附药等。此外，腹泻的治疗需注意对因治疗，如感染性腹泻应首选抗微生物药治疗。

（一）抑制肠道蠕动药

地芬诺酯（Diphenoxylate）

地芬诺酯又名苯乙哌啶，为人工合成的哌替啶同类药，可直接作用于肠道平滑肌，减少肠蠕动，同时可增加肠的节段性收缩，使肠内容物通过迟缓，显示较强的止泻作用。主要用于急、慢性功能性腹泻及慢性肠炎。不良反应偶见口干、恶心、嗜睡等，久用可成瘾，腹泻控制后，应立即减量。与阿托品合用可减少药物依赖性倾向。本药可加强中枢抑制药的作用，不宜与巴比妥类、阿片类或其他中枢抑制药合用。

地芬诺酯单方制剂属于麻醉药品，不得零售；含地芬诺酯复方制剂不属于麻醉药品，严格凭医师开具的处方零售。

【常用制剂与规格】

复方地芬诺酯片每片含盐酸地芬诺酯 2.5mg，硫酸阿托品 25μg。

【用法用量】

成人：每次 1 ~ 2 片，每天 2 ~ 3 次，首剂加倍，饭后服。腹泻控制后，应即减少剂量。小儿：8 ~ 12 岁者，每次 1 片，每天 4 次；6 ~ 8 岁者，每次 1 片，每天 3 次；2 ~ 5 岁者，每次 1 片，每天 2 次。

洛哌丁胺（Loperamide）

洛哌丁胺化学结构与地芬诺酯相似，对胃肠道选择性更强，作用迅速而强大，用于急性腹泻及各种病因引起的慢性腹泻，对胃肠部分切除术后、甲状腺功能亢进引起的腹泻也有较好疗效。不良反应有皮疹、瘙痒、食欲减退、恶心、头晕等，孕妇、哺乳期妇女慎用。

【常用制剂与规格】

胶囊剂：2mg。

【用法用量】

急性腹泻起始剂量，成人 2 粒，5 岁以上儿童 1 粒，以后每次不成形便后服用 1 粒。慢性腹泻成人起始剂量 1~2 粒，每天 1~6 粒，显效后每天 2~4 粒维持。

（二）收敛吸附药

蒙脱石（Smectite）

蒙脱石主要成分为双八面体蒙脱石，可从胃肠道中吸附气体、病原微生物、有毒物质及细菌毒素，将其固定在肠腔表面，阻止毒物吸收，而后随肠蠕动排出体外。用于急、慢性腹泻，对儿童急性腹泻效果好。本品不宜和其他药物同时服用，以免影响疗效，必须合用时，应在服用本品 1 小时后。不良反应偶见便秘。

【常用制剂与规格】

散剂：3g/袋。

【用法用量】

1 岁以下儿童每天 1 袋，分 3 次服；1~2 岁者每天 1~2 袋，分 3 次服；2 岁以上者每天 2~3 袋，分 3 次服。成人每次 1 袋，一天 3 次。服用时，将本品倒入半杯温开水（约 50ml）中混匀快速服完。治疗急性腹泻时剂量应加倍。

鞣酸蛋白（Tannalbiin）

本品约含鞣酸 50%，口服后在胃内不分解，在肠黏膜表面分解释放，使肠黏膜表层蛋白凝固，形成一层保护膜，减少渗出、减轻刺激及肠蠕动，发挥收敛、止泻作用。主要用于急性胃肠炎及各种非细菌性腹泻、小儿消化不良等。也可用于湿疹和溃疡处。

【常用制剂与规格】

散剂：0.3g/袋。

【用法用量】

口服，一天 3 次。1 岁以内儿童一次 1 袋；1~3 岁者一次 2 袋；4~6 岁者一次 3 袋；7 岁以上者一次 3~4 袋。

药用炭（Medicinal Charcoal）

药用炭为不溶性细微干燥炭末，具有较大的比表面积（单位质量物料所具有的总面积），能有效地从胃肠道吸附气体、有毒物质及细菌毒素，减弱刺激性肠蠕动而止泻。同时阻止毒物吸收，加速毒物排出体外。主要用于腹泻及胃肠胀气等。

【常用制剂与规格】

片剂：0.3g。

【用法用量】

口服，成人一次 3~10 片，一天 3 次。

任务五 护肝药和利胆药

PPT

岗位情景模拟

情景描述 郭师傅，男，31 岁，滴滴司机，生活节奏快，饮食无规律，近来反复右上腹隐隐疼痛，去医院看医生，经 B 超检查，发现胆囊多发性颗粒状结石，胆囊壁粗糙。其中最大结石结石 4mm×3mm，医嘱暂用熊去氧胆酸片溶石治疗，随诊。

分析 1. 医嘱药物是否可行?
　　　　2. 使用该药物治疗后有什么不良反应?

肝脏是人体新陈代谢和解毒的重要器官，其解毒功能主要依靠肝细胞和大量分布于肝血窦的免疫细胞完成。

有利于肝组织与肝功能恢复的药物即为护肝药，多为辅助用药；能促进胆汁分泌与排泄的药物称为利胆药。利胆药除有利胆作用外，还有改善肝功能的作用。

一、促肝细胞再生药

多烯磷脂酰胆碱（Pliyene Phosphatidylcholine）

本品为复方制剂，主要成分有必需磷脂（天然的胆碱磷酸二甘油酯、亚油酸、亚麻酸及油酸）、维生素 B_1、维生素 B_2、维生素 B_6、维生素 B_{12}、烟碱胺等。

【体内过程】

口服后，90% 经肠道吸收，大部分被磷脂 A 分解为 1 - 酰基 - 溶血胆碱，50% 在肠黏膜立即再次酰化为多聚不饱和磷脂酰胆碱。后者通过淋巴进入血液，主要同肝脏的高密度脂蛋白结合。

【药理作用】

可使肝细胞膜组织修复与再生，协调磷脂与细胞膜组织之间的功能，因而可有效地使肝脏的脂肪代谢、合成蛋白质及解毒功能恢复正常。

【临床应用】

用于不同原因引起的脂肪肝、急慢性肝炎，包括肝硬化、肝性脑病及继发性肝功能失调。辅助改善中毒性肝损伤（如药物、毒物、化学物质和酒精引起的肝损伤）。

【不良反应及注意事项】

大剂量偶尔会出现胃肠道紊乱，例如胃部不适的主诉、软便和腹泻。在极罕见的情况下，可能会出现过敏反应，如皮疹、荨麻疹、瘙痒等（发生率未知）。

禁用于 12 岁以下儿童；孕妇和哺乳期妇女禁用。慢性肝炎患者使用后症状无改善，应停药并就医。

【常用制剂与规格】

胶囊：228mg/胶囊。

注射剂：232.5mg/支。

【用法用量】

12 岁以上的儿童、青少年和成年人开始时每天 3 次，每粒 2 粒。每天服用量最大不能超过 6 粒。一段时间后，剂量可减至每天 3 次，每次 1 粒维持剂量。

促肝细胞生长素（Hepatocyte Growth – Promoting Factors）

【药理作用】

促肝细胞生长素系从新鲜乳猪肝脏中分离的带正电荷的小分子量多肽类活性物质。可刺激新生肝细胞 DNA 合成，促进损伤的肝细胞线粒体、内质网恢复和肝细胞再生，恢复肝功能；改善肝枯否细胞的吞噬功能，防治肠道毒素对肝细胞的损害，促进肝坏死后的修复；缩短凝血酶原时间、降低氨基转移酶及血清胆红素的作用等。

【临床应用】

口服制剂用于中重度慢性肝炎的辅助治疗；注射制剂用于重型病毒性肝炎（急性、亚急性、慢性重症肝炎的早期或中期）的辅助治疗。无明确不良反应。

【常用制剂与规格】

肠溶胶囊：50mg。

【用法用量】

口服，一次 2 ~ 3 粒，一天 3 次。3 个月为一疗程。

二、降酶护肝药

联苯双酯（Lactasinum）

本品为降酶护肝药物，能减轻四氯化碳及硫代乙酰胺引起的血清丙氨酸氨基转移酶升高；同时还可以增强肝脏解毒功能，促进肝细胞再生。

主要用于慢性迁延性肝炎伴丙氨酸氨基转移酶（ALT）升高，及化学毒物、药物引起的 ALT 升高。对肝炎主要症状如肝区痛、乏力、腹胀等的改善也有一定的疗效。

个别病例服用后可出现轻度恶心，偶有皮疹发生。

【常用制剂与规格】

片剂：25mg/片。

滴丸：1.5mg/丸。

【用法用量】

口服，一次 25 ~ 50mg（1 ~ 2 片），一天 3 次。滴丸剂，5 粒/次，每天 3 次。

三、利胆药

熊去氧胆酸（Ursodeoxycholic Acid）

【药理作用】

本品为由胆固醇衍生而来的天然亲水性胆汁酸，在人体总胆汁酸中含量较低。口服后，可抑制胆固醇在肠道的重吸收并降低其向胆道的分泌，从而降低胆汁中的胆固醇的饱和度，进而使胆固醇结石溶解。此外，还可以保护受损的胆管上皮细胞，使其免受胆汁酸的毒害作用；抑制肝细胞凋亡等。

【临床应用】

用于 X 射线能穿透的结石，同时胆囊收缩功能须正常；用于胆汁淤积性肝病（如原发性胆汁性肝硬化）；用于胆汁反流性胃炎；用于胆汁缺乏性腹泻；用于治疗回肠切除术后脂肪泻；用于预防药物性结石。

【不良反应及注意事项】

常见胃肠道紊乱如稀便或腹泻等不良反应。

【常用制剂与规格】

片剂（胶囊）：50mg；150mg。

【用法用量】

成人每天 8～10mg/kg，早、晚进餐时分次给予。疗程最短为 6 个月，6 个月后超声波检查及胆囊造影无改善者可停药；如结石已有部分溶解则继续服药直至结石完全溶解。

你知道吗

胆结石

胆结石是指胆道系统发生结石的疾病。按发病部位分为胆囊结石和胆管结石。结石在胆囊内形成后，可刺激胆囊黏膜，引起胆囊的慢性炎症，而且当结石嵌顿在胆囊颈部或胆囊管后，还可以引起继发感染，导致胆囊或胆管的急性炎症。

引起胆石症原因很多，常见如喜静少动、体质肥胖、不吃早餐、肝硬化、遗传因素等。

胆结石治疗上包括溶石治疗、手术治疗、中西医结合药物治疗等。

苯丙醇（Phenylpropanol）

本品有促进胆汁分泌作用，可减轻腹胀、腹痛、恶心、厌油等症状，并有促进消化、增进食欲、排出结石、降低血胆固醇等作用。临床主要用于胆囊炎、胆道感染、胆石症、胆道手术后综合征和高胆固醇血症。

偶有胃部不适，减量或停药后即消失。

【常用制剂与规格】

胶囊剂：0.1g/胶囊。

【用法用量】

口服，成人一次 1 粒，一天 3 次。餐后服用。

茴三硫（Phenylpropanol，胆维他）

茴三硫由茴香脑与硫磺经环合而得。临床上本品为胆汁成分分泌促进药。本品能促进胆汁、胆酸、胆色素的分泌，活化肝细胞，增加肝脏的解毒功能。可用于胆囊炎、胆石症、急慢性肝炎等，有增强胆囊和胆道造影的结果，并可与其他药物配合治疗黄疸型肝炎，也可治疗唾液缺乏。

偶有发生荨麻疹样红斑等过敏反应。

【常用制剂与规格】

片剂（胶囊）：25mg。

【用法用量】

一天 3 次，一次 1 片；或遵医嘱。

（四）基础代谢类

辅酶 A（Coenzyme A）

本品系自鲜酵母培养液中提取而得，为体内乙酰反应的辅酶，可与乙酸盐结合成为乙酰辅酶 A，进入氧化过程，对糖、蛋白质及脂肪的代谢有重要作用；体内三羧酸循环、乙酰胆碱的合成、肝糖原的储存、胆固醇量的降低及血浆脂肪含量的调节等，均与辅酶 A 有密切关系。

目前主要用于脂肪肝、肝性脑病、急慢性肝炎等的辅助治疗。

【常用制剂与规格】

注射剂：50U/支；100U/支；200U/支。

【用法用量】

一次 50～200 单位，一天 50～400 单位，临用前用 5% 葡萄糖注射液 500ml 溶解后静脉滴注或用氯化钠注射液 2ml 溶解后肌内注射。

（五）解毒护肝类

谷胱甘肽（Glutathione）

谷胱甘肽是一种含 γ-酰胺键和游离巯基的三肽，由谷氨酸、半胱氨酸及甘氨酸组成，存在于几乎身体的每一个细胞。主要作用有与毒物或药物结合而发挥解毒作用；作为重要的还原剂，参与体内多种氧化还原反应；保护巯基酶的活性，使巯基酶的活性基团—SH 维持还原状态；消除氧化剂对红细胞膜结构的破坏作用，维持红细胞膜结构的稳定。

谷胱甘肽临床应用广泛，除用于解救重金属、氰化物、芥子气等毒素中毒外，肝炎、溶血性疾病以及角膜炎、白内障和视网膜疾病等，可作为治疗或辅助治疗的药物。本品无明确不良反应。

【常用制剂与规格】

片剂：0.1g；0.2g。

【用法用量】

口服，用于慢性乙肝的护肝治疗时，一次 400mg，一天 3 次，12 周为一疗程。

目标检测

一、A 型选择题

1. 下列药物可抑制胃酸分泌的是（　　）
   A. 三硅酸镁　　　　　　　B. 雷尼替丁　　　　　　　C. 硫糖铝
   D. 克拉霉素　　　　　　　E. 枸橼酸铋钾

2. 抗消化性溃疡药米索前列醇禁用于妊娠妇女是由于（　　）
   A. 反射性盆腔充血　　　　B. 致吐　　　　　　　　　C. 胃肠道反应
   D. 兴奋子宫作用　　　　　E. 致畸胎

3. 下列能杀灭幽门螺杆菌和保护胃黏膜的治疗消化性溃疡的药物是（　　）
   A. 雷尼替丁　　　　　　　B. 枸橼酸铋钾　　　　　　C. 阿托品
   D. 碳酸氢钠　　　　　　　E. 法莫替丁

4. 下列能作用于胃酸形成的最后环节，抑制 H^+ 泵发挥治疗作用的药物是（　　）
   A. 阿托品　　　　　　　　B. 丙谷胺　　　　　　　　C. 哌仑西平
   D. 西咪替丁　　　　　　　E. 兰索拉唑

5. 对长期便秘者应慎用的抗酸药物是（　　）
   A. 氢氧化镁　　　　　　　B. 氢氧化铝　　　　　　　C. 胃必治
   D. 碳酸氢钠　　　　　　　E. 胃得乐

6. 甲硝唑抗消化性溃疡的机制是（　　）
   A. 阻断 H 受体　　　　　　B. 抑制 H^+, K^+ – ATP 酶活性
   C. 阻断 M 受体　　　　　　D. 保护胃黏膜
   E. 杀灭幽门螺杆菌

7. 中和胃酸时可产生大量的 CO_2，引起继发性胃酸分泌增多，甚至导致溃疡穿孔的是（　　）
   A. 碳酸氢钠　　　　　　　B. 雷尼替丁　　　　　　　C. 硫糖铝
   D. 三硅酸镁　　　　　　　E. 氢氧化铝

8. 长期使用可引起男性性功能障碍的是（　　）
   A. 法莫替丁　　　　　　　B. 枸橼酸铋钾　　　　　　C. 氢氧化铝
   D. 奥美拉唑　　　　　　　E. 米索前列醇

9. 通过阻断胃泌素受体发挥抗消化性溃疡作用的药物是（　　）
   A. 阿托品　　　　　　　　B. 丙谷胺　　　　　　　　C. 哌仑西平
   D. 西咪替丁　　　　　　　E. 兰索拉唑

10. 以下没有止吐作用的药物是（　　）
    A. 硫酸镁　　　　　　　　B. 甲氧氯普胺　　　　　　C. 多潘立酮
    D. 昂丹司琼　　　　　　　E. 氯丙嗪

11. 昂丹司琼镇吐作用的机制是（　　　）

    A. 阻滞多巴胺受体　　　　B. 激活多巴胺受体　　　　C. 阻滞阿片受体

    D. 激活阿片受体　　　　　E. 阻滞 5 – HT$_3$受体

12. 下列关于多潘立酮的说法，错误的是（　　　）

    A. 商品名为吗丁啉

    B. 为第二代多巴胺受体阻断药

    C. 很难透过血 – 脑屏障，几乎没有锥体外系反应

    D. 主要用于功能性消化不良及反流性食管炎

    E. 主要用于消化性溃疡的治疗

13. 不宜与抗菌药或吸附剂同时使用的助消化药是（　　　）

    A. 稀盐酸　　　　　　　　B. 胰酶　　　　　　　　　C. 乳酶生

    D. 多潘立酮　　　　　　　E. 西沙必利

14. 乳酶生属于的药物类别是（　　　）

    A. 胃肠解痉药　　　　　　B. 抗酸药　　　　　　　　C. 活肠球菌的干燥制剂

    D. 营养剂　　　　　　　　E. 胃动力药

15. 能使胃蛋白酶活性增强的药物是（　　　）

    A. 稀盐酸　　　　　　　　B. 胰酶　　　　　　　　　C. 乳酶生

    D. 多潘立酮　　　　　　　E. 莫沙必利

16. 子痫的首选药是（　　　）

    A. 丙谷胺　　　　　　　　B. 硝酸甘油　　　　　　　C. 硫酸镁

    D. 酚酞　　　　　　　　　E. 阿托品

17. 以下属于刺激性泻药的是（　　　）

    A. 液状石蜡　　　　　　　B. 甘油　　　　　　　　　C. 酚酞

    D. 地芬诺酯　　　　　　　E. 硫酸钠

18. 地芬诺酯止泻的作用机制是（　　　）

    A. 减少肠蠕动

    B. 吸附肠道内有害物质

    C. 增强黏液屏障，保护肠上皮细胞免受损害

    D. 刺激肠道内正常产生酸菌丛生长

    E. 凝固蛋白

19. 大剂量长期服用可产生成瘾性的止泻药是（　　　）

    A. 地芬诺酯　　　　　　　B. 鞣酸蛋白　　　　　　　C. 奥美拉唑

    D. 药用炭　　　　　　　　E. 阿托品

20. 以下抑制肠蠕动止泻的是（　　　）

    A. 碳酸氢钠　　　　　　　B. 蒙脱石　　　　　　　　C. 多维乳酸菌散

    D. 三硅酸镁　　　　　　　E. 氢氧化铝

21. 以下属于润滑性泻药的是（　　　）

    A. 硫酸镁　　　　　　　　B. 甘油　　　　　　　　C. 酚酞

    D. 地芬诺酯　　　　　　　E. 硫酸钠

22. 以下属于容积性泻药的是（　　　）

    A. 液状石蜡　　　　　　　B. 甘油　　　　　　　　C. 酚酞

    D. 地芬诺酯　　　　　　　E. 硫酸镁

23. 硫酸镁注射给药产生的作用是（　　　）

    A. 导泻　　　　　　　　　B. 利胆　　　　　　　　C. 抗休克

    D. 镇痛　　　　　　　　　E. 降压

二、X 型选择题

24. 下列具有杀灭幽门螺杆菌作用的是（　　　）

    A. 枸橼酸铋钾　　　　　　B. 奥美拉唑　　　　　　C. 雷尼替丁

    D. 甲硝唑　　　　　　　　E. 阿莫西林

25. 下列关于奥美拉唑的药理作用，正确的是（　　　）

    A. 促进胃黏膜生长，利于溃疡愈合

    B. 抑制胃酸分泌

    C. 抗幽门螺杆菌

    D. 阻断组胺 H_2 受体

    E. 阻断胃泌素受体

26. 下列药物可以用于缓解呕吐的有（　　　）

    A. 东莨菪碱　　　　　　　B. 甲氧氯普胺　　　　　C. 多潘立酮

    D. 昂丹司琼　　　　　　　E. 西沙比利

27. 下列属于助消化药的是（　　　）

    A. 稀盐酸　　　　　　　　B. 胰酶　　　　　　　　C. 乳酶生

    D. 多酶片　　　　　　　　E. 阿莫西林

28. 硫酸镁的作用有（　　　）

    A. 利胆作用　　　　　　　B. 泻下作用　　　　　　C. 降压作用

    D. 强心作用　　　　　　　E. 中枢抑制作用

书网融合……

 微课　　　　　　划重点　　　　　　自测题

主要影响呼吸系统功能的药物

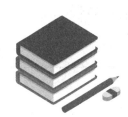

学习目标

知识要求

1. **掌握** 平喘药物的类别及其代表药物；祛痰药物的代表药物及作用机制、不良反应；镇咳药物的类别及其代表药物的不良反应。

2. **熟悉** 平喘药物的用药方法、特点；祛痰药、镇咳药的作用特点。

3. **了解** 各类平喘药、祛痰药、镇咳药的体内过程。

能力要求

1. 具备有效、合理、安全应用本类药物的能力。

2. 具备用药风险管控能力。

3. 具备较强的自主学习能力。

任务一 平喘药

PPT

岗位情景模拟

情景描述 张先生，男，32岁，中学数学教师。诊断：哮喘轻度持续。给予：沙丁胺醇气雾剂2撤，必要时吸入。用药1个月，患者气喘症状仍然存在。

分析 张先生的给药方案是否合理？为什么？

哮喘是一种常见的呼吸道过敏性疾病，受到外界刺激后，呼吸道炎症介质释放，引起上皮细胞损伤、血管渗出增多、分泌物增多、黏膜水肿等炎症反应，同时伴有平滑肌痉挛、气道阻力增高而导致阻塞性呼吸困难。除吸入特异抗原引起Ⅰ型变态反应外，寒冷、烟尘等非特异性刺激也可诱发哮喘。

平喘药是一类能缓解哮喘症状的药物，主要通过扩张支气管平滑肌或减少炎性介质释放来缓解症状。根据作用机制，临床上可分为支气管扩张药和抗炎平喘药。详见表9-1。 📱微课

表 9 - 1　平喘药的分类

类别	代表药
一、支气管扩张药	
（一）肾上腺素受体激动药	
1. 非选择性 β 受体激动药	肾上腺素、麻黄碱、异丙肾上腺素
2. 选择性 β_2 受体激动剂	沙丁胺醇、克伦特罗、特布他林
（二）茶碱类	氨茶碱、二羟丙茶碱、胆茶碱
（三）M 胆碱受体拮抗药	异丙托溴铵
二、抗炎平喘药	
1. 糖皮质激素	倍氯米松、布地奈德、氟替卡松
2. 抗白三烯药	孟鲁司特、扎鲁司特
3. 肥大细胞膜稳定药	色甘酸钠

一、支气管扩张药

（一）肾上腺素受体激动药

1. 非选择性 β 受体激动药　本类药物主要通过激动支气管平滑肌的 β_2 受体，激活腺苷酸环化酶而使平滑肌细胞内 cAMP 浓度增加，从而松弛支气管平滑肌；同时也抑制肥大细胞释放炎性介质，可预防过敏性哮喘的发作。非选择性的 β 受体激动剂平喘药常用的有肾上腺素、异丙肾上腺素、麻黄碱等。共同特点是作用迅速、强大而短暂，不良反应多，具体详见项目四任务一。

2. 选择性 β_2 受体激动药　本类药物选择性激动 β_2 受体，采用吸入给药法几乎无心血管系统不良反应，但是用量过大仍可引起心悸、头晕、手指震颤等。主要用于哮喘急性发作治疗和发作前的预防用药。

沙丁胺醇（Salbutamol）

【体内过程】

沙丁胺醇口服有效，作用比较持久。口服后约 30 分钟起效，2 ~ 3 小时作用达高峰，维持 4 ~ 6 小时。气雾吸入时大部分被吞咽，然后由胃肠道吸收，吸入 10 ~ 15 分钟内出现最大效应，维持 3 ~ 4 小时。经肝脏代谢，最后由尿、粪排泄。

【药理作用】

本品为选择性肾上腺素 β_2 受体激动药，对 β_2 受体的作用远大于 β_1，有较强的支气管扩张作用。通过激活腺苷酸环化酶，增加细胞内环磷腺苷的合成，从而松弛平滑肌；并可通过稳定肥大细胞和嗜碱性粒细胞，抑制过敏介质的释放，从而减轻由这些介质引起的支气管痉挛和呼吸道黏膜充血水肿现象。

【临床应用】

适用于预防和治疗支气管哮喘或喘息性支气管炎等伴有支气管痉挛的呼吸道疾病。

【不良反应及注意事项】

常见不良反应为震颤、头痛、心动过速。甲状腺毒症患者、运动员、孕妇及哺乳期妇女慎用。

【常用制剂与规格】

吸入气雾剂：溶液型，每瓶 200 揿，每揿沙丁胺醇 0.14mg；悬浮型，每瓶 200/240 揿，每揿沙丁胺醇 0.10mg。

片剂：0.5mg；2mg。

缓释胶囊：4mg；8mg。

【用法用量】

吸入气雾剂，一般作为临时用药，有哮喘发作预兆或哮喘发作时，喷雾吸入，每次 1~2 揿。

沙丁胺醇片，成人每次 2~4mg，一天 3 次。

沙丁胺醇缓释胶囊，成人推荐剂量为一次 8mg，一天 2 次。儿童用量遵医嘱酌减。

克仑特罗（Clenbuterol）

【药理作用与临床作用】

克仑特罗是一个强效选择性 β_2 受体激动药，其支气管扩张作用强而持久，约为沙丁胺醇的 100 倍，用药量极小即能发挥明显的平喘作用。能明显增加呼吸道纤毛运动，促进痰液排出。用于防治支气管哮喘、哮喘型慢性支气管炎、肺气肿等所致的支气管痉挛。

【不良反应及注意事项】

少数人可有心悸、头痛、头晕等不良反应。心律失常、高血压和甲状腺功能亢进症患者慎用，运动员慎用。

【常用制剂与规格】

片剂（含片）：40μg。

气雾剂：10μg/揿/200 揿。

> **请你想一想**
>
> 你听说过瘦肉精吗？
> 瘦肉精对人体有什么危害？

【用法用量】

片剂（含片），口服（舌下含服）。一次 1 片，一天 3 次。

气雾剂，有哮喘发作预兆或哮喘发作时，喷雾吸入。一次吸入 10-20μg（1~2揿），一天 3 次，喷吸间隔时间不得少于 4 小时。

特布他林（Tebutalin）

选择性激动 β_2 受体而舒张支气管平滑肌，抑制介质的释放，减轻黏膜水肿。用于支气管哮喘、慢性喘息性支气管炎、阻塞性肺气肿和其他伴有支气管痉挛的肺部疾病。不良反应主要有头痛、心率加快或心律不齐、强直性肌肉痉挛等，运动员慎用。

（二）茶碱类

本类药物为甲基黄嘌呤类衍生物，能松弛支气管平滑肌，对痉挛状态下扩张支气管作用尤为明显。常用药有氨茶碱（Aininophylline）、二羟丙茶碱（Diprophylline）和胆茶碱（Choline Theophylline）。

氨茶碱（Aminophylline）

【体内过程】

氨茶碱为茶碱与乙二胺的复盐，药理作用来自茶碱，乙二胺为助溶剂，增加茶碱的水溶性。可口服，也可注射，为茶碱类最常用的一种制剂。在体内，氨茶碱释放出茶碱，后者的蛋白结合率为60%，半衰期在成人平均为8~9小时，在儿童平均为3.5小时，6个月以内的婴儿大于24小时。大部分药物以代谢产物形式通过肾排出，10%以原型排出。由于茶碱的生物利用度与在体内消除速率的个体差异大，故临床上要做到剂量个体化。

【药理作用】

1. 扩张支气管 其扩张支气管作用与下列因素有关：①抑制磷酸二酯酶，使cAMP分解减少，从而提高细胞内cAMP浓度；②阻断腺苷受体，对抗内源性腺苷诱发的支气管收缩；③抑制过敏介质释放，减轻炎症反应。

2. 其他 该类药物还有强心、扩血管和利尿作用。

【临床应用】

适用于支气管哮喘、喘息性支气管炎、阻塞性肺气肿等缓解喘息症状；也可用于心源性肺水肿引起的哮喘。

【不良反应及注意事项】

氨茶碱安全范围较小，毒性常出现在血清浓度为15~20μg/ml，用量应根据标准体重计算，给药期间注意监测患者体内血药浓度。

静脉注射太快或剂量过大，可致心悸、心律失常、惊厥和血压急剧下降等，甚至死亡；静脉滴注时，应避免与维生素C、促皮质激素、去甲肾上腺素、四环素类盐酸盐配伍。

孕妇及哺乳期妇女慎用。

【常用制剂与规格】

片剂：0.1g。

缓释片：0.1g；0.2g。

注射液：0.125g/2ml；0.25g/2ml；0.5g/2ml。

【用法用量】

氨茶碱片成人常用量一次0.1~0.2g，一天0.3~0.6g；极量一次0.5g，一天1.0g；小儿每次按体重3~5mg/kg，一天3次。

氨茶碱缓释片整片吞服，一次0.1~0.3g，一天2次，或遵医嘱。

二羟丙茶碱为中性物，对胃肠刺激小，但支气管扩张作用也较茶碱为弱。用于口服可加大剂量，提高疗效，适用于因胃肠道刺激症状明显，不能耐受氨茶碱的病例。

胆茶碱为茶碱与胆碱的复盐，水溶性比氨茶碱大，胃肠道刺激反应轻，患者易耐受，主要用于口服。

（三）M胆碱受体阻断药

内源性乙酰胆碱的释放可诱发和加重哮喘，M胆碱受体阻断药能阻滞乙酰胆碱的作用，可用于治疗哮喘。

异丙托溴铵（**Ipratropium Bromide**）

【药理作用】

异丙托溴铵是阿托品的衍生物，选择性拮抗支气管平滑肌的 M_1 胆碱受体，扩张支气管，拮抗乙酰胆碱的支气管痉挛作用。

【临床应用】

主要用于防治支气管哮喘和哮喘型慢性支气管炎。

【不良反应及注意事项】

不良反应少，少数有头痛、口干、恶心等。闭角型青光眼、前列腺肥大、幽门梗阻的患者禁用。孕妇、哺乳期妇女及儿童慎用。

二、抗炎平喘药

抗炎性平喘药通过抑制气道炎症反应（含过敏反应），可以达到长期防止哮喘发作的效果，已成为平喘药中的一线药物。目前应用于临床的抗炎平喘药包括：①糖皮质激素类药，如倍氯米松（Beclometasone）等；②抗白三烯药，如孟鲁司特（Monte-lukast）等；③肥大细胞膜稳定药，如色甘酸钠；④H_1受体拮抗药，如酮替芬（Keto-tifen）。抗白三烯药、H_1受体拮抗药在项目四已详述，本任务主要学习糖皮质激素类药和肥大细胞膜稳定药。

（一）糖皮质激素类药

糖皮质激素具有强大的抗喘作用，对顽固性哮喘或哮喘持续状态的危重患者，可迅速控制症状。其抗喘机制可能与其抑制 T 细胞、抗炎及抗过敏作用有关。本类药物口服和注射给药不良反应较多，不宜长期用药，仅适用于其他药物难以控制的哮喘持续状态和重症哮喘，属重要的抢救药物。临床多采用气雾吸入给药，且多与长效 β_2 受体激动药制备成粉吸入剂，充分发挥了糖皮质激素的气道抗炎作用而避免了全身不良反应，用于预防发作。

倍氯米松（**Beclometasone**）

【药理作用】

倍氯米松为人工合成的强效外用糖皮质激素类药物，具有抗炎、抗过敏及减少渗出作用，能抑制支气管渗出物，消除支气管痉挛。

【临床应用】

主要用于预防哮喘发作，减少发作频次，改善肺功能。

【不良反应及注意事项】

主要不良反应是鹅口疮和声音嘶哑，长期应用可发生咽部白色念珠菌感染。若在每次吸药后漱口，漱去咽喉部的残留药物，则可明显减少咽部感染。对肾上腺皮质激素过敏者禁用。

【常用制剂与规格】

气雾剂：50μg/揿，200 揿。

【用法用量】

成人一次 50~100μg（1~2 揿），一天 3~4 次。重症用全身性皮质激素控制后再用本品治疗，每天最大量不超过 1mg。

布地奈德（Budesonide）

布地奈德是一种不含卤素的局部用糖皮质激素，局部抗炎作用、应用及不良反应与倍氯米松相同。

【常用制剂与规格】

布地奈德福莫特罗粉吸入剂：80μg/4.5μg/吸，60 吸/支。

【用法用量】

儿童与成人，1~2 吸/次，一天 2 次。本品作为常规维持治疗，另需配快速起效的支气管扩张药作为缓解药。

（二）肥大细胞膜稳定药

色甘酸钠（Sodium Cromoglycate）

色甘酸钠不能直接松弛支气管平滑肌，也对组胺、白三烯等炎性介质无拮抗作用。但在接触抗原前服药，可预防哮喘发作，抑制抗原抗体结合后过敏性介质的释放。

仅用于预防哮喘发作，对正在发作的哮喘无效。也可用于过敏性鼻炎、溃疡性结肠炎及其他胃肠道过敏疾病。

口服无效，只能喷雾吸入。不良反应少，少数患者吸入时，可因粉末的刺激而引起呛咳、气急，甚至诱发哮喘，目前已很少使用。

任务二　祛痰药

PPT

岗位情景模拟

情景描述　某医药职业学校同学小刘，女，18 岁，感冒后经及时使用抗感冒药氨咖黄敏胶囊，上呼吸道症状好转，但出现较明显咳嗽、咳痰症状，遂去学校附近社会药房找驻点药师咨询，药师在问明情况后，递给小刘同学一盒氨溴索分散片，说每次 1 片，每天 3 次即可。小刘同学很不解：我有咳痰，不用抗菌药行吗？

分析　小刘同学的质疑有道理吗？为什么？

祛痰药是指使呼吸道分泌增加，从而稀释痰液或降低其黏稠度，使痰易于咳出的药物。因痰可刺激呼吸道引发咳嗽，黏痰积于小气道内可使气道狭窄而致喘息，所以祛痰药也间接可起到的镇咳、平喘作用。目前应用于临床的祛痰药主要有痰液稀释药和黏痰溶解药两大类。

一、痰液稀释药

氯化铵（Ammonium Chloride）

【药理作用】

口服后刺激咽部和胃肠黏膜，反射性增加呼吸道腺体分泌，使痰液变稀，易于排出。本品被吸收后，氯离子进入血液和细胞外液使尿液酸化。

【临床应用】

常与其他药物配成复方制剂，应用于急、慢性呼吸道炎症且痰多不易咳出的患者。口服后能酸化尿液，促进碱性药物的排泄。

【不良反应及注意事项】

大量服用可引起恶心、呕吐等。过量可产生酸中毒。胃溃疡患者及肝、肾功能障碍者慎用。

【常用制剂与规格】

片剂：0.3g。

【用法用量】

成人常用量，祛痰一次 1~2 片，一天 3 次；酸化尿液一次 2~6 片，一天 3 次。

二、黏痰溶解药

乙酰半胱氨酸（Acetylcysteine）

【药理作用】

乙酰半胱氨酸分子中的巯基能使黏痰中黏蛋白肽链的二硫键断裂，黏蛋白变成小分子的多肽，故而痰的黏度降低、易于咳出，本品还可使脓性痰中的 DNA 裂解，所以也能溶解脓性黏痰。

【临床应用】

用于治疗黏痰阻塞气道、咳痰困难者。

【不良反应及注意事项】

该药有特殊臭味，可引起恶心、呕吐、呛咳、支气管痉挛，应用异丙肾上腺素可以避免。支气管哮喘病史者禁用。

【常用制剂与规格】

片剂：0.6g。

颗粒：0.2g。

吸入用溶液：0.3g/3ml。

【用法用量】

成人口服，一次 0.6g，一天 1~2 次；雾化吸入，每次 1 安瓿（3ml），每天 1~2 次，持续 5~10 天。雾化吸入不宜与铁、铜、橡胶和氧化剂接触，应以玻璃或塑料制品作喷雾器；也不宜与青霉素、头孢菌素、四环素合用，以免降低抗生素的活性。

溴己新（Bromhexine）

【药理作用与临床应用】

溴己新具有减少和断裂痰液中黏多糖纤维的作用，使痰液黏度降低，痰液变薄，易于咳出。用于慢性支气管炎、哮喘等引起的黏痰不易咳出的患者。

【不良反应及注意事项】

少数患者可有恶心、胃部不适，偶见血清转氨酶升高。消化性溃疡、肝功能障碍者慎用。

【常用制剂与规格】

片剂：8mg。

【用法用量】

成人，一次1～2片，一天3次。

氨溴索（Ambroxol）

【药理作用】

氨溴索为溴己新在体内的代谢物，具有促进黏痰排出及溶解分泌物的特性，它可促进呼吸道内黏稠分泌物的排出及减少黏液的滞留，因而显著促进排痰，改善呼吸状况。

【临床应用】

用于伴有痰液分泌不正常及排痰功能不良的急性、慢性呼吸道疾病。如慢性支气管炎急性加重、喘息性支气管炎、支气管扩张及支气管哮喘的祛痰治疗，手术后肺部并发症的预防性治疗，早产儿及新生儿的婴儿呼吸窘迫综合征的治疗。

【常用制剂与规格】

片剂（分散片、胶囊）：30mg。

糖浆：0.6g/100ml。

【用法用量】

片剂和分散片，成人一次30～60mg，一天3次，饭后服。

糖浆，6～12岁儿童每次5ml（1汤匙），每天2～3次；2～6岁儿童每次2.5ml（1/2汤匙），每天3次；1～2岁儿童，每次2.5ml（1/2汤匙），每天2次。

任务三　镇咳药

PPT

岗位情景模拟

情景描述　王女士，女，32岁，妊娠10周，最近出现干咳症状。听人说起右美沙芬镇咳效果较好，想咨询一下自己可以服用右美沙芬吗？

分析　孕妇能服镇咳药吗？为什么？

咳嗽是机体的一种反射性保护机制，有利于排出呼吸道异物和分泌物，起到清洗呼吸道的作用。但是剧烈或频繁的咳嗽，不仅给患者造成痛苦，而且消耗能量，甚至导致咽部水肿，进一步刺激咳嗽，所以在对因治疗的同时应适当使用镇咳药，以缓解症状。镇咳药根据作用部位的不同可分为中枢性镇咳药和外周性镇咳药。

一、中枢性镇咳药

可待因（Codeine）

【药理作用】

可待因为甲基吗啡，系阿片生物碱类，可选择性抑制延髓咳嗽中枢，镇咳作用强而迅速。也有镇痛作用，其镇痛作用为吗啡的 1/12 ~ 1/7，但强于一般解热镇痛药。

【临床应用】

适用于剧烈的频繁干咳；对伴有疼痛的胸膜炎干咳尤为适用，也可用于中等强度的疼痛。

【不良反应及注意事项】

不良反应有恶心、呕吐、便秘；大剂量（60mg）也能明显抑制呼吸中枢，并可发生烦躁不安等中枢兴奋症状。对支气管平滑肌有轻度收缩作用，故支气管哮喘患者慎用。

因能抑制支气管腺体分泌，使痰液黏稠度增高难以咳出，故多痰的咳嗽不宜用。久用也能成瘾，应控制使用。

【常用制剂与规格】

糖浆剂：50mg/10ml；500mg/100ml。

片剂：30mg。

【用法用量】

成人常用量一次 15 ~ 30mg，一天 3 次。

右美沙芬（Dextromethorphan）

【药理作用】

右美沙芬为非成瘾性中枢性镇咳药，通过抑制延髓咳嗽中枢而起作用，作用强度与可待因相近。

【临床应用】

用于干咳。适用于上呼吸道感染、急性或慢性支气管炎、支气管哮喘、咽喉炎、肺结核等，亦可用于因吸入刺激物引起的刺激性干咳。

【不良反应及注意事项】

可见头晕、头痛、嗜睡、易激动、嗳气、食欲缺乏、便秘、恶心、皮肤过敏等不良反应。停药后可自行消失。过量可引起神志不清、支气管痉挛、呼吸抑制。

妊娠 3 个月内的孕妇、哺乳期妇女禁用。有精神病史者忌用。

【常用制剂与规格】

片剂（分散片、胶囊剂）：15mg。

口服液：15mg/10ml；180mg/120ml。

【用法用量】

成人常用一次 10~20mg，一天 3~4 次。小儿，2 岁以下未定；2~6 岁，一次口服 2.5~5mg，一天 3~4 次；6~12 岁，一次口服 5~10mg，一天 3~4 次。

喷托维林（Pentoxyverine）

【药理作用】

喷托维林具有中枢及外周镇咳作用，镇咳作用比可待因弱，无成瘾性。除对延髓的呼吸中枢有直接的抑制作用外尚有轻度阿托品样作用，有利于缓解支气管平滑肌痉挛。

【临床应用】

用于各种原因引起的干咳。

【不良反应及注意事项】

偶有便秘、轻度头痛、头晕、嗜睡、口干、恶心、腹胀、皮肤过敏等不良反应。

二、外周性镇咳药

苯佐那酯（Benzonatate）

【药理作用】

苯佐那酯为局麻药丁卡因的衍生物，具有较强的局麻作用，主要通过对肺牵张感受器的选择性作用，抑制肺迷走神经反射而产生镇咳作用。

【临床应用】

用于急性支气管炎、支气管哮喘、肺癌及肺炎引起的刺激性干咳、阵咳；用于控制外科手术后的刺激性咳嗽；用于控制顽固性呃逆。

【不良反应及注意事项】

可出现轻度眩晕、嗜睡、头痛、口干和胸闷等不良反应，偶有皮疹、鼻塞。

【常用制剂与规格】

糖衣丸：25mg；50mg；100mg。

【用法用量】

口服，每次 50~100mg，一天 3 次。口服时勿嚼碎，以免口腔产生麻木感。

苯丙哌林（Benproperine）

【药理作用与临床应用】

苯丙哌林为非麻醉性镇咳药，能抑制咳嗽中枢，也能抑制肺及胸膜牵张感受器引起的肺-迷走神经反射，且有平滑肌解痉作用，是中枢性和外周性双重作用的强效镇咳药。

用于各种原因引起的刺激性干咳。

【不良反应及注意事项】

有轻度口干、头晕、胃部灼烧感和皮疹等不良反应。

【常用制剂与规格】

片剂（胶囊剂）：20mg。

【用法用量】

成人，口服，每次 1～2 片（胶囊），一天 3 次。

目标检测

A 型选择题

1. 下列不能控制哮喘急性发作的药物是（　　）

　　A. 肾上腺素　　　　　　　B. 色甘酸钠　　　　　　C. 异丙肾上腺素

　　D. 氨茶碱　　　　　　　　E. 沙丁胺醇

2. 沙丁胺醇的特点不包括（　　）

　　A. 对 β_2 受体的选择性比异丙肾上腺素高

　　B. 心脏反应比异丙肾上腺素轻微

　　C. 可收缩支气管黏膜血管

　　D. 用于治疗支气管哮喘

　　E. 可气雾吸入给药

3. 糖皮质激素类药治疗哮喘的药理作用是（　　）

　　A. 降低哮喘患者非特异性气道高反应性

　　B. 抗炎作用

　　C. 直接松弛支气管平滑肌

　　D. 增强气道纤毛的清除功能

　　E. 呼吸兴奋作用

4. 通过激活腺苷酸环化酶产生平喘作用的药物是（　　）

　　A. β 受体激动药　　　　　B. 氨茶碱　　　　　　　C. 异丙托溴铵

　　D. 色甘酸钠　　　　　　　E. 酮替芬

5. 下列药物属于糖皮质激素类的是（　　）

　　A. 特布他林　　　　　　　B. 乙酰半胱氨酸　　　　C. 布地奈德

　　D. 氨茶碱　　　　　　　　E. 酮替芬

6. 治疗哮喘持续状态或者重症哮喘时，可选用（　　）

　　A. 静脉注射糖皮质激素　　B. 肌内注射氨茶碱　　　C. 色甘酸钠气雾吸入

　　D. 异丙肾上腺素气雾吸入　E. 异丙托溴铵气雾吸入

7. 患支气管哮喘应禁用（　　）

A. 地塞米松　　　　　B. 麻黄碱　　　　　　　C. 色甘酸钠

D. 异丙肾上腺素　　　E. 普萘洛尔

8. 临床用于预防哮喘，对正在发作哮喘无效的是（　　　）

A. 氨茶碱　　　　　　B. 特布他林　　　　　　C. 异丙托溴铵

D. 色甘酸钠　　　　　E. 异丙肾上腺素

9. 氯化铵的祛痰作用机制是（　　　）

A. 恶心性祛痰作用

B. 使痰量逐渐减少，产生化痰作用

C. 增强呼吸道纤毛运动，促使痰液排出

D. 使呼吸道分泌的总蛋白量降低，易咳出

E. 使蛋白多肽链中二硫链断裂，降低黏痰黏滞性，易咳出

10. 乙酰半胱氨酸作用机制是（　　　）

A. 增加痰液的黏稠度

B. 抑制支气管浆液腺体分泌

C. 与黏蛋白的双硫键结合，使其断裂

D. 抑制支气管黏液腺体分泌

E. 分解黏蛋白的多糖纤维

11. 有关溴己新的说法，错误的是（　　　）

A. 适合多痰且不易咳出的患者

B. 少数有恶心、胃部不适症状

C. 属于镇咳药

D. 消化性溃疡患者慎用

E. 临床用于慢性支气管炎、哮喘和支气管扩张症

12. 有成瘾性，用于剧烈的频繁干咳的镇咳药是（　　　）

A. 倍氯米松　　　　　B. 喷托维林　　　　　　C. 可待因

D. 氯化铵　　　　　　E. N－乙酰半胱氨酸

13. 可待因是（　　　）

A. 吗啡的去甲衍生物　　B. 兼有中枢和外周作用的镇咳药

C. 非成瘾性镇咳药　　　D. 外周性镇咳药

E. 兼有镇痛作用的镇咳药

14. 兼有局麻作用的中枢性镇咳药是（　　　）

A. 可待因　　　　　　B. 氯化铵　　　　　　　C. 苯佐那酯

D. 喷托维林　　　　　E. 乙酰半胱氨酸

15. 具有外周性镇咳作用的药物是（　　　）

A. 可待因　　　　　　B. 右美沙芬　　　　　　C. 苯佐那酯

D. 乙酰半胱氨酸　　　E. 喷托维林

16. 下列药物不属于镇咳药物的是（　　）

　　A. 右美沙芬　　　　　B. 可待因　　　　　C. 喷托维林

　　D. 溴己新　　　　　E. 苯佐那酯

书网融合……

 微课　　　 划重点　　　 自测题

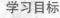 **项目十** **主要影响泌尿生殖系统功能的药物**

学习目标

知识要求

1. **掌握** 利尿药的类别及其代表药物；缩宫素的药理作用、临床应用及不良反应。

2. **熟悉** 各类利尿药物的作用机制；特拉唑嗪的作用特点、不良反应；麦角生物碱的药理作用和临床应用。

3. **了解** 脱水药的用药方法、特点；5α-还原酶抑制药的作用机理、体内过程；子宫平滑肌抑制药的代表药物。

能力要求

1. 具备有效、合理、安全应用本类药物的能力。

2. 具备用药风险管控能力。

3. 具备较强的自主学习能力。

任务一 利尿药与脱水药

PPT

一、利尿药 微课

利尿药（diuretics）是一类直接作用于肾脏，影响尿生成过程，促进电解质和水的排出，增加尿量，消除水肿的药物。临床用于治疗各种原因引起的水肿，也用于高血压、肾结石、尿崩症、高钙血症等其他疾病的治疗。常用的利尿药按照其效能和作用部位分为三类：强效利尿药、中效利尿药和低效利尿药。

（一）利尿药作用机制

尿的生成过程包括肾小球滤过，肾小管和集和管的重吸收和分泌。

1. 肾小球的滤过 血液流经肾小球时，在肾有效滤过压的作用下，血液中除细胞和蛋白质以外的其他成分均可进入肾小囊，形成原尿。正常情况下，有效滤过压一般为 8.0kPa（60mmHg），因而肾小球滤过率也相对稳定。正常人每天形成的原尿量为 180L，但排出的终尿为 1~2L，可见 99% 的原尿在肾小管中被重吸收。

2. 肾小管和集和管的重吸收和分泌

（1）近曲小管 通过 $Na^+, K^+ - ATP$ 酶（钠泵）转运和 $H^+ - Na^+$ 交换，原尿中 85% 的 $NaHCO_3$、40% 的 NaCl 及 60% 的水在此段吸收。Na^+ 的再吸收通过 $Na^+ - H^+$ 交换而实现，是一个主动重吸收的过程，即肾小管细胞内在碳酸酐酶催化下形成的 H^+ 被分泌入小管液，而小管液中的 Na^+ 被换入细胞内，继而进入肾小管周围的血管中。

（2）髓袢升支粗段　原尿通过近曲小管后进入髓袢，30% ~35% 的 Na^+ 在此段被再吸收，而不伴有水的再吸收，这是高效利尿药作用的重要部位。

（3）远小管和集合管　在此段有 5% ~10% 的 Na^+ 被重吸收。

利尿药通过作用于肾小管的不同部位、不同环节而发挥作用。作用机制不同，其利尿强度不同。

（二）常用利尿药

利尿药按其作用强弱分为三类。

1. 强效利尿药　主要作用于髓袢升支粗段和皮质部，干扰 $K^+,Na^+ -2Cl^-$ 共同转运系统，产生强大利尿作用，也称髓袢利尿药。常用药物有呋塞米（Furosemide）、依他尼酸（Etanic Acid）、布美他尼（Bumetanide）等。

呋塞米（Furosemide）

【体内过程】

口服吸收快，约 0.5 小时生效，1 ~2 小时达峰值，持续 6 ~8 小时；静脉注射后 5 ~10 分钟起效，0.5 ~1.5 小时达高峰，持续 4 ~6 小时。约 98% 与血浆蛋白结合，大部分以原型从尿中排出，不易蓄积。

【药理作用】

（1）利尿作用　通过干扰升支粗段的 $Na^+,K^+ -2Cl^-$ 同向转运系统，妨碍 NaCl 和水的重吸收；同时使肾髓质间液渗透压降低，导致尿液经集合管时，水的重吸收减少而发挥利尿作用。还能抑制 Ca^{2+}、Mg^{2+} 的重吸收，促进 Ca^{2+}、Mg^{2+} 排出，而尿酸排出减少。

（2）扩血管作用　能扩张小动脉，降低肾血阻力，增加血流量。此外，在出现利尿作用之前，可降低充血性心力衰竭患者左室充盈压，减轻肺淤血。

【临床应用】

（1）严重水肿　静脉注射后通过强大的利尿作用，可迅速降低血容量和水肿组织的细胞外液，对急性肺水肿和脑水肿有良好的疗效。呋塞米还能扩张血管、降低左心室舒张末期压，减少心脏前负荷，因而在利尿作用出现之前就能消除或减轻肺水肿。还可用于其他利尿药治失败的严重心源性、肾性、肝性水肿，但须与保钾利尿药合用，以免造成严重的电解质紊乱。

（2）高血压　一般不作为治疗原发性高血压的首选药物，但当噻嗪类药物疗效不佳，尤其当伴有肾功能不全或出现高血压危象时，本类药物尤为适用。

（3）预防急性肾功能衰竭　能增加肾血流量及尿量，对急性肾衰竭早期的少尿及肾缺血有明显改善作用，可防止肾小管的萎缩和坏死。故用于急性肾衰竭早期的防治。也用于甘露醇无效的少尿患者，但禁用于无尿的肾衰竭患者。

（4）加速毒物排出　对经肾排泄的药物有效，主要用于苯巴比妥、水杨酸类等急性中毒的解救。

【不良反应及注意事项】

（1）水与电解质紊乱　由于 Na^+、K^+、Ca^{2+}、Mg^{2+} 和水的排出增加，可引起低血容量、低钾血症、低钠血症、低镁血症、低氯性碱血症等。应及时补充钾盐或加服保钾性利尿药。长期用药可引起高尿酸血症而诱发或加重痛风，也可引起高氮质血症。

（2）胃肠道反应　常见恶心、呕吐，停药后消失，重者可引起胃肠出血。

（3）耳毒性　表现为眩晕、耳鸣、听力减退或暂时性耳聋，肾功能减退或快速注射时尤易发生。

（4）其他　偶致皮疹、骨髓抑制。

妊娠 3 个月以内的孕妇禁用。严重肾功能不全者、糖尿病患者、高尿酸血症或有痛风病史者、高氮质血症者及小儿慎用。

【常用制剂与规格】

片剂：20mg。

注射剂：20mg/2ml。

布美他尼（Bumetanide）

布美他尼是目前最强的利尿药，其特点为起效快、作用强、毒性低，用量小。

临床常作为呋塞米的代用品。

2. 中效利尿药　影响近曲小管近端的 $Na^+ - Cl^-$ 同向转运系统，产生中等强度的利尿作用。主要的药物有氢氯噻嗪（Hydrochlorothiazide）、吲达帕胺（Indapamide）等。

氢氯噻嗪（Hydrochlorothiazide）

【体内过程】

氢氯噻嗪脂溶性较高，口服吸收良好。吸收后部分与血浆蛋白结合，大部分以原型从肾排出，少量经胆汁分泌。

【药理作用】

（1）利尿作用　利尿强度中等，同时伴有 NaCl 和 K^+ 的丢失。噻嗪类主作用于远曲小管近端，干扰 $Na^+ - Cl^-$ 转运系统，减少 NaCl 和水的重吸收而利尿。此外，还有轻度碳酸酐酶抑制作用，通过抑制 $H^+ - Na^+$ 交换而利尿。当 $H^+ - Na^+$ 交换受抑制时，$K^+ - Na^+$ 交换增加，可导致低钾血症。噻嗪类还可减少尿酸排泄、促进 Ca^{2+} 重吸收及促进 Mg^{2+} 排出。

（2）降压作用　降压作用缓慢、温和、持久，无明显耐受，大多数患者用药 2~4 小时达到最大疗效。初期通过利尿排钠而导致血容量及心排出量减少，使血压下降；后期降压作用主要为利尿排钠引起动脉平滑肌细胞内低钠，$Na^+ - Ca^{2+}$ 交换减少，细胞内 Ca^{2+} 浓度降低，血管扩张而降压。长期小剂量（12.5mg/d）使用可降低心脑血管并发症的发生率。大剂量使用可增高血浆肾素活性，其降压作用不一定增强，反而会增加不良反应。

（3）抗利尿作用　噻嗪可以抑制磷酸二酯酶，增加远曲小管及集合管细胞内 cAMP 的含量，后者能提高远曲小管对水的通透性。

【临床应用】

（1）水肿　可用于各类水肿，是轻中度心源性水肿的首选利尿药。对轻度肾性水肿效果较好，对严重肾功能不全者疗效较差。

（2）降血压　与其他降压药合用，治疗轻中度高血压。

（3）尿崩症　噻嗪类利尿药能明显减少尿崩症患者的尿量，主要用于肾性尿崩症及加压素无效的垂体性尿崩症。

【不良反应及注意事项】

（1）电解质紊乱　长期应用可引起低钾血症、低钠血症、低氯血症、高钙血症等，其中低钾血症较常见，表现为恶心、呕吐、腹胀和肌无力。应及时补钾或合用留钾利尿药。

由于抑制碳酸酐酶，减少 H^+ 分泌，使氨排出减少，可引起血氨升高，故肝功能不全、肝硬化患者慎用，以防引起肝昏迷。

（2）高尿酸血症及高尿素氮血症　噻嗪类与尿酸竞争同一分泌机制，减少尿酸排出，引起高尿酸血症，故痛风患者慎用。

（3）高钙血症　噻嗪类药增加远曲小管对 Ca^{2+} 的重吸收，从而可导致高钙血症。

（4）升高血糖　抑制胰岛素的分泌以及减少组织利用葡萄糖可导致高血糖，并增加血清胆固醇和低密度脂蛋白，因此糖尿病、高脂血症患者慎用。

（5）其他　偶致过敏性皮疹、皮炎（包括光敏性皮炎）、粒细胞及血小板减少等，严重的可见溶血性贫血、坏死性胰腺炎等。

【常用制剂与规格】

片剂：25mg/片。

【用法用量】

治疗高血压，成人初期每天 25 ~ 100mg，分 1 ~ 2 次服用，并按降压效果调整剂量。血压稳定后每天维持量 6.25 ~ 12.5mg。

吲达帕胺（Indapamide）

吲达帕胺：具有利尿和钙拮抗双重作用，为长效、强效降压药。其降压效果好、不良反应少、对血糖和血脂无明显影响。用于轻、中度高血压，伴有水肿、高脂血症者更为适宜。长期应用可导致低钾血症，严重肝、肾功能不全者慎用。

【常用制剂与规格】

片剂（胶囊剂）：2.5mg/片（胶囊）。

缓释片：1.5mg/片。

【用法用量】

成人常用量为一次/1 片（胶囊），口服，每天一次。

3. 低效利尿药　本类药物作用较弱，较少单用，一般不作为首选药，主要是和其他利尿药合用。根据作用机制的不同分为保钾利尿药（抑制远曲小管远端 K^- – Na^+ 交换）和碳酸酐酶抑制药两类。前者有螺内酯（Spironolactone）、氨苯蝶啶（Triamterene），后者有乙酰唑胺（Acetazolamide）。

螺内酯（Spironolactone）

【药理作用】

螺内酯结构与醛固酮相似，为醛固酮的竞争性抑制药。作用于远曲小管和集合管，阻断 Na^+ – K^+ 和 Na^+ – H^+ 交换。仅作用于远曲小管和集合管，对肾小管其他各段无作用，故利尿作用较弱。

【临床应用】

用于水肿性疾病、高血压、原发性醛固酮增多症、低钾血症的预防。

【不良反应及注意事项】

（1）高钾血症　最为常见，尤其是单独用药、进食高钾饮食、合用钾剂或含钾药物如青霉素钾等以及存在肾功能损害、少尿、无尿时。高钾血症患者禁用。

（2）胃肠道反应　如恶心、呕吐、胃痉挛和腹泻；尚有报道可致消化性溃疡。

（3）低钠血症　单独应用时少见，与其他利尿药合用时发生率增高。

（4）抗雄激素样作用　长期服用本药，男性可致男性乳房发育、阳痿、性功能低下。女性可致乳房胀痛、声音变粗、毛发增多、月经失调、性功能下降。

（5）中枢神经系统表现　长期或大剂量服用本药可发生行走不协调、头痛等。

【常用制剂与规格】

螺内酯片：12mg；20mg。

螺内酯胶囊：20mg。

乙酰唑胺（Acetazolamide）

乙酰唑胺为碳酸酐酶抑制药，间接抑制 H^+ – Na^+ 交换，增加水和碳酸盐的排出而产生利尿作用。同时也能房水生成，降低眼压。

本品利尿作用较弱。单独使用一般用于治疗各种类型的青光眼，对各种类型青光眼急性发作时的短期控制是一种有效的降低眼压的辅助药物。也用于抗青光眼及某些内眼手术前降低眼压。

二、脱水药

脱水药又称渗透性利尿药，特点为静脉注射后不易通过毛细管进入组织，在体内不被代谢，通过提高血浆渗透压，产生组织脱水作用。

甘露醇（Mannitol）

【药理作用】

1. 脱水作用　静脉注射后，能迅速提高血浆渗透压，使组织间液向血浆转移而产生组织脱水作用，可降低颅内压和眼内压。

2. 增加肾血流量 能扩张肾血管，增加肾血流量。

3. 利尿作用 甘露醇通过肾小管时不被重吸收，使水在近曲小管和髓袢升支的重吸收减少，促进水的排出而利尿。

【临床应用】

1. 预防急性肾衰竭 通过脱水、利尿、增加肾血流量作用，可迅速消除水肿和促进毒物排出，防止肾小管萎缩坏死。

2. 脑水肿及青光眼 通过脱水作用，是治疗脑水肿首选药物，用于青光眼急性发作及手术前降眼压。

【不良反应及注意事项】

不良反应少见，注射太快可引一过性头痛、头晕和视物模糊。慢性心功能不全者禁用。活动性颅内出血者禁用。

【常用制剂与规格】

甘露醇注射液：4g/20ml；10g/50ml；20g/100ml；50g/250ml。

任务二 良性前列腺增生治疗药

PPT

岗位情景模拟

情景描述 肖先生，男，52岁，是一名出租车司机。近一年出现尿频、尿急、夜尿增多和排尿困难等症状，经诊断为良性前列腺增生。

分析 1. 请问可以用哪些药物治疗？

2. 服药期间应注意哪些问题？

良性前列腺增生（benign prostatic hyperplasia，BPH）主要是由于老年人性激素代谢障碍导致的不同程度腺体和（或）纤维、肌肉组织增生而造成前列腺体积增大，正常结构破坏并引起一系列功能障碍的疾病。主要症状为尿频、尿急、夜尿增多和排尿困难、迟缓、断续、尿流细而无力、终末滴沥、排尿时间延长等症状。常用治疗药物有 α_1 受体阻断药和 5α – 还原酶抑制药。

一、α_1 受体阻断药

特拉唑嗪（Terazosin）

【体内过程】

服药后基本上完全吸收，食物不影响特拉唑嗪生物利用度，血浆蛋白结合率为 $90\% \sim 94\%$，$t_{1/2}$ 约为 12 小时。约 40% 经尿排泄，约 60% 随粪便排出。

【药理作用】

通过阻断前列腺中的 α_1 受体，松弛血管平滑肌和膀胱颈、前列腺平滑肌。

【临床应用】

1. 治疗良性前列腺增生症　特拉唑嗪用药后显效快，给药两周后能使前列腺肥大症状和尿流速最大值分数都有明显改善。

2. 治疗轻中度高血压　可单独使用或与其他抗高血压药物合用。

【不良反应及注意事项】

最常见的不良反应有体虚无力、心悸、恶心、外周水肿、眩晕、嗜睡、鼻充血、鼻炎和视物模糊、弱视。可能导致晕厥和直立性低血压。

【常用制剂与规格】

盐酸特拉唑嗪片：2mg。

盐酸特拉唑嗪胶囊：1mg；2mg。

【用法用量】

每天一次，每次 2mg，口服，首次睡前服用，以减轻"首剂"效应及副作用。

坦索罗辛（Tamsulsosin）

【药理作用与临床应用】

坦索罗辛为选择性 α_1 肾上腺素受体阻断药；其主要作用机制是选择性地阻断前列腺中的 α_1 肾上腺素受体，松弛前列腺平滑肌，从而改善良性前列腺增生所致的排尿困难等症状。

【不良反应】

1. 循环系统　偶见血压下降、体位性低血压、心率加快、心悸等。

2. 过敏反应　偶尔可出现瘙痒、皮疹、荨麻疹，出现这种症状时应停止服药。

3. 消化系统　偶见恶心、呕吐、胃部不适、腹痛、食欲不振、腹泻、便秘、吞咽困难等。

【常用制剂与规格】

胶囊剂：0.2mg。

【用法用量】

成人每天一次，每次 1 粒（0.2mg），饭后口服；根据年龄、症状的不同可适当增减。

二、5α - 还原酶抑制药

非那雄胺（Finasteride）

【药理作用与临床应用】

非那雄胺为特异性 II 型 5α - 还原酶竞争抑制药，抑制外周睾酮转化为二氢睾酮，降低血液和前列腺、皮肤等组织中二氢睾酮水平。前列腺的生长发育和良性增生依赖于二氢睾酮，非那雄胺通过降低血液和前列腺组织中的二氢睾酮水平而抑制前列腺增生、改善良性前列腺增生的相关临床症状。

用于治疗已有症状的良性前列腺增生症。可改善症状，降低发生急性尿潴留的危险性，降低需进行经尿道切除前列腺和前列腺切除术的危险性。

【不良反应及注意事项】

主要不良反应是性功能影响（阳痿、性欲减退、射精障碍）、乳房不适（乳房增大、乳腺疼痛）和皮疹。不适用于妇女和儿童。

【常用制剂与规格】

片剂、胶囊剂、分散片：5mg。

【用法用量】

口服，每次5mg，每天一次，空腹服用或与食物同时服用均可。

度他雄胺（Dutasteride）

度他雄胺为雄激素类药。用于治疗良性前列腺增生症的中、重度症状，也用于中、重度症状的良性前列腺增生症患者，降低急性尿潴留和手术的风险。妇女、儿童和青少年禁用。

任务三　作用于子宫平滑肌的药物

PPT

一、子宫平滑肌兴奋药

子宫平滑肌兴奋药是一类能选择性兴奋子宫平滑肌，使子宫产生节律性或强直性收缩的药物。前者主要用于催生、引产，后者主要用于产后止血或促进子宫修复等。其作用强弱与药物剂量或子宫功能状态有关。

缩宫素（Oxytocin）

【体内过程】

缩宫素口服后在胃肠道被灭活，故口服无效。能经鼻腔及口腔黏膜吸收；肌内注射吸收好，5分钟内生效，作用持续20~30分钟，大部分经肝、肾灭活。可透过胎盘。

【药理作用】

1. 兴奋子宫　对子宫平滑肌有直接兴奋作用，加强其收缩。其作用强度随剂量增大而增强。小剂量可加强子宫的节律性收缩，其收缩性质与正常分娩相似，即子宫底部肌肉发生节律性收缩，而使子宫平滑肌松弛，以利于胎儿分娩。随着剂量加大，可引起子宫平滑肌张力持续性增加，最后可致强直性收缩，有引起胎儿窒息的危险。

体内雌激素和孕激素的水平会影响子宫对缩宫素的敏感性。雌激素可提高子宫对缩宫素的敏感性，而孕激素则可降低子宫对缩宫素的敏感性。在怀孕早期，体内孕激素水平较高，所以子宫对缩宫素的敏感性较低；而在妊娠后期，体内雌激素水平较高，对缩宫素的敏感性较高，至临产时，子宫对缩宫素最敏感，分娩后敏感性逐渐下降。

2. 其他　大剂量缩宫素能直接扩张血管，引起血压下降，反射性引起心率加快，心排出量增加。缩宫素还能收缩乳腺导管的肌上皮，促进排乳；此外，还有轻微的抗利尿作用。

【临床应用】

1. 催产或引产　对宫口已开全子宫收缩无力但产道和胎位正常的难产，可静脉滴注小剂量缩宫素以加强子宫节律性收缩，促进分娩。对死胎或因其他原因必须提前终止妊娠者，可用缩宫素引产。

2. 产后出血和促进子宫修复　用于引产、催产、产后及流产后因宫缩无力或缩复不良而引起的子宫出血。产后肌内或皮下注射较大剂量缩宫素，迅速引起子宫强直性收缩，可压迫子宫肌层内血管而止血，并促进子宫修复。

3. 产后催乳　收缩乳腺导管的肌上皮细胞，促进乳汁排泄。

【不良反应及注意事项】

不良反应偶见恶心、呕吐、心率加快或心律失常。最主要的不良反应是因剂量过大引起子宫持续性强直收缩，导致子宫破裂和胎儿窒息，故需严格掌握剂量。

【常用制剂与规格】

注射液：2.5 单位/0.5ml；5 单位/1ml；10 单位/1ml。

鼻喷雾剂：200 单位/5ml。

麦角生物碱（Ergot Alkaloids）

麦角（Ergot）是生长在黑麦上的一种真菌的干燥菌核，在麦穗上突出似角，故而得名，含有多种作用强大的化学成分，最主要的是麦角碱类，代表药物有麦角新碱、麦角胺、麦角毒。由于麦角新碱水溶性好，口服易吸收且作用迅速显著，为妇产科常用。

【药理作用】

1. 兴奋子宫　选择性兴奋子宫平滑肌，其作用的强弱取决于子宫的功能状态。妊娠期子宫较妊娠前敏感，临产时和新产后最敏感。其作用特点是强而持久，小剂量即能增加子宫的收缩频率和强度，剂量稍大即可引起子宫强直性收缩，且对子宫体和子宫颈的兴奋无选择性，不利于胎儿分娩，因而禁用于催产和引产，仅适用于产后出血和产后子宫复原。其中，麦角新碱的作用最快、最强。

2. 收缩血管　氨基酸麦角碱类静脉给药引起末梢血管收缩，血压升高，尤其是麦角胺的作用最强。剂量过大或反复应用可损伤血管内皮细胞，使血流停滞、血栓形成，导致肢端干性坏疽。

3. 阻断 α 受体　氨基酸麦角碱类能阻断 α 肾上腺素受体，翻转肾上腺素的升压作用。

【临床应用】

1. 子宫出血　用于产后、月经过多或其他原因引起的子宫出血，通过使子宫平滑肌强直性收缩，机械性压迫肌纤维间的血管而止血。

2. 产后子宫修复　产后子宫若不能及时修复，易引起子宫出血和感染。麦角生物碱可兴奋子宫，加速其复原。

3. 偏头痛 麦角胺与咖啡因配伍制成麦角胺咖啡因，收缩脑血管，治疗偏头痛。

4. 人工冬眠 麦角毒的氢化物具有中枢抑制和血管舒张作用，常与异丙嗪、哌替啶组成冬眠合剂。

【不良反应及注意事项】

麦角新碱注射可引起恶心、呕吐、血压升高等，伴有妊娠毒血症的产妇慎用。偶见过敏反应。麦角流浸膏中含麦角胺和麦角毒，长期应用可损伤末梢血管，冠心病、闭塞性血管疾病、肝肾功能不良者禁用。麦角生物碱制剂禁用于催产、引产和妊娠期妇女及血管硬化、冠状动脉疾病患者。

前列腺素（Prostaglandins，PGs）

前列腺素是一类广泛存在于体内的不饱和脂肪酸，对心血管、呼吸、消化道及生殖系统等有广泛的生理和药理作用。与缩宫素不同，上述几种前列腺素对各期妊娠子宫都有显著的兴奋作用，对分娩前的子宫更敏感些。故除用于足月引产外，对早期和中期妊娠子宫也能产生足以引起流产的高频率、大幅度收缩和宫颈扩张；尤其对中期妊娠流产效果好，安全可靠。如地诺前列酮（Dinoprostone，前列腺素 E_2）兴奋子宫平滑肌，引起子宫收缩，较大剂量可引起流产，主要用于妊娠中期引产。

该类药物的主要不良反应有恶心、呕吐、腹痛等胃肠道兴奋症状。严重心、肝、肾疾病，青光眼及哮喘患者禁用。

二、子宫平滑肌抑制药

子宫平滑肌抑制药又称抗分娩药，主要应用于痛经和防治早产。目前，具有子宫平滑肌抑制作用，并具有治疗价值的药物有 β 肾上腺素受体激动药、硫酸镁、钙拮抗药、前列腺素合成酶抑制药、催产素拮抗药、孕激素类药。

沙丁胺醇（Salbutamol）

沙丁胺醇能兴奋子宫平滑肌的 β_2 受体，激活腺苷酸环化酶，使 cAMP 增加，后者抑制子宫平滑肌收缩，还能使血管平滑肌松弛，增加子宫胎盘血流量，改善子宫内供氧环境，防治早产。

利托君（Ritodrine）

利托君为 β_2 受体激动药，通过激动子宫平滑肌的 β_2 受体，抑制子宫平滑肌的收缩。对妊娠和非妊娠子宫均有抑制作用，用于防治早产。

硫酸镁（Magnesium Sulfate）

硫酸镁通过拮抗钙离子，使子宫平滑肌松弛，降低子宫对缩宫素的敏感性，从而抑制子宫收缩。主要用于防治早产和妊娠高血压综合征。

目标检测

A 型选择题

1. 下列用于加速毒物排泄的药物是（　　）
    A. 氢氯噻嗪　　　　　　　B. 呋塞米　　　　　　　C. 氨苯蝶啶
    D. 乙酰唑胺　　　　　　　E. 甘露醇

2. 呋塞米没有下列哪一种不良反应（　　）
    A. 水和电解质紊乱　　　　B. 耳毒性　　　　　　　C. 胃肠道反应
    D. 高尿酸血症　　　　　　E. 减少 K^+ 外排

3. 伴有糖尿病的水肿患者，不宜选用以下哪一种利尿药（　　）
    A. 呋塞米　　　　　　　　B. 氢氯噻嗪　　　　　　C. 氨苯蝶啶
    D. 螺内酯　　　　　　　　E. 乙酰唑胺

4. 竞争拮抗醛固酮作用而利尿的药物是（　　）
    A. 螺内酯　　　　　　　　B. 呋塞米　　　　　　　C. 甘露醇
    D. 氢氯噻嗪　　　　　　　E. 普萘洛尔

5. 能减少房水生成，降低眼内压，用于治疗青光眼的药物是（　　）
    A. 氢氯噻嗪　　　　　　　B. 布美他尼　　　　　　C. 呋塞米
    D. 乙酰唑胺　　　　　　　E. 氨苯蝶啶

6. 急性脑水肿时最常用的药物是（　　）
    A. 螺内酯　　　　　　　　B. 呋塞米　　　　　　　C. 氢氯噻嗪
    D. 甘露醇　　　　　　　　E. 氨苯蝶啶

7. 特拉唑嗪属于（　　）
    A. 5α – 还原酶竞争抑制药　B. α_1 受体阻断药　　C. β_1 受体阻断药
    D. M 受体阻断药　　　　　E. N 受体阻断药

8. 特拉唑嗪的临床应用是（　　）
    A. 升高血压　　　　　　　B. 治疗良性前列腺增生症　C. 收缩子宫平滑肌
    D. 镇咳祛痰　　　　　　　E. 治疗青光眼

9. 下列关于特拉唑嗪的说法，错误的是（　　）
    A. 可用于降血压　　　　　B. 建议睡前服用　　　　C. 具有首剂效应
    D. 不良反应为血压升高　　E. 可导致直立性低血压

10. 属于 5α – 还原酶抑制药是（　　）
    A. 可待因　　　　　　　　B. 特拉唑嗪　　　　　　C. 非那雄胺
    D. 苯佐那酯　　　　　　　E. 阿司匹林

11. 下列对麦角新碱的叙述，错误的是（　　）
    A. 对子宫兴奋作用强而持久

　　　B. 对子宫体和子宫颈的兴奋作用无明显差别

　　　C. 剂量稍大即引起子宫强直性收缩

　　　D. 适用于子宫出血及产后子宫复原

　　　E. 临产时的子宫对本药敏感性降低

12. 下列对缩宫素的叙述，错误的是（　　　）

　　　A. 能促进乳汁分泌

　　　B. 没有妊娠分娩禁忌证

　　　C. 对怀孕末期的子宫作用最强

　　　D. 对宫体作用强于宫颈

　　　E. 能松弛血管平滑肌，降低血压

13. 下列有关麦角生物碱的作用，不正确的是（　　　）

　　　A. 翻转肾上腺素的升压作用

　　　B. 产后子宫复旧

　　　C. 催产、引产

　　　D. 偏头痛

　　　E. 大剂量应用可损害血管内皮细胞

14. 麦角胺治疗偏头痛的机制是（　　　）

　　　A. 镇痛作用　　　　　　　B. 收缩脑血管　　　　　　　C. 中枢抑制作用

　　　D. 拮抗内源性致痛物　　　E. 阻断 α 受体

15. 缩宫素对子宫平滑肌作用的特点包括（　　　）

　　　A. 雌激素降低子宫对缩宫素的敏感性

　　　B. 小剂量时即可引起子宫强直性收缩

　　　C. 孕激素增加子宫对缩宫素的敏感性

　　　D. 子宫对药物的敏感性与妊娠阶段无关

　　　E. 小剂量引起子宫底节律性收缩，子宫颈松弛

书网融合……

　　　　微课　　　　　　划重点　　　　　自测题

主要影响血液及造血系统功能的药物

学习目标

知识要求

1. **掌握** 止血药维生素 K，抗凝血药香豆素、肝素、链激酶及抗贫血药铁剂、叶酸、维生素 B_{12} 的药理作用、临床应用及主要不良反应。

2. **熟悉** 促凝血药和抗纤维蛋白溶解药的概念；抗凝血药香豆素、肝素的体内过程；血栓溶解药和抗血小板的作用机制；重组人促红细胞生成素的定义。

3. **了解** 各类止血药的作用机理、体内过程特点；抗凝血药枸橼酸钠的药理作用；各类血栓溶解药和抗血小板药物的体内过程；促白细胞生成药的作用。

能力要求

1. 具备有效、合理、安全应用本类药物的能力。
2. 具备用药风险管控能力。
3. 具备较强的自主学习能力。

任务一 止血药

PPT

岗位情景模拟

情景描述 患者，女，38 岁，慢性胆囊炎并胆道结石 10 年。一周前刷牙时，发现牙刷头带血，刷牙后唾液也带血丝，连续几天均如此。体格瘦小，面色萎黄。

分析 1. 该患者牙龈出血最可能的原因是什么？

2. 可补给什么药物？如何给药？

血液凝固是一个复杂的连锁反应，最终使可溶性的纤维蛋白原变成稳定、难溶的纤维蛋白，使血液凝固。

血液凝固过程有外源性和内源性两条途径。此过程有多种凝血因子参加，最终生成纤维蛋白、网罗血小板，形成血凝块。

止血药是指能加速血液凝固或降低毛细血管通

请你想一想

血液凝固的过程是什么？哪些凝血因子参与了凝血过程？

透性，使出血停止的药物。包括促凝血药、抗纤维蛋白溶解药及凝血因子促进药。

一、促凝血药

维生素 K（Vitamin K）

维生素 K 的基本结构为甲萘醌，广泛存在于自然界中，主要有脂溶性的维生素 K_1、K_2 和水溶性的维生素 K_3、K_4。维生素 K_1 存在于绿色植物中，维生素 K_2 由肠道细菌产生，维生素 K_1、K_2 需胆汁协助吸收；维生素 K_3、K_4 由人工合成，不需胆汁协助吸收。

【药理作用】

维生素 K 作为羧化酶的辅酶参与凝血因子 II、VII、IX、X 等的生物合成，使这些凝血因子肽链末端的谷氨酸磷酸化，促进凝血。在这一过程中，首先氢醌型维生素 K 被转换为环氧化物，后者又在 NADH 作用下，再还原成氢醌型，重新参与羧化反应。当维生素 K 缺乏时，上述凝血因子只能形成前体物质，无抗凝活性，易发生出血。

【临床应用】

1. 维生素 K 缺乏引起的出血　如胆汁分泌不足、长期应用广谱抗生素以及早产儿、新生儿出血，也可用于其他原因引起的凝血酶原过少。

2. 抗凝药过量引起的出血　治疗香豆素类、水杨酸类等过量引起的出血。

3. 其他　维生素 K_1 和 K_3 有镇静止痛、缓解平滑肌痉挛的作用，可用于胆石症和胆道蛔虫引起的绞痛。

你知道吗

维生素 K 与新生儿出血病

新生儿出生后会立即给予注射维生素 K_1，主要是为了预防新生儿出血风险。维生素 K 缺乏，会导致凝血因子合成异常，凝血机制障碍，出现广泛出血。3 天至 3 个月的婴儿，体内维生素 K 储存量较低，肠道菌群还没有建立，单独吃母乳易导致维生素 K 缺乏，引起全身多部位出血症，严重时引起颅内出血，对婴儿生命威胁较大。所以新生儿出生后，医院常规给予注射维生素 K_1，能有效预防新生儿出血症。

【不良反应及注意事项】

本品毒性较低。维生素 K_1 不良反应最少，维生素 K_3、维生素 K_4 常致胃肠道反应，引起恶心、呕吐等。较大剂量维生素 K_3 可致新生儿、早产儿溶血性贫血，高胆红素血症及黄疸。对葡萄糖 – 6 – 磷酸脱氢酶（G – 6 – PD）缺乏者，也可诱发急性溶血性贫血。

【常用制剂与规格】

片剂：10mg。

注射剂：10mg/1ml。

【用法用量】

口服，一次 10mg，一天 3 次；或遵医嘱。

用于低凝血酶原血症，肌内或深部皮下注射，每次 10mg，每天 1~2 次，24 小时内总量不超过 40mg；预防新生儿出血，可于分娩前 12~24 小时给母亲肌内注射或缓慢静脉注射 2~5mg。也可在新生儿出生后肌内或皮下注射 0.5~1mg，8 小时后可重复。

本品用于重症患者静脉注射时，给药速度不应超过 1mg/分。

二、抗纤维蛋白溶解药

抗纤维蛋白溶解药与纤溶酶中的赖氨酸结合部位结合，阻断纤溶酶的作用、抑制纤维蛋白凝块的裂解而止血。常用的药物有氨甲苯酸（P–aminomethyl benzoic acid，PAMBA）和氨甲环酸（tranexamic acid，AMCHA）。其中，氨甲环酸作用最强，但不良反应较氨甲苯酸多。氨甲苯酸排泄较慢，不良反应较少，是目前较常用的药物。

氨甲苯酸（P–aminomethyl benzoic acid，PAMBA）

【药理作用】

氨甲苯酸又称对羧基苄胺，能竞争性抑制纤溶酶原激活因子，使纤溶酶原不能激活为纤溶酶，从而抑制纤维蛋白的溶解，产生止血效果。

【临床应用】

临床主要用于治疗各种纤维蛋白溶解亢进所致的出血，如肺、肝、胰、前列腺、甲状腺、肾上腺等手术所致的出血，也可用于链激酶过量所引起的出血，但对癌症出血、创伤出血及非纤维蛋白溶解引起的出血无效。

【不良反应及注意事项】

不良反应较少，但应用过量可致血栓，并可能诱发心肌梗死。

【常用制剂与规格】

片剂：0.25g。

注射液：50mg/5ml；100mg/10ml。

【用法用量】

氨甲苯酸片，口服，一次 0.25~0.5g，一天 2~3 次，每天总量为 2g。

注射用氨甲苯酸、氨甲苯酸注射液，静脉注射或滴注，一次 0.1~0.3g，一天不超过 0.6g。或遵医嘱。

氨甲苯酸氯化钠注射液、氨甲苯酸葡萄糖注射液，静脉滴注，一次 0.1~0.3g，成人常用量每天总量不超过 0.6g。

你知道吗
_____

纤维蛋白原的作用

纤维蛋白原可以促进血小板的聚集，促进平滑肌和内皮细胞的生长、增殖和收缩，增加血液黏滞性和外周阻力，引起内皮细胞损伤，促进胶原和去氧核糖核酸合成，趋化单核－巨噬细胞向内膜下迁移，促进红细胞黏着和血栓形成。因此，它在心血管疾病的发病中具有十分重要作用。

三、其他

凝血酶（Thrombin）

凝血酶能直接作用于血液中的纤维蛋白原，促使转变为纤维蛋白，加速血液的凝固而止血。药用制剂是从猪、牛血中提取的。临床用于外伤、手术、口腔、耳鼻咽喉、泌尿系统、消化道及妇产科的出血。

鱼精蛋白（Protamine）

鱼精蛋白是一种强碱，在体内能与强酸性肝素形成稳定的复合物而使肝素失去抗凝作用。临床用于治疗因注射肝素过量所引起的出血。

酚磺乙胺（Etamsylate）

酚磺乙胺能促使血小板增生，增强血小板聚集性和黏附性，促进血小板释放凝血活性物质，缩短凝血时间，达到止血效果。临床适用于防治手术前后出血过多及各种内脏出血和皮肤出血。不良反应较少，静脉注射偶见过敏反应。

任务二　抗凝血药

PPT

岗位情景模拟

情景描述　患者，女，73 岁，常年卧床少动，近日感觉小腿肌肉疼痛和压痛，活动后感严重抽痛，且足背屈时更甚，全身症状不显著。检查时可有 Homans 征，即小腿伸直、足向背屈，腓肠肌内病变静脉受牵引而发生疼痛。经检查诊断为静脉栓塞。

分析　1. 患者如果使用药物治疗，有哪些药物可供选择？

　　2. 静脉栓塞有哪些不良后果？

抗凝血药（anticoagulants）是一类通过干扰机体凝血过程而阻止血液凝固的药物，临床主要用于防治血栓栓塞性疾病。

一、香豆素类

本类药物有华法林（Warfarin）、双香豆素（Dicoumarol）、醋硝香豆素（Acenocoumarol）等。本类药物均具有 4－羟基香豆素的基本结构，作用和用途相似，仅所用剂量、作用快慢和维持时间长短不同。此类药物口服有效，故又称口服抗凝血药。

【体内过程】

华法林和醋硝香豆素在胃肠道吸收快而安全，双香豆素的吸收因受食物的影响慢而不规则。这三种药物的血浆蛋白结合率较高，双香豆素几乎全部与血浆蛋白结合，能通过胎盘屏障，双香豆素和醋硝香豆素也可见于母乳中。在肝内代谢为无活性化合物，经肾脏排泄，但醋硝香豆素大部分以原型经肾排出。

【药理作用】

本类药物的结构与维生素 K 相似，为维生素 K 的竞争性拮抗药物，抑制维生素 K 环氧化物还原酶，阻止其还原为氢醌型维生素 K，妨碍维生素 K 的循环再利用，从而产生抗凝作用。但对已活化的凝血因子无作用，需待血液中的凝血因子耗竭后才能出现疗效，因此起效慢，体外无抗凝作用。

【临床应用】

主要用于防治血栓栓塞性疾病，如心房纤颤、心脏瓣膜病所致血栓栓塞，也可用于人工瓣膜置换术、髋关节固定术后防止静脉血栓发生。香豆素类口服有效、起效慢、维持时间长，但剂量不易控制。

【不良反应及注意事项】

应用过量易致自发性出血，应严格控制剂量，并严密监测凝血时间，一旦出血立即停药。偶见胃肠道反应、过敏等。

【常用制剂与规格】

华法林钠片：2.5mg；5mg。

双香豆素片：50mg。

醋硝香豆素片：1mg；4mg。

二、肝素与低分子肝素

肝素（Heparin）

肝素因首先从肝脏内发现而命名，现主要从牛肺或猪小肠黏膜提取。其化学结构为 D - 葡糖胺、L - 艾杜糖醛酸、N - 乙酰葡萄糖胺和 D - 葡萄糖醛酸交替组成的黏多糖硫酸酯，分子量为 $5 \sim 30$ kDa，平均分子量约 12kDa，带有大量的负电荷呈强酸性。

【体内过程】

由于肝素是带大量负电荷的大分子物质，不易通过生物膜，故口服和直肠给药均无效，皮下注射血浆浓度低，肌内注射易致血肿，临床多采用静脉给药的方式。静脉注射后立即生效。部分被内皮摄取、贮存，最后由肝素酶破坏，大部分以代谢物形式排出体外。

【药理作用】

1. 抗凝血作用　肝素在体内、体外均有迅速而强大的抗凝作用。静脉注射后 10 分钟内血液凝固时间、凝血酶时间及凝血酶原时间均明显延长。

肝素的抗凝活性主要取决于抗凝血酶Ⅲ（AT - Ⅲ）。AT - Ⅲ是一种生理性抗凝物质，是存在于血浆内的 $14\alpha_2$ 球蛋白，能与血浆凝血酶及凝血因子Ⅱ、Ⅸa、Ⅹa、Ⅺa、Ⅻa 等含丝氨酸残基蛋白酶发生缓慢结合，使上述凝血因子失活，发挥抗凝血作用。肝素与 AT - Ⅲ 结合后，使 AT - Ⅲ 构象发生改变，精氨酸活性部分被暴露，易与凝血因子中的丝氨酸结合，使凝血因子失活，抗凝作用增加。肝素从复合物中释出，与其他 AT – Ⅲ分子再作用。

2. 调血脂作用　肝素能够促进血管内皮细胞释放蛋白酯酶，水解乳糜微粒和低密度脂蛋白，增加高密度脂蛋白的含量，但停药后会引起"反跳"。

3. 其他　肝素还有抑制血小板聚集、降低血液黏度和抗炎等作用。

【临床应用】

1. 血栓栓塞性疾病　主要用于防治血栓的形成与扩大，如深静脉血栓形成、肺栓塞、脑梗死及急性心肌梗死等，尤其适用于急性动静脉血栓的形成。

2. 弥散性血管内凝血（diffuse intravascular coagulation，DIC）　早期以凝血为主，静脉注射肝素可防止因纤维蛋白和凝血因子的消耗引起继发性出血。应早期应用。

3. 体外抗凝　用于输血、心血管手术、血液透析、心导管检查等的抗凝。

【不良反应及注意事项】

毒性较低，过量易致出血，应严格控制剂量，严密监测凝血时间，一旦出血立即停药，并用带有阳电荷的硫酸鱼精蛋白对抗。偶见过敏反应，如发热、哮喘、荨麻疹、鼻炎、结膜炎。肝肾功能不全、消化性溃疡、严重高血压、脑出血及亚急性心内膜炎的患者，孕妇、先兆流产、外科手术后及血友病患者禁用肝素。

香豆素类与肝素的区别详见表11 – 1。

表11 –1　香豆素类与肝素的区别

	香豆素	肝素
作用特点	慢	快
维持时间	长，3～4 天	短，小于4 小时
给药途径	口服	静脉注射
控制剂量指标	凝血酶原时间	凝血酶时间
过量处理	维生素 K	鱼精蛋白
体外抗凝	无	有

【常用制剂与规格】

注射剂：1000IU/2ml；5000IU/2ml；12500IU/2ml。

乳膏剂：7000IU/20g。

你知道吗
_____

肝素抗凝管绿色头盖

采血管内如添加抗凝剂肝素，则采血管使用绿色头盖以示区别。

肝素直接具有抗凝血酶的作用，可延长标本凝血时间。用于急诊和大部分生化实验，如肝功、肾功、血脂、血糖等。适用于红细胞脆性试验、血气分析、红细胞压积试验、血沉及普通生化测定，不适于做血凝试验。

低分子量肝素 （low molecular weight heparins）

低分子量肝素分子量比肝素小，是用化学或酶裂解方法制备的，平均为 3.5 ~ 7kDa。与肝素比较，其生物利用度高，$t_{1/2}$ 较长。可选择性拮抗凝血因子 X 的活性，对其他凝血因子影响较小，引起出血的危险性小。还可促进组织型纤溶酶原激活物的释放，加强组织型纤溶酶原激活剂等的纤溶作用。临床用于预防手术后血栓栓塞、深静脉血栓、肺栓塞，还可作为血液透析时体外循环的抗凝药等。

三、枸橼酸钠

枸橼酸钠 （Sodium Citrate） 为体外抗凝药，体内无抗凝作用。枸橼酸根与 Ca^{2+} 可形成难解离的可溶性络合物，导致血中 Ca^{2+} 浓度降低，使血液不易凝固。仅适用于体外抗凝血，如体外血液保存、输血、血液化验等。

任务三　血栓溶解药和抗血小板药

PPT

岗位情景模拟

情景描述　张先生，男，70 岁。由于长期高血压且血压控制不好。某次好友聚会醉酒，醒来后出现偏身感觉、运动功能障碍，紧急送医后，确诊为脑动脉血栓形成。拟定采取溶栓治疗。

分析　1. 哪些药物可用于溶栓治疗？
　　　　2. 该类药物的作用特点是什么？

一、血栓溶解药

血栓溶解药又称溶栓药 （thrombolytics），是一类可使纤维蛋白溶解酶原（纤溶酶原）转变为纤维蛋白溶解酶（纤溶酶），后者迅速水解纤维蛋白和纤维蛋白原，引发血栓溶解的药物。

> **请你想一想**
>
> 什么是血栓栓塞？ 血栓栓塞治疗的关键是什么？

链激酶 （Streptokinase）

链激酶又名溶栓酶，是由 β - 溶血性链球菌培养液中提取得到的一种蛋白质。能与血浆纤溶酶原结合成复合物，引起构象变化，催化纤溶酶原转变为纤溶酶，纤溶酶能降解新鲜血栓中纤维蛋白，使血栓溶解。近年来可用基因重组技术制备，称为重组链激酶 （recombinant streptokinase， r - SK）。

【药理作用】

链激酶与内源性纤溶酶原结合成复合物，促使纤溶酶原转为纤溶酶，纤溶酶迅速水解血栓中纤维蛋白，导致血栓溶解。纤溶酶原除降解纤维蛋白凝块外，也降解纤维蛋白原和其他血浆蛋白，因此，本药的溶栓作用无选择性。

【临床应用】

链激酶主要用于治疗血栓栓塞性疾病。静脉注射治疗动、静脉内新鲜血栓形成和栓塞，如急性肺栓塞和深部静脉血栓等。现试用于心肌梗死早期治疗，可缩小梗死面积，使病变血管重建血流。需早期用药，以血栓形成不超过 6 小时疗效最佳，对形成时间较久的血栓难以发挥作用。

【不良反应及注意事项】

链激酶的主要不良反应是易引起出血，多为皮肤及黏膜出血，一般不需治疗，如严重出血可注射氨甲苯酸对抗，更严重者可补充全血。此外，链激酶具有抗原性，能引起过敏反应，出现寒战、发热、头痛等症状。出血性疾病、新创伤、消化道溃疡、严重高血压者禁用。

【常用制剂与规格】

注射用重组链激酶：10 万 IU/瓶；50 万 IU/瓶；150IU/瓶。

【用法用量】

静脉溶栓治疗，一般推荐本品 150 万 IU 溶解于 5% 葡萄糖 100ml，静脉滴注 1 小时。溶栓治疗应尽早开始，争取发病 12 小时内开始治疗。

尿激酶（Urokinase）

尿激酶是从人尿中分离得来的一种糖蛋白，也可由基因重组技术制备，分子量约为 53kDa。尿激酶可直接激活纤溶酶原使之转变为纤溶酶，发挥溶解血栓作用，还能抑制血小板聚集。适应证、不良反应及禁忌证同链激酶。尿激酶没有抗原性，不引起链激酶样的过敏反应，主要用于对链激酶过敏的患者。

【常用制剂与规格】

注射剂：1 万 IU；10 万 IU；25 万 IU；50 万 IU。

【用法用量】

本品临用前应以注射用灭菌生理盐水或 5% 葡萄糖溶液配制。

组织型纤溶酶原激活剂（Tissuse‐Type Plasminogen Activator，t‐PA）

组织型纤溶酶原激活剂于 1984 年用 DNA 重组技术合成获得成功，其溶栓机制是激活内源性纤溶酶原使之转变为纤溶酶，从而溶解血栓。组织型纤溶酶原激活剂的溶栓作用较强，对血栓具有选择性，较少产生应用链激酶时常见的出血并发症，且对人无抗原性。现已试用于治疗肺栓塞和急性心肌梗死。

同类药物还有瑞替普酶（Reteplase）等。

二、抗血小板药

血小板凝集、黏附和分泌是血栓形成的关键步骤。抗血小板药（platelet inhibitors）是一类能抑制血小板聚集、黏附以及释放等功能，防止血栓的形成，用于防治心脏或脑缺血性疾病、外周血栓栓塞性疾病的药物。其作用机制为影响前列腺素系统和增加 cAMP 两大类。

阿司匹林 （Aspirin）

阿司匹林为解热镇痛药，小剂量阿司匹林可抑制血小板中的前列腺素合成酶，使 TXA_2 合成减少，抑制血小板的聚集，防止血栓形成。临床上可用于慢性稳定型心绞痛、心肌梗死、急性脑卒中等疾病的预防和治疗。限制阿司匹林应用的是本品诱发消化性溃疡及消化道出血。

【常用制剂与规格】

肠溶胶囊剂：75mg。

肠溶片：25mg；50mg；100mg。

【用法用量】

用于抗血栓形成应用小剂量，每天 75～300mg，每天一次。

双嘧达莫 （Dipyridamole）

双嘧达莫在体内外均有抗血栓作用。本药能通过多种途径抑制血小板的聚集和黏附：①抑制磷酸二酯酶活性，使 cAMP 降解减少，cAMP 含量增加从而抑制血小板聚集；②增强 PGI_2 活性，抑制血小板聚集；③激活腺苷酸环化酶活性，使血小板内 cAMP 增多；④轻度抑制血小板的环氧酶，使 TXA_2 合成减少。

本药单独应用作用较弱，一般与口服抗凝药合用，治疗血栓栓塞性疾病。与华法林合用于修复心脏瓣膜时抑制血栓形成；与阿司匹林合用，可延长血栓栓塞性疾病的血小板生存时间，增强阿司匹林的抗血小板聚集作用。不良反应有腹部不适、恶心、呕吐等胃肠道反应及头痛、眩晕等。

【常用制剂与规格】

片剂：25mg。

【用法用量】

口服。一次 25～50mg，一天 3 次，饭前服；或遵医嘱。

噻氯匹定 （Ticlopidine）

噻氯匹定是血小板活化、黏附和 α - 颗粒分泌共同的抑制药。临床主要用于防治动脉血栓栓塞性疾病如脑中风、心肌梗死及外周动脉血栓性疾病的复发等，特别适用于不宜应用阿司匹林治疗的患者。此外，还可改善血管闭塞性脉管炎、闭塞性动脉硬化患者的临床症状，对糖尿病的微血管病变也有一定的防治作用。常见不良反应为恶心、腹泻、中性粒细胞减少等，还可见皮疹、皮肤瘀点和瘀斑等。

【常用制剂与规格】

片剂（胶囊剂）：0.25g。

缓释片：0.2g。

【用法用量】

片剂（胶囊剂）口服。一次 0.25g，一天一次，就餐时服用以减少轻微的胃肠道反应。

缓释片口服。每次 0.2g，每天一次。不得咀嚼，可在餐时服用，以减少胃肠道反应。

任务四　抗贫血药

PPT

岗位情景模拟

情景描述　患儿，女，11 个月，体重 9.2 kg，母乳喂养，已添加少量稀粥和奶粉。近 2 个月来，面色逐渐苍白，食欲减退，不爱活动，有时萎靡不振。血常规检查：Hb 87g/L。诊断为缺铁性贫血（中度）。

分析　1. 该患者可选用什么药物治疗？

　　2. 使用时注意事项有哪些？

贫血是指循环血液中红细胞数或血红蛋白低于正常值的病理现象。根据病因和发病机制的不同，贫血可分为缺铁性贫血、巨幼细胞贫血、溶血性贫血、再生障碍性贫血等。抗贫血药应用前，首先应明确贫血的病因和类型，在针对病因治疗的基础上，选择不同的抗贫血药物治疗。

一、铁剂　微课

常用的铁剂有硫酸亚铁（Ferrous Sulfate）、葡萄糖醛酸亚铁（Ferrous Glucuronic Acid）、乳酸亚铁（Ferrous Lactate）、富马酸亚铁（Ferrous Fumarate）和右旋糖酐铁（Iron Dextran）等。

【体内过程】

食物中的铁和口服铁剂都以 Fe^{2+} 在十二指肠和空肠上段吸收。胃酸、食物中果糖、半胱氨酸和维生素 C 等可将 Fe^{3+} 还原为 Fe^{2+} 而促进吸收。胃酸缺乏、服用抗酸药、高钙和高磷酸盐食品及四环素类药物等均可妨碍铁的吸收。食物肉类中的血红蛋白铁吸收最佳，蔬菜中的铁吸收较差。

【药理作用】

铁为机体必需的微量元素，是构成血红蛋白、肌红蛋白、细胞染色质及组织酶的主要成分，各种原因造成机体铁缺乏时均可影响血红蛋白的合成而导致贫血。进入血浆的 Fe^{2+} 经氧化变成 Fe^{3+}，以转铁蛋白为载体，转运至骨髓和红细胞膜上，与转铁蛋白受体结合后经胞膜内陷作用进入细胞，用于合成血红蛋白。

【临床应用】

本类药物主要用于治疗缺铁性贫血，疗效极佳。尤其对慢性失血（如月经过多、子宫肌瘤、痔疮出血等）、营养不良、儿童生长发育、妊娠等所引起的贫血疗效较好，用药后一般症状迅速改善，连服 2~3 周即可改善症状，治疗 10~15 天网织红细胞达高峰，2~4周血红蛋白明显升高，对重度贫血需较长时间才能恢复。

【不良反应及注意事项】

口服铁剂刺激胃肠道，引起恶心、呕吐、上腹部不适、腹泻等，Fe^{3+}较Fe^{2+}多见，宜餐后服用。此外，也可引起便秘，这可能是因Fe^{2+}与肠蠕动生理刺激物硫化氢结合后，减弱了肠蠕动所致。注射用铁剂可引起局部刺激及皮肤潮红、发热、荨麻疹等过敏反应，严重者可发生心悸、血压下降等。

小儿误服铁剂1g以上可发生急性中毒，表现为急性循环衰竭、休克、胃黏膜凝固性坏死；急救措施以磷酸盐溶液或碳酸盐洗胃，胃内给予去铁胺（Deferoxamine）与铁结合以减轻铁的毒性反应。

二、叶酸和维生素 B_{12}

叶酸（Folic Acid）

叶酸由蝶啶、对氨苯甲酸及谷氨酸构成，广泛存在于动、植物性食物中，以酵母、肝及绿叶蔬菜中含量较多，人体必须从食物中获得。叶酸不耐热，食物烹调后可损失50%以上。

【药理作用】

叶酸吸收后，在体内被还原为 N_5-甲酰四氢叶酸后作为甲基供给体，使维生素 B_{12} 转变成甲钴胺，而自身转变为四氢叶酸。四氢叶酸类辅酶是通过传递一碳单位参与体内嘌呤、嘧啶等核苷酸的合成。当叶酸缺乏时，其介导的一碳单位代谢障碍，影响核苷酸的合成，导致细胞核中的 DNA 合成减少，细胞的分裂与增殖减少，血细胞发育停滞，造成巨幼细胞贫血。

【临床应用】

叶酸可用于各种原因所致的巨幼细胞贫血。与维生素 B_{12} 合用效果更好。对营养不良或婴儿期、妊娠期巨幼细胞贫血疗效较好。对叶酸对抗药甲氨蝶呤、乙胺嘧啶等引起的巨幼细胞贫血，因二氢叶酸还原酶被抑制，叶酸在体内不能转变为四氢叶酸，故需用甲酰四氢叶酸钙（Calcium Leucovorin）治疗。此外，对维生素 B_{12} 缺乏导致的"恶性贫血"，叶酸仅能纠正异常血象，而不能改善神经损害症状，故治疗时应以维生素 B_{12} 为主，叶酸为辅。孕期补充叶酸可预防神经管缺陷。

【常用制剂与规格】

片剂：0.4mg；5mg。

【用法用量】

成人一次5~10mg，一天15~30mg，直至血象恢复正常；儿童一次5mg，一天3次（或一天5~15mg，分3次）；妊娠期、哺乳期妇女预防用药一次0.4mg，一天一次。

维生素 B_{12}（Vitamin B_{12}）

维生素 B_{12} 是一类含钴的水溶性 B 族维生素，广泛存在于动物性食品如肝、肾、心脏及乳、蛋类食品中。药用维生素 B_{12} 为氰钴胺、羟钴胺，性质稳定。

【体内过程】

食物中的维生素 B_{12} 必须与胃黏膜壁细胞分泌的"内因子"（糖蛋白）结合形成复合物，使其免受胃液的破坏，然后进入回肠吸收。内因子分泌缺乏时可影响维生素 B_{12} 的吸收，必须时应注射给药。进入血液的维生素 B_{12} 迅速与血浆蛋白结合并运至肝、肾、脾等组织贮存。

【药理作用与临床应用】

维生素 B_{12} 参与体内核酸、胆碱、蛋氨酸的合成以及脂肪、糖的代谢，为细胞发育成熟和维持神经组织髓鞘的完整所必需的物质。当维生素 B_{12} 缺乏时，会影响红细胞成熟和正常神经髓鞘磷脂的合成，出现巨幼细胞贫血和神经症状。

维生素 B_{12} 主要用于"恶性贫血"和其他巨幼细胞贫血，也可作为神经系统疾病（如神经炎、神经萎缩等）、肝脏疾病和神经损伤等辅助治疗药物。

【不良反应】

维生素 B_{12} 本身无毒，但少数患者可致过敏反应，甚至过敏性休克。

【常用制剂与规格】

片剂：$25\mu g$；$50\mu g$。

注射液：$0.5mg/1ml$。

【用法用量】

口服，一天 $25\sim100\mu g$ 或隔日 $50\sim200\mu g$ 分次服用，或遵医嘱。

内因子缺乏者，肌内注射。一天 $0.025\sim0.1mg$ 或隔日 $0.05\sim0.2mg$，共 2 周。用于神经炎时，用量可酌增。

你知道吗

恶性贫血

恶性贫血是因为某些原因导致胃黏膜萎缩，不能分泌足量的内因子，使维生素 B_{12} 吸收出现障碍而发生的巨幼细胞贫血。发病机制不清楚，与种族和遗传有关。90% 左右的患者血清中有壁细胞抗体，60% 的患者血清及胃液中找到内因子抗体，部分患者可出现甲状腺抗体。恶性贫血可见于甲状腺功能亢进、慢性淋巴细胞性甲状腺炎、类风湿关节炎等疾病。恶性贫血的治疗为注射补充维生素 B_{12}，且需要终生维持治疗。

三、促红细胞生成药

促红细胞生成素（Erythropoietin，EPO）

促红细胞生成素是人体中肾脏和肝脏分泌的一种激素样物质。药用品是基因技术生产的重组人促红细胞生成素。EPO 可与红系干细胞表面上的 EPO 受体结合，刺激红系干细胞生成，促进红细胞成熟，使网织红细胞从骨髓中释放出来以及提高红细胞抗氧化功能，从而增加红细胞数量并提高血红蛋白含量。EPO 对多种贫血有效，特别是造血功能低下者疗效更佳。

【临床应用】

临床主要用于肾性贫血、肿瘤化疗和艾滋病药物治疗所致的贫血等。

【不良反应及注意事项】

不良反应主要有血压升高，故高血压患者不宜应用。注射部位及血液透析后易致血栓形成，偶可诱发脑血管意外或癫痫发作。

本药可以增加运动员的训练耐力和训练负荷，为国际体育组织规定的赛事禁用的兴奋剂。

四、促白细胞生成药

许多疾病、药物，特别是肿瘤患者的放疗、化疗均可引起白细胞减少症。治疗时，对于造血功能低下者，一般采用兴奋骨髓造血功能、促进白细胞增殖的药物；对于自身免疫引起的白细胞减少症，多采用免疫抑制药如糖皮质激素类药物，抑制抗体生成，减少白细胞破坏。

粒细胞集落刺激因子（Granulocyte Colony Stimulating Factor，G – CSF）

重组人粒细胞集落刺激因子，又称非格司亭（Filgrastim），是由 175 个氨基酸组成的糖蛋白。其主要作用是增加中性粒细胞的生成，也能增强中性粒细胞的趋化及吞噬等功能。非格司亭可使某些骨髓发育不良和骨髓损伤患者中性粒细胞数目增加，对骨髓移植和高剂量化疗后的严重中性粒细胞减少有效。临床用于各种原因引起的白细胞或粒细胞减少症，如肿瘤放疗、化疗引起的骨髓抑制，再生障碍性贫血及自体骨髓移植等。

不良反应有胃肠道反应、肝功能损害和骨痛等。肝、肾、心功能严重障碍及有药物过敏史者慎用。

粒细胞 – 巨噬细胞集落刺激因子
（Granulocyte – Macrophage Colony Stimulating Factor，GM – CSF）

重组人粒细胞 – 巨噬细胞集落刺激因子又称沙格司亭（Sargramostin）。重组人粒细胞 – 巨噬细胞集落刺激因子是由 127 个氨基酸组成的糖蛋白，具有广泛的活性。其主要作用是刺激粒细胞、单核细胞、巨噬细胞和巨核细胞等多种细胞的集落形成和增生，对成熟中性粒细胞可增强其吞噬功能和细胞毒作用。临床主要用于预防恶性肿瘤放疗、化疗引起的白细胞减少及其并发感染等。

不良反应较少，有发热、皮疹、呼吸困难、骨痛及肌肉痛等，一般停药后消失。首次静脉滴注时可出现潮红、低血压、呕吐等症状，应给予吸氧及输液处理。

目标检测

一、A 型选择题

1. 维生素 K 属于（　　）

　　A. 抗凝血药　　　　　　　B. 促凝血药　　　　　　　C. 抗高血压药

　　D. 纤维蛋白溶解药　　　　E. 血容量扩充药

2. 氨甲环酸的促凝作用机制是（　　）

　　A. 抑制纤溶酶　　　　　　B. 促进血小板聚集　　　　C. 促进凝血酶原合成

　　D. 抑制二氢叶酸合成酶　　E. 减少血栓素的生成

3. 维生素 K 的作用机制是（　　）

　　A. 抑制抗凝血酶

　　B. 促进血小板聚集

　　C. 竞争性对抗纤溶酶原激活因子

　　D. 作为羧化酶的辅酶参与凝血因子的合成

　　E. 抑制纤溶酶

4. 香豆素类药物均具有（　　）的基本结构

　　A. 1 – 羟基香豆素　　　　B. 2 – 羟基香豆素　　　　C. 3 – 羟基香豆素

　　D. 4 – 羟基香豆素　　　　E. 5 – 羟基香豆素

5. 关于香豆素类抗凝血药，下列说法错误的是（　　）

　　A. 发挥作用慢，维持时间长

　　B. 维生素 K 能对抗其抗凝血作用

　　C. 体内外都有抗凝血作用

　　D. 口服就有抗凝血作用

　　E. 华法林的作用比双香豆素出现作用快，维持时间短

6. 肝素过量引起的自发性出血宜选用的解毒药物是（　　）

　　A. 鱼精蛋白　　　　　　　B. 维生素 K　　　　　　　C. 氨甲苯酸

　　D. 维生素 C　　　　　　　E. 垂体后叶素

7. 血液透析患者宜采用的抗凝血药是（　　）

　　A. 枸橼酸钠　　　　　　　B. 华法林　　　　　　　　C. 双香豆素

　　D. 肝素　　　　　　　　　E. 双嘧达莫

8. 只用于体外抗凝的抗凝血药是（　　）

　　A. 肝素　　　　　　　　　B. 华法林　　　　　　　　C. 枸橼酸钠

　　D. 尿激酶　　　　　　　　E. 叶酸

9. 为减少自发性出血，应用华法林必须检测的指标是（　　）

　　A. 凝血时间　　　　　　　B. 凝血酶原时间　　　　　C. 部分凝血活酶时间

　　　　D. 凝血酶凝固时间　　　　　E. 以上都不是

10. 治疗链激酶过量所致的出血宜选用（　　　）

　　　　A. 鱼精蛋白　　　　　　　B. 维生素 K　　　　　　C. 氨甲苯酸

　　　　D. 维生素 C　　　　　　　E. 垂体后叶素

11. 尿激酶抗凝血作用原理是（　　　）

　　　　A. 直接激活纤溶酶原激活酶

　　　　B. 直接降解纤维蛋白

　　　　C. 促进纤溶酶原激活因子前体转变为激活因子

　　　　D. 激活纤溶酶

　　　　E. 直接激活纤溶酶原

12. 不适合抗血小板药物治疗的是（　　　）

　　　　A. 急性心肌梗死　　　　　B. 心绞痛发作　　　　　C. 防治缺血性中风

　　　　D. 肺栓塞　　　　　　　　E. 不稳定心绞痛

13. 可改善神经症状的药物是（　　　）

　　　　A. 枸橼酸钠　　　　　　　B. 叶酸　　　　　　　　C. 硫酸亚铁

　　　　D. 维生素 B_{12}　　　　　　E. 以上都不是

14. 铁剂用于治疗（　　　）

　　　　A. 溶血性贫血　　　　　　B. 巨幼细胞贫血　　　　C. 再生障碍性贫血

　　　　D. 小细胞低色素性贫血　　E. 以上都不是

15. 叶酸用于治疗（　　　）

　　　　A. 溶血性贫血　　　　　　B. 巨幼细胞贫血　　　　C. 再生障碍性贫血

　　　　D. 小细胞低色素性贫血　　E. 以上都不是

16. 维生素 B_{12}用于治疗（　　　）

　　　　A. 溶血性贫血　　　　　　B. 巨幼细胞贫血　　　　C. 再生障碍性贫血

　　　　D. 小细胞低色素性贫血　　E. 以上都不是

17. 铁剂的最佳适应证是（　　　）

　　　　A. 骨髓造血功能低下引起的贫血

　　　　B. 慢性失血引起的贫血

　　　　C. 严重的慢性萎缩性胃炎引起的贫血

　　　　D. 肿瘤化疗引起的贫血

　　　　E. 慢性肾衰竭引起的贫血

18. 巨幼细胞贫血首选下列哪种药物（　　　）

　　　　A. 维生素 B_{12}　　　　　　B. 叶酸 + 维生素 B_{12}　　C. 维生素 B_6

　　　　D. 铁剂　　　　　　　　　E. 红细胞生产素

二、X 型选择题

19. 可用维生素 K 治疗的疾病是（　　　）

  A. 维生素 K 缺乏引起的出血

  B. 新生儿、早产儿出血

  C. 过量应用香豆素类所致的出血

  D. 过量应用水杨酸类所致的出血

  E. 胆石症和胆道蛔虫引起的绞痛

20. 下列不是肝素给药方式的是（　　）

  A. 皮下注射　　　　　B. 肌内注射　　　　　C. 静脉注射

  D. 口服　　　　　　　E. 皮内注射

21. 抗血小板药包括（　　）

  A. 阿司匹林　　　　　B. 双嘧达莫　　　　　C. 噻氯匹定

  D. 链激酶　　　　　　E. 尿激酶

22. 口服铁剂的不良反应包括（　　）

  A. 刺激胃肠道　　　　B. 恶心　　　　　　　C. 呕吐

  D. 上腹部不适　　　　E. 腹泻

书网融合……

  e 微课　　　　　　　划重点　　　　　　　自测题

学习目标

知识要求

1. **掌握** 糖皮质激素的分类、作用机制、不良反应及禁忌证；甲状腺激素的药理作用，抗甲状腺药物分类；胰岛素及口服降糖药的种类、降血糖机制和不良反应；雌激素、孕激素、雄激素药物的药理作用、临床应用、主要不良反应；抗骨质疏松药的分类，常用抗骨质疏松药的药理作用、临床应用、主要不良反应及用药注意事项。

2. **熟悉** 糖皮质激素使用方法；生殖过程的生理变化；激素替代治疗的相关药物使用方法；甲状腺激素在体内合成、贮存、释放与调节的动态过程；抗雌激素和抗孕激素药物的作用特点。

3. **了解** 糖皮质激素主要药物名称、规格；抗甲状腺药物的用药注意事项；口服降血糖糖药的体内过程；避孕药作用机制。

能力要求

1. 具备有效、合理、安全应用本类药物的能力。
2. 具备较强的风险防控能力。
3. 具备较强的自主学习能力。

📋 任务一　肾上腺皮质激素类药

PPT

📋 岗位情景模拟

情景描述　正上高一的刘同学，近来发现脸上起了很多红色的"痘痘"，于是使用复方地塞米松软乳膏涂抹痘痘。几天后痘痘慢慢地褪去。可用了一段时间后，刘同学竟离不开该药了，一不抹，小痘痘又"卷土重来"，而且越来越多。医生检查后说刘同学患了激素依赖性皮炎。

分析　1. 刘同学为什么会出现激素依赖性皮炎？

2. 如何正确使用糖皮质激素？

肾上腺皮质激素是肾上腺皮质分泌的各种类固醇激素的总称。肾上腺位于肾脏的上极，左右各一。肾上腺分为两部分：外周部分为皮质，中心部分为髓质。

一、肾上腺皮质激素分类

肾上腺皮质激素按生理作用分为三类。

1. 盐皮质激素 由球状带分泌，主要影响水盐代谢，增加肾脏远曲小管和集合管对钠离子的再吸收和钾离子的排泄（保钠排钾），临床少用，主要用于慢性肾上腺皮质功能减退症（艾迪生病）。体内盐皮质激素常见醛固酮（aldosterone）。

2. 糖皮质激素 由束状带分泌，主要影响糖、脂肪、蛋白质代谢，生理药理作用广泛。体内常见糖皮质激素如氢化可的松（hydrocortisone）和可的松（cortisone）。

3. 性激素 由网状带分泌。体内常见性激素激素如去氢异雄酮和雌二醇。

二、糖皮质激素

糖皮质激素按作用维持时间可分为短效、中效与长效三类。短效药物如氢化可的松和可的松，作用维持时间多在 8 ~ 12 小时；中效药物如泼尼松（Prednisone）、泼尼松龙（Prednisolone）、曲安奈德（Triamcinolone Acetonide），作用维持时间多在 12 ~ 36 小时；长效药物如地塞米松（Dexamethasone）、倍氯米松（Beclomethasone），作用维持时间多在 36 ~ 54 小时。如按给药途径分类，则可分为口服、注射、局部外用或吸入。临床应根据患者病情选择合适的糖皮质激素。

【体内过程】

1. 糖代谢 促进糖原异生，抑制葡萄糖的分解和减少机体组织对葡萄糖的利用，使血糖升高。

2. 蛋白质代谢 促进淋巴、肌肉、皮肤、骨、结缔组织等多种组织中蛋白质分解，并抑制蛋白质合成。长期大剂量使用糖皮质激素可致生长减慢、肌肉消瘦、皮肤变薄和伤口愈合延缓等现象。

3. 脂肪代谢 促进脂肪分解，抑制脂肪合成。长期大剂量使用糖皮质激素能增高血胆固醇含量，并激活四肢皮下组织中的脂酶，使四肢皮下脂肪分解，重新分布于面部（满月脸）、胸部、背部（水牛背）及臀部形成向心性肥胖。

4. 水和电解质代谢 有较弱的盐皮质激素样作用，有留钠排钾作用，可导致高血压与水肿；大剂量应用时还可引起低钙血症，诱发骨质脱钙。

【药理作用】

1. 抗炎 糖皮质激素有快速、强大而非特异性的抗炎作用。通过诱导抗炎因子的合成（如诱导脂皮素的合成，抑制磷脂酶 A_2 活性，而减少 PGs 和 LTs 的生成）、抑制炎性因子的合成（如抑制白介素、肿瘤坏死因子等细胞因子）等途径，对各种炎症均有效。急性炎症早期，可减轻炎症早期的渗出、水肿、毛细血管扩张、白细胞浸润和吞噬等反应，从而改善炎症早期出现的红、肿、热、痛等症状和体征。

在炎症后期，糖皮质激素可抑制毛细血管和成纤维细胞的增生，抑制胶原蛋白、黏多糖的合成，防止炎症后期的粘连和瘢痕形成，减轻炎症的后遗症。

需要强调的是，糖皮质激素的抗炎作用仅仅是对症作用，对病原微生物并无抑制或杀灭效应。且炎症反应本身是机体的一种防御功能，是组织修复的重要过程，故糖皮质激素在抑制炎症、缓解症状的同时，也降低了机体自我的防御和修复功能，因而可导致感染扩散和创口愈合延缓。

2. 免疫抑制　糖皮质激素对免疫过程的许多环节均有抑制作用。首先抑制巨噬细胞对抗原的吞噬和处理；其次，糖皮质激素可使血中淋巴细胞减少，其原因可能与淋巴细胞移行至血液以外的组织和促进淋巴细胞的破坏和解体有关。小剂量时主要抑制细胞免疫；大剂量时抑制浆细胞和抗体生成而抑制体液免疫功能。

3. 抗休克　大剂量的糖皮质激素可用于中毒性和过敏性休克。其作用可能与下列机制有关：①稳定溶酶体膜，阻止或减少蛋白水解酶的释放，减轻细胞损伤；②增强心肌收缩力，增加心排出量，扩张痉挛血管，增加肾血流量；③提高机体对细菌内毒素的耐受力，但对外毒素则无防御作用。

4. 其他作用

（1）对血液和造血系统的影响　能刺激骨髓造血功能，使红细胞和血红蛋白含量增加，大剂量使血小板增加，提高纤维蛋白原浓度，缩短凝血时间；加快骨髓中性粒细胞释放入血循环，使血中性粒细胞数量增加，但它们吞噬、游走、消化异物等功能被降低。另一方面，可使淋巴组织萎缩，使血中淋巴细胞、单核细胞和嗜酸性粒细胞计数明显减少。

（2）对中枢神经系统的影响　能提高中枢神经系统兴奋性，可出现欣快、激动、不安、行动增多、失眠甚至产生焦虑、抑郁及不同程度的躁狂等异常行为，甚至诱发癫痫发作或精神失常。儿童用大剂量时易发生惊厥。

（3）对骨骼的影响　可以抑制成骨细胞的活力，减少骨胶原的合成，促进胶原和骨基质的分解，使骨盐不易沉着，骨质形成发生障碍而出现骨质疏松症。

（4）对胃肠道的影响　可增加胃酸及胃蛋白酶的分泌，增强食欲，促进消化。同时，由于对蛋白质代谢有影响，胃黏液分泌减少，上皮细胞更换率减低，使胃黏膜自我保护与修复能力减弱。故长期使用超生理量的糖皮质激素有诱发或加重溃疡形成的危险。

常用糖皮质激素类药物药理活性详见表 12-1。

请你想一想

糖皮质激素类药有没有退热作用？

表 12 – 1 常用糖皮质激素类药物药理活性比较

类别	药物名称	对糖皮质激素受体亲和力	水盐代谢（比值）	糖代谢（比值）	抗炎作用（比值）	等效剂量（mg）
短效	氢化可的松	1.00	1.0	1.0	1.0	20.00
	可的松	0.01	0.8	0.8	0.8	25.00
中效	泼尼龙	0.05	0.8	4.0	3.5	5.00
	泼尼松龙	2.20	0.8	4.0	4.0	5.00
	甲泼尼龙	11.90	0.5	5.0	5.0	4.00
	曲安西龙	1.90	0	5.0	5.0	4.00
长效	地塞米松	7.10	0	20.0~30.0	30.0	0.75
	倍他米松	5.40	0	20.0~30.0	25.0~30.0	0.60

【临床应用】

1. 替代疗法 主要用于急、慢性肾上腺皮质功能减退症，脑垂体功能减退症和肾上腺全切除术后。

2. 急性严重感染 在同时应用足量有效的抗生素控制感染的前提下，主要用于中毒性感染或伴有休克者，一般感染不用。

3. 过敏性疾病和自身免疫性疾病 ①对药物过敏、接触性皮炎、血管神经性水肿、过敏性鼻炎和荨麻疹等过敏性疾病，当用抗组胺药治疗无效或病情特别严重时，可考虑用糖皮质激素作辅助治疗。②对风湿性关节炎及类风湿关节炎、系统性红斑狼疮、重症肌无力和溃疡性结肠炎等自身免疫性疾病，糖皮质激素可缓解减症状。③糖皮质激素可以减轻炎症，降低呼吸道的高反应性，保护呼吸道的通畅，有效地控制哮喘症状。

4. 血液病 对急性淋巴细胞白血病，尤其儿童急性淋巴细胞白血病，有较好的疗效；对再生障碍性贫血、血小板减少症和粒细胞缺乏症也有效，但疗效维持时间短，停药后易复发。

5. 皮肤病 广泛用于治疗某些皮肤病，如接触性皮炎、牛皮癣、肛门瘙痒和湿疹等。

6. 眼科疾病 可用于眼前部局部炎症，如角膜炎、结膜炎和虹膜炎，能迅速奏效；眼后部炎症如视网膜炎、脉络膜炎，则需全身或球后用药。

【不良反应及注意事项】

1. 长期大剂量应用引发的不良反应

（1）医源性肾上腺皮质功能亢进症（库欣综合征） 长期大剂量应用糖皮质激素，可导致脂质代谢和水盐代谢紊乱，表现为满月脸、水牛背、向心性肥胖、皮肤变薄、肌肉萎缩、骨质疏松、痤疮、多毛、低钾血症、高血压、糖尿病等（图 12 – 1）。停药后症状可自行消退。必要时也可加用抗高血压药、降血糖药治疗，并采用低盐、低糖、高蛋白饮食及补钾等措施。

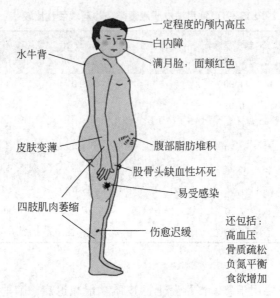

图 12 - 1　库欣综合征模式图

（2）诱发或加重感染　糖皮质激素可降低机体防御能力，长期应用可诱发感染或使潜在病灶扩散、恶化，特别是原有疾病已使抵抗力降低者，如白血病、再生障碍性贫血、艾滋病等。

（3）诱发或加重溃疡　糖皮质激素刺激胃酸与胃蛋白酶分泌，抑制胃黏液生成，阻碍组织修复或减弱前列腺素对胃壁的保护功能，故可诱发或加重胃、十二指肠溃疡，甚至造成消化道出血或穿孔，联合抗酸药可减少溃疡发生率。

（4）其他不良反应　如兴奋中枢，引起欣快、易激动、失眠，偶致精神失常或诱发癫痫发作。延缓伤口愈合，影响儿童生长发育，妊娠前 3 个月应用偶可导致胎儿畸形等。少数患者可诱发胰腺炎和脂肪肝。

2. 停药反应

（1）药源性皮质功能不全　是外源性糖皮质激素反馈抑制腺垂体促肾上腺皮质激素的（adrenocorticotrophic hormone，ACTH）分泌所致，出现肾上腺皮质萎缩和分泌功能减退现象。

防治措施：①尽量降低每天维持或用隔日给药法；②缓慢逐渐停药，于疗程结束后 7 天加用促肾上腺皮质激素；③在停药数月或更长时间，如遇应激情况给予足量本激素。

（2）反跳现象　突然停药或减量太快时原病复发或恶化，称停药反跳现象。

【常用制剂与规格】

1. 泼尼松　片剂：5mg。

2. 泼尼松龙　片剂：5mg。滴眼液：50mg/5ml；100mg/10ml。

3. 地塞米松　片剂：0.75mg。口腔贴片：0.3mg。注射剂：2.5mg/0.5ml；5mg/1.0ml。

4. 氢化可的松　片剂：20mg。软膏：100mg/10g。滴眼液：15mg/3ml；25mg/5ml。

【用法用量】

糖皮质激素类药的用法用量详见表 12 - 2。

表 12 - 2　糖皮质激素类药的用法

使用疗程	用法	用途
大剂量冲击疗法	常用氢化可的松静脉给药，首剂 200～300mg，一天量可超过 1g，以后可以逐渐减量，疗程 3～5 天	用于急性及危及生命的疾病的抢救
一般剂量长期疗法	常用泼尼松口服，开始每天 10～30mg，一天 3 次，获疗效后减量。每 3 天减量一次，每次按 20% 左右递减，直到最小维持量。或采用每天给药法，或隔日晨给药法	用于结缔组织病和肾病综合征等疾病治疗
小剂量替代疗法	可的松每天 12.5～25mg 或氢化可的松每天 10～20mg	用于肾上腺皮质功能不全、腺垂体功能减退及肾上腺全切除术后
隔日疗法	即将 1 天或 2 天的药量在第一天早上 7～8 时一次服用，降低激素对下丘脑 - 垂体 - 肾上腺皮质的负反馈	缓解肾上腺皮质萎缩等不良反应和药源性皮质功能不全

你知道吗

糖皮质激素是一把双刃剑

1. 妊娠期用药　糖皮质激素可通过胎盘。人类使用药理剂量的糖皮质激素可增加胎盘功能不全、新生儿体重减少或死胎的发生率。

2. 哺乳期用药　糖皮质激素可由乳汁中排泄，如乳母接受药理性大剂量的糖皮质激素，则不应哺乳，以免对婴儿造成不良影响，如生长发育和肾上腺皮质功能受抑制等。

3. 小儿用药　因可抑制小儿的生长和发育，小儿如长期使用肾上腺皮质激素，需十分慎重，如确有必要长期使用，宜采用短效制剂如可的松或中效制剂如强的松，避免使用长效制剂如地塞米松。

4. 老年用药　老年患者用糖皮质激素易发生高血压。老年患者尤其是更年期后的女性应用糖皮质激素易发生骨质疏松症。

三、盐皮质激素

以醛固酮（aldosterone）为主的盐皮质激素对维持机体正常的水、电解质代谢发挥重要作用，其合成和分泌主要受血浆电解质组成和肾素 - 血管紧张素系统的调节。盐皮质激素类药物有去氧皮质酮（deoxycorticosterone）等，可促进肾远曲小管和集合管对 Na^+ 的主动重吸收，伴有 Cl^- 和水的重吸收，同时使 K^+ 和 H^+ 排出增加。主要用于治疗慢性肾上腺皮质功能减退症，补充因皮质功能减退而引起的盐皮质激素分泌不足，故是一种替代疗法。过量或长期使用易引起水钠潴留、高血压、心脏扩大和低钾血症等。

任务二　甲状腺激素和抗甲状腺药

PPT

岗位情景模拟

情景描述　高女士，女，26岁，身高163cm，体重59kg。自觉体重严重超标影响个人形象，拟定缩减体重。听人所起，左甲状腺素钠可减肥又无需节食，遂购得左甲状腺素钠片（50μg/片）若干，每天1片，用药2天后出现明显的心悸心慌、失眠、多汗、多食等症状，于是向药师咨询缘由。

分析　高女士为什么会出现上述症状？还能继续用此药吗？

甲状腺合成、储存、分泌甲状腺激素，对维持机体正常的新陈代谢、促进生长发育具有重要的作用。

一、甲状腺激素

甲状腺激素包括甲状腺素（Thyroxine，T_4）和三碘甲腺原氨酸（Triiodothyronine，T_3）。

甲状腺激素的合成、贮存、分泌与调节如下。

1. 碘的摄取　甲状腺腺泡细胞靠碘泵主动摄取血液中的碘化物。正常人每天摄入的碘约一半由甲状腺摄取，甲状腺中碘浓度为血浆中浓度的20~50倍，而在甲亢时可高达250倍。

2. 合成　分两步反应。①碘的活化和酪氨酸碘化：碘化物在过氧化物酶的作用下被氧化成活性碘，活性碘与甲状腺球蛋白（thyroglobulin）上的酪氨酸残基结合，生成一碘酪氨酸（monoiodotyrosine，MIT）和二碘酪氨酸（diiodotyrosine，DIT）；②偶联：在过氧化物酶作用下，一分子MIT和一分子DIT偶联生成T_3，两分子DIT偶联成T_4，两者储存在腺泡腔中。

3. 释放　腺泡细胞将甲状腺球蛋白吞入细胞内，在蛋白水解酶作用下，甲状腺球蛋白分解并释出T_3、T_4进入血液，其中T_4占分泌总量的90%以上。在组织脱碘酶的作用下，T_4可以转化为T_3，T_3的生物活性比T_4强5倍。

4. 调节　垂体分泌的促甲状腺激素（thyroid stimulating hormone，TSH）促进甲状腺激素合成和分泌的全过程，TSH又受下丘脑分泌的促甲状腺激素释放激素（thyrotropin releasing hormone，TRH）的调节。当血液中游离的T_3、T_4浓度过高时，又可对下丘脑和垂体产生负反馈调节作用。总之，下丘脑-腺垂体-甲状腺调节环路可维持甲状腺激素分泌的相对恒定。

【体内过程】

口服易吸收，T_3及T_4的生物利用度分别为90%~95%及50%~75%，血浆蛋白结合率均达99%以上。但T_3与蛋白的亲和力低于T_4，其游离量可为T_4的10倍。T_3作用快而强，维持时间短，而 T_4 则作用慢而弱，维持时间长。甲状腺激素可以通过胎盘和进入乳汁，因此，妊娠和哺乳期人群应慎用。

【药理作用】

1. 维持正常生长发育　甲状腺激素为人体正常生长发育所必需，特别是对脑和骨骼的发育尤为重要。婴幼儿甲状腺功能不足时，躯体与智力发育均受影响，可致呆小病（克汀病），表现为身材矮小、肢体粗短、智力迟钝。成人甲状腺功能不全时，则可引起黏液性水肿。

2. 促进代谢　甲状腺激素能促进糖、脂肪、蛋白质和水盐代谢。能促进物质氧化，增加氧耗，提高基础代谢率，使产热增多。甲亢患者有怕热、多汗等症状。

3. 神经系统及心血管效应　甲状腺激素能促进中枢神经系统发育，提高交感神经系统对儿茶酚胺的敏感性。甲亢患者可出现神经过敏、失眠、急躁、震颤、心率加快等现象。

你知道吗

甲状腺激素对动物生长发育的影响

甲状腺激素是机体生长发育必需的物质。动物实验表明，切除蝌蚪甲状腺，则其发育停止，不能变成青蛙。如果在水中加入适量的甲状腺激素，这些蝌蚪则又可恢复生长并变成青蛙。对于人类，甲状腺激素不仅能促进生长发育，还能促进生长激素的分泌，并增强生长激素对组织的效应，两者之间存在着协同作用。甲状腺激素促进生长作用对神经系统和骨骼的发育尤为重要，特别是在出生后前 4 个月内的影响最大。

【临床应用】

甲状腺激素主要用于甲状腺功能低下的替代治疗。

1. 呆小病　甲状腺功能减退始于胎儿或新生儿，若尽早诊治，则发育仍可正常。若治疗过晚，则智力仍然低下。治疗从小剂量开始，逐渐增加剂量，并根据临床表现调整剂量。

2. 黏液性水肿　一般从小剂量开始，逐渐增大至足量。垂体功能低下的患者因易发生急性肾上腺皮质功能不全，故宜先用皮质激素再给予甲状腺激素。

3. 单纯性甲状腺肿　其治疗取决于病因。由于缺碘所致者应补碘。临床上无明显原因发现时可给予适量甲状腺激素，以补充内源性激素的不足，抑制 TSH 过多分泌，缓解甲状腺组织代偿性增生肥大。

4. T_3 抑制试验　对摄碘率高的患者作鉴别诊断用。给药前先测定摄碘率作为对照，然后令患者服用 T_3，T_3 可明显抑制摄碘率。抑制值大于对照值 50% 者为单纯性甲状腺肿，小于对照值 50% 者为甲亢。

【不良反应及注意事项】

甲状腺激素过量可引起甲状腺功能亢进的临床症状，表现为心悸、多汗、失眠、手震颤、腹泻、呕吐和体重减轻等，甚至诱发心绞痛和心肌梗死。一旦发生应立即停药，必要时用 β 受体阻断药对抗。糖尿病、冠心病、快速型心律失常患者禁用。

【常用制剂与规格】

片剂：25μg；50μg；100μg。

【用法用量】

成人一般最初每天用 25~50μg，最大量不超过 100μg，可每隔 2~4 周增加 25~50μg，直至维持正常代谢为止。一般维持剂量为 50~200μg/d。

二、抗甲状腺药

常用的治疗甲亢的药物有硫脲类、碘及碘化物、放射性碘及 β 受体拮抗药四大类型。

（一）硫脲类

硫脲类（thioureas）是最常见的抗甲状腺药，包括硫氧嘧啶类（thiouracils）和咪唑类（imidazoles）。前者主要有丙硫氧嘧啶（Propylthiouracil）；后者包括甲巯咪唑（Thiamazole，他巴唑）和卡比马唑（Carbimazole，甲亢平）。

【体内过程】

硫氧嘧啶类口服后 20~30 分钟迅速吸收入血，2 小时达峰浓度。生物利用度约为 80%，血浆蛋白结合率约为 75%。在体内分布较广，但较多富集于甲状腺，易进入乳汁和通过胎盘。主要在肝脏代谢，约 60% 被破坏，部分结合葡萄糖醛酸后排出，$t_{1/2}$ 为 2 小时。甲巯咪唑的血浆 $t_{1/2}$ 为 6~13 小时，在甲状腺中药物浓度可维持 16~24 小时。卡比马唑是甲巯咪唑的前体物，在体内转化成甲巯咪唑而发挥作用。

【药理作用】

1. 抑制甲状腺激素的合成　硫脲类可通过抑制甲状腺过氧化物酶介导的酪氨酸碘化及偶联，从而抑制甲状腺激素的生物合成；因其不影响机体碘的摄取，也不影响已合成的激素释放和发挥作用，需待体内储存的甲状腺激素消耗后才能完全生效，故起效较缓慢。

2. 抑制 T_4 转化为 T_3　丙硫氧嘧啶还能抑制外周组织的 T_4 转化为 T_3，降低血清中生物活性较强的 T_3 水平。

3. 免疫抑制作用　硫氧嘧啶类尚可抑制血液循环中甲状腺刺激性免疫球蛋白（thyroid stimulating immunoglobulin，TSI）合成，故本类药也有一定的对因治疗作用。

【临床应用】

1. 甲亢的内科治疗　适用于轻症和儿童、青少年、年老体弱及术后复发等不宜手术或放射性[131]I 治疗者。开始治疗时给予大剂量，以快速抑制甲状腺激素合成，待甲状腺滤泡腔储存的甲状腺激素耗竭（1~3 个月）、症状明显减轻、基础代谢率接近正常时，逐渐减量，直至维持量继续用药 1~2 年。

2. 甲亢的手术前准备　对需做甲状腺次全切除术的患者，手术前应先服用硫脲类药物，使甲状腺功能恢复或接近正常，减少麻醉和手术后的合并症，防止术后发生甲状腺危象。但用硫脲类后 TSH 分泌增加，甲状腺增生充血，不利于手术，故应在术前约 2 周加服大剂量碘剂，使腺体缩小变硬，减少术中出血。

3. 甲状腺危象的辅助治疗 感染、手术、外伤等应激诱因可使大量甲状腺激素突然释放入血，发生甲状腺危象。患者可出现高热、虚脱、心力衰竭、肺水肿、电解质紊乱等症状和体征，严重者可导致死亡。此时除应用大剂量碘剂和其他综合治疗措施外，大剂量硫脲类可作为辅助治疗，以阻断甲状腺激素的合成。

【不良反应及注意事项】

1. 过敏反应 常见皮疹或皮肤瘙痒、关节肿痛。

2. 粒细胞缺乏症 为严重的不良反应，故用药期间应定期检查血象，白细胞数低于 $4 \times 10^9/L$ 或中性粒细胞低于 $1.5 \times 10^9/L$ 时，应及时停药。

3. 其他不良反应 包括味觉减退、恶心、呕吐、上腹部不适等。

本类药孕妇应慎用，哺乳期妇女用药期间应停止哺乳。

【常用制剂与规格】

1. 丙硫氧嘧啶 片剂：50mg；100mg。肠溶片（胶囊）：50mg。

2. 甲巯咪唑 片剂：10mg。乳膏：0.5g/10.0g。

3. 卡比马唑 片剂：5mg。

（二）β 受体阻断药

【药理作用】

甲状腺功能亢进时产生交感 – 肾上腺系统过度兴奋的症状，这是由于组织内儿茶酚胺浓度增高和肾上腺素受体增多所致；β 受体被激动后又可增加甲状腺激素的分泌，加重甲亢症状。β 受体阻断药通过阻断 β 受体的作用而改善甲亢患者的交感神经兴奋症状，又可适当减少甲状腺激素的分泌，此外还能抑制外周 T_4 脱碘成为活性更强的 T_3，从而控制心悸、多汗、手震颤等甲亢症状。

【临床应用】

1. 治疗甲亢和甲状腺危象 作为辅助治疗用于控制症状，与硫脲类药物合用可提高疗效。

2. 甲状腺手术前准备 可使腺体不易撕裂，有利于手术。

> **请你想一想**
>
> 使用 β 受体阻断药缓解甲亢症状，是普萘洛尔效果好还是美托洛尔疗效佳？

（三）碘及碘化物

碘（Iodine）和碘化物（Iodide）是治疗甲状腺病最古老的药物。常用的药物有碘化钾（Potassium Iodide）、碘化钠（Sodiumiodide）、复方碘溶液（Lugol's Solution）等。

【药理作用】

1. 参与甲状腺激素合成 小剂量碘是合成甲状腺激素的原料，碘不足可导致甲状腺激素合成减少。

2. 抗甲状腺作用 大剂量碘抑制蛋白水解酶，使 T_3、T_4 不能和甲状腺球蛋白解离而释放减少。此外，大剂量碘还可抑制过氧化物酶而影响甲状腺激素的合成。抗甲状腺作用快而强，用药 1～2 天起效，10～15 天达最大效应。此时若继续用药，反使碘的摄取受抑制、胞内碘离子浓度下降，因此失去抑制激素合成的效应，甲亢的症状又可复发，故大剂量碘剂不能用于甲亢的常规治疗。

【临床应用】

1. 防治单纯性甲状腺肿　补充小剂量碘可取得很好的疗效，我国在食用碘盐后有效地防止了该病的发生。

2. 甲亢的手术前准备　用硫脲类控制病情后，在术前两周加用复方碘溶液以使甲状腺组织退化，腺体缩小变韧，利于手术进行及减少出血。

3. 甲状腺危象的治疗　需同时配合服用硫脲类药物，危象解除后应及时停用碘剂。

【不良反应及注意事项】

1. 急性反应　表现为血管神经性水肿、上呼吸道水肿及严重喉头水肿。

2. 慢性碘中毒　表现为口腔及咽喉烧灼感、唾液分泌增多、眼刺激症状等。

3. 甲状腺功能紊乱　长期过多摄入碘剂可诱发甲亢。碘还可通过胎盘引起新生儿甲状腺肿，并能进入乳汁，故孕妇及哺乳期妇女应慎用。

（四）放射性碘

临床应用的放射性碘^{131}I（Odine - 131），其 $t_{1/2}$ 为 8 天，用药 1 个月后其放射性可消除 90% 以上，2 个月后几乎全部被消除。

【药理作用】

利用甲状腺高度摄碘能力，^{131}I 可被甲状腺摄取，并可产生 β 射线（占 99%）。β 射线在组织内的射程仅约 2mm，因此其辐射作用只限于甲状腺内，破坏甲状腺实质，而很少波及周围组织，可引起类似切除部分甲状腺的作用。^{131}I 还可产生 γ 射线（占 1%），可在体外测得，故可用作甲状腺摄碘功能的测定。

【临床应用】

1. 甲状腺功能亢进　^{131}I 适用于不宜手术或手术后复发及硫脲类无效或过敏者。

2. 甲状腺功能测定　甲状腺功能亢进症摄碘率高，摄碘高峰时间前移；反之，甲状腺功能减退症摄碘率低，摄碘高峰时间后延。

【不良反应及注意事项】

剂量过大易致甲状腺功能低下，故应严格掌握剂量和密切观察有无不良反应，一旦发生甲状腺功能低下应立即停药，并按需补充甲状腺激素。

你知道吗

甲亢患者生活小贴士

1. 饮食　甲亢患者基础代谢增强，平时消耗大，应保证热量供应。平时宜高蛋白饮食，多饮水，适当补充维生素，减少日常饮食中的碘摄入量（非加碘盐），少食辣椒、咖啡、浓茶等刺激性食物。

2. 运动　甲亢患者应规律运动，负重运动还可以有效维持 Graves 病患者的骨密度，保护心血管系统。

3. 生活方式　甲亢患者应规律作息，控制情绪，戒烟戒酒，不熬夜，减少用眼。突眼症者可佩戴有色眼镜保护眼睛免受太阳和风的侵袭，使用滴眼剂减轻眼干和眼睛瘙痒症状。

任务三　胰岛素和口服降糖药

PPT

岗位情景模拟

情景描述　李老师，女，43 岁，身高 156cm，体重 67kg，单位体检时空腹血糖 9.3mmol/L，进一步检查确诊为 2 型糖尿病。经治医师治疗方案为：格列齐特缓释片，首次剂量为每天 30mg。如血糖水平令人满意，可采用此剂量用作维持治疗。如血糖水平不佳，剂量可逐次增至每天 60、90 或 120mg（方法略）。同时控制饮食、适度运动。

分析　该方案是否合理？为什么？

糖尿病（diabetes mellitus）是由于胰岛素分泌缺陷或胰岛素抵抗引起的一组以慢性高血糖为主要特征的代谢性疾病。糖尿病依病因可分为 1 型糖尿病和 2 型糖尿病。

1 型糖尿病多发生于青少年，由胰岛素分泌绝对不足引起，多呈典型的"三多一少"症状，即多食、多饮、多尿、体重减轻，病情进展快；2 型糖尿病多发生于 30 岁以后，病因主要是胰岛素抵抗，与遗传因素有关。发病缓慢，初期多无症状，病情相对较轻。

一、胰岛素 微课

胰岛素（Insulin）是由胰岛 B 细胞分泌的一种小分子酸性蛋白质，由 51 个氨基酸残基排列成 A、B 两条肽链，其间通过 2 个二硫键连接组成。药用品除由猪、羊、牛等胰腺组织提取外，目前基因工程生产的人胰岛素已用于临床，所占比例渐增。其他如人工合成的胰岛素类似物亦已用于临床。胰岛素给药方式以皮下注射为主。吸入性胰岛素已于 2006 年由美国 FDA 批准上市，开辟了胰岛素给药新途径。常用胰岛素详见表 12 - 3。

表 12 - 3　常用的胰岛素

分类	药物	给药时间	作用时间（h）		
			开始（h）	高峰（h）	维持（h）
短效	胰岛素	饭前半小时	0.5～1	2～4	6～8
中效	低精蛋白锌胰岛素	早餐前半小时注射一次，必要时晚餐前加一次	3～4	8～12	18～24
	珠蛋白锌胰岛素		2～4	6～10	12～18
长效	精蛋白锌胰岛素	早餐或晚餐前半小时，一天一次	3～6	16～18	24～36

【体内过程】

口服无效，一般注射给药。皮下注射吸收迅速，但作用快慢与持续时间长短存在个体差异。给药后 0.5～1 小时起效，1.5～4 小时作用达峰，有效作用持续 5～8 小时，但血浆 $t_{1/2}$ 约 10 分钟。血浆蛋白结合率为 1%～10%。主要在肝、肾灭活，经谷胱甘肽胰岛素转氢酶还原二硫键成巯基，使 A、B 两链分开而灭活，进而被蛋白酶水解，也可被肾胰岛素酶直接水解。因此，严重肝肾功能不良可影响其灭活。

【药理作用】

1. 糖代谢 加速葡萄糖的氧化和酵解，增加葡萄糖的利用，促进糖原的合成和贮存，从而增加血糖的去路；抑制糖原分解和异生，减少血糖的来源，降低血糖。

2. 脂肪代谢 促进脂肪合成并抑制其分解，减少游离脂肪酸和酮体的生成。

3. 蛋白质代谢 促进蛋白质的合成，抑制蛋白质的分解，对人体组织细胞的生长有促进作用。

4. 促进钾离子转运 促进钾离子进入细胞内，增加细胞内钾离子浓度。

【临床应用】

1. 糖尿病 用于各型糖尿病。对胰岛素依赖型糖尿病（2 型糖尿病）是唯一治疗药物）。其他情况如：2 型糖尿病经饮食调节和口服降血糖药未能控制者；糖尿病发生各种急性或严重并发症者，如酮症酸中毒及非酮症高渗性昏迷；合并重度感染、消耗性疾病、视网膜病变、肾病变、高热、妊娠、创伤以及手术的各型糖尿病。

2. 纠正细胞内缺钾 胰岛素与葡萄糖、氯化钾等组成极化液静脉滴注，促进 K^+ 进入细胞内，用于急性高钾血症和防止心肌梗死时的心律失常。

【不良反应及注意事项】

1. 低血糖 最常见，多为胰岛素过量所致。其症状因制剂类型而异，普通胰岛素能迅速降低血糖，出现饥饿感、出汗、心悸、焦虑、震颤等症状（交感－肾上腺轴反应，以利于机体快速恢复血糖水平），严重者可引起昏迷、惊厥及休克，甚至脑损伤及死亡。症状轻者可饮糖水，严重者应立即静脉注射 50% 葡萄糖。

2. 体重增加 与胰岛素促合成作用相关。对 1 型糖尿病患者而言，用药初期可快速恢复体重。

3. 胰岛素抵抗 急性抵抗多由感染、创伤、手术、情绪激动等应激状态所致。此时血中抗胰岛素物质增多，或因酮症酸中毒时，血中大量游离脂肪酸和酮体的存在妨碍了葡萄糖的摄取和利用。需短时间内增加胰岛素用量，诱因消除后可恢复常规治疗量；慢性者换用其他来源胰岛素或改用高纯度胰岛素常可有效。

4. 脂肪萎缩 注射部位皮下脂肪萎缩，女性多于男性，见于多次注射部位，故应经常更换注射部位。

5. 过敏反应 多数为动物来源的胰岛素所致，一般反应轻微而短暂，如皮疹、血管神经性水肿，偶可引起过敏性休克。症状轻者可用抗组胺药，重者须使用糖皮质激素治疗。

6. 其他 如胰岛素性水肿、屈光异常，但此属暂时性变化，一般随血糖浓度恢复正常而迅速消失，不致发生永久性改变。

二、口服降糖药

目前常用的口服降糖药有磺酰脲类药、双胍类药、α-葡萄糖苷酶抑制药、非磺酰脲类胰岛素促分泌药、胰岛素增敏药、二肽基肽酶4（dipeptidyl peptidase 4，DPP-4）抑制药、钠-葡萄糖协同转运蛋白2（sodium-dependent glucose transporters 2，SGLT-2）抑制药等共七类。特点是口服易吸收，作用慢而弱，只适合用于轻、中度糖尿病患者，不能完全替代胰岛素。

（一）磺酰脲类药

第一代磺酰脲类药物有甲苯磺丁脲（Tolbutamide）、氯磺丙脲（Chlorpropamide），第一代产品因不良反应发生率高，现已少用；第二代磺酰脲类药物有格列本脲（Glibenclamide）、格列吡嗪（Glipizide）、格列喹酮（Gliquidone）、格列齐特（Glezit），第二代产品降血糖活性强，不良反应较少，是目前最常用的磺酰脲类药；第三代磺酰脲类药物以格列美脲（Glimepiride）为代表，生物利用率高，作用维持时间长，低血糖发生率低。

【药理作用】

1. 降血糖 磺酰脲类药对2型糖尿病患者和正常人均有降糖作用。其降血糖机制主要在于：直接作用于胰岛B细胞，刺激内源性胰岛素释放，故对胰岛功能完全丧失者或切除胰腺的无效；增强靶细胞对胰岛素的敏感性，减少胰高血糖素分泌。

2. 对凝血功能的影响 第二代磺酰脲类药物尚能使血小板数目减少，黏附力减弱，纤溶酶原活性增加。对预防或减轻糖尿病微血管并发症有一定作用。

【临床应用】

主要用于胰岛功能尚存在的非肥胖型2型糖尿病经饮食控制无效者。

【不良反应】

常见不良反应有胃肠道反应、低血糖、体重增加、过敏反应、血小板减少、溶血性贫血、肝损害等，需要定期检查肝功能和血象。大剂量出现嗜睡、眩晕、共济失调、精神错乱。

【常用制剂与规格】

1. 格列本脲 片剂：2.5mg。

2. 格列吡嗪 片剂（胶囊剂、分散片）：5mg。控释片：5mg。

3. 格列喹酮 片剂（胶囊剂、分散片）：30mg。

4. 格列齐特 片剂（胶囊剂、分散片）：40mg。缓释片（胶囊）：30mg。

（二）双胍类

双胍类代表药物有二甲双胍（Metformin）等。

【药理作用】

对正常人几乎无作用，对 2 型糖尿病单独应用时一般不引起低血糖。其降糖作用不依赖胰岛 B 细胞的功能，而在于：①提高周围组织对胰岛素的敏感性，促进周围组织对葡萄糖利用（无氧酵解）；②抑制肝糖原异生作用，降低肝糖输出；③抑制肠壁细胞摄取葡萄糖；④抑制胆固醇的生物合成和贮存，降低血甘油三酯、总胆固醇水平。

【临床应用】

对各型糖尿病有效，是目前 2 型糖尿病治疗的首选治疗药，特别是肥胖病例。

【不良反应及注意事项】

1. 一般反应　厌食、口苦、口腔金属味、胃肠刺激，减量或停药后消失。

2. 低血糖症　初期用药可出现，因此宜从小剂量开始逐渐加大剂量。

3. 乳酸酸中毒　发生率很低，但危害性大，应予注意。临床表现为呕吐、腹痛、过度换气、神志障碍等。

4. 肝、肾功能障碍病者及孕妇、哺乳期妇女慎用。

【常用制剂与规格】

片剂：0.25g。

肠溶片：0.25g；0.5g；0.85g。肠溶胶囊：0.25g。

缓释片：0.5g。缓释胶囊：0.25g。

【用法用量】

片剂成人开始一次 0.25g，一天 2～3 次，以后根据疗效逐渐加量，一般每天量 1～1.5g，最多每天不超过 2g。餐中或餐后即刻服用，可减轻胃肠道反应。

肠溶片成人常起始剂量为 0.25g，每天 2 次，餐前服用。约一周后，如病情控制不满意，可加至一天 3 次，每次 0.25g，逐渐加至每天 2.0g，分次服用。

缓释片开始用量通常为每天一次，一次 0.5g，晚餐时服用，根据血糖和尿糖调整用量，每天最大剂量不超过 2g。如果每天一次，每次 2g，不能达到满意的疗效，可改为每天 2 次，每次 1g。

（三）α-葡萄糖苷酶抑制药

常用药有阿卡波糖（Acarbose）、伏格列波糖（Voglibose）。

【药理作用】

口服后抑制小肠黏膜刷状缘 a-葡萄糖苷酶，减慢多糖、双糖水解，延缓葡萄糖的吸收，降低餐后高血糖。

【临床应用】

本品用于改善糖尿病餐后高血糖或与饮食疗法、运动疗法和其他降血糖药配合治疗各型糖尿病。

【不良反应】

1. 胃肠道反应　常有胃肠胀气和肠鸣音。偶有腹泻和腹胀。

2. 过敏反应　常见红斑、皮疹和荨麻疹等皮肤过敏反应，偶有肝功能检查异常。

【常用制剂与规格】

阿卡波糖片（胶囊）：50mg；100mg。

伏格列波糖片（胶囊、分散片）：0.2mg。

【用法用量】

阿卡波糖片（胶囊）起始剂量为每次50mg，每天3次。以后逐渐增加至每次0.1g，每天3次，用餐前即刻整片吞服或与前几口食物一起咀嚼服用。

伏格列波糖片（胶囊、分散片）通常成人一次0.2mg，一天3次，餐前口服，服药后即刻进餐，疗效不明显时，可以将每次用量增至0.3mg。

（四）非磺酰脲类胰岛素促分泌药

常用药物有瑞格列奈（Repaglinide）、那格列奈（Nateglinide）、米格列奈（Mitiglinide）等。

本类药物为苯甲酸的衍生物，其化学结构完全不同于已知的各类降血糖药，但作用与磺酰脲类相似。主要是通过促进胰岛B细胞上ATP敏感性钾通道关闭，抑制K^+外流，导致细胞膜去极化，Ca^{2+}通道开放，使细胞外Ca^{2+}内流，促进胰岛素分泌而起作用。本类药物起效快，作用时间短（2~4小时），可餐时服用，对改善餐后高血糖非常有效。主要用于2型糖尿病患者，尤适合餐后高血糖者，并能预防糖尿病的心血管并发症。低血糖较磺酰脲类少见。与双胍类药物合用可产生协同作用。

（五）胰岛素增敏药

临床应用的药物有罗格列酮（Rosiglitazone）、吡格列酮（Rioglitazone）、环格列酮（Ciglitazone）、恩格列酮（Englitazone）等。本类药物能改善胰岛B细胞功能，显著改善胰岛素抵抗及相关代谢紊乱。主要用于治疗其他降血糖药疗效不佳的2型糖尿病患者，尤其是有胰岛素抵抗的糖尿病患者。

本类药物具有良好的安全性和耐受性，低血糖发生率低。主要有嗜睡、肌肉和骨骼痛、头痛、消化道症状等。有心衰病史或有心衰危险因素的患者、骨质疏松症或发生过非外伤性骨折病史的患者、严重血脂紊乱的患者禁用本类药。

（六）二肽基肽酶4（DPP-4）抑制药

国内常用的有西格列汀（Sitagliptin）、维格列汀（Vildagliptin）、沙格列汀（Saxagliptin）。

该类药物口服均有较高的生物利用度，且不受进食与否影响；本类药物降血糖机制在于能够抑制胰高血糖素样肽-1（GLP-1）和葡萄糖依赖性促胰岛素分泌多肽（GIP）的灭活，提高内源性GLP-1和GIP的水平，促进胰岛B细胞释放胰岛素，同时抑制胰岛A细胞分泌胰高血糖素，从而提高胰岛素水平，降低血糖。本类药不易诱发低血糖和增加体重。

（七）钠-葡萄糖协同转运蛋白2（SGLT-2）抑制药

目前国内上市的主要有达格列净（Dapagliflozin）、恩格列净（Empagliflozin）、依格列净（Ipragliflozin）等。

肾脏重吸收葡萄糖的过程主要由 SGLT-2 介导（90% 葡萄糖的重吸收），SGLT-2 抑制药选择性抑制肾脏对葡萄糖的重吸收，使血浆中过量的葡萄糖从尿液中排出，直接降低血糖，而不依赖胰岛素。

任务四　性激素和避孕药

PPT

岗位情景模拟

情景描述　王女士，29 岁，已婚，某次意外流产后，一直淋漓不尽。经治医师经详尽检查后，确诊为功能性子宫出血，嘱其服"妈富隆片（去氧孕烯炔雌醇片）"，每次 1 片，每天一次，连用 21 天。

分析　1. "妈富隆片"是什么药？

　　　　2. 本例患者使用"妈富隆片"的目的是什么？

一、雌激素类药及抗雌激素药

（一）雌激素类药

卵巢分泌的天然雌激素主要是雌二醇（Estradiol）。目前常用雌二醇人工合成品及其衍生物，如炔雌醇（Ethinyl Estradiol）、炔雌醚（Ethinyl Estradiol）、尼尔雌醇（Nilestriol）等，非甾体雌激素类药己烯雌酚（Diethylstilbestrol）。

雌二醇（Estradiol）

【药理作用】

1. 促进女性性成熟　对未成年女性，促进女性第二性征和性器官的发育成熟；对成年女性除保持第二性征外，还参与形成月经周期。它使子宫内膜增殖变厚（增殖期变化），并在黄体酮的协同作用下，使子宫内膜进而转变为分泌期状态，提高子宫平滑肌对缩宫素的敏感性。同时使阴道上皮增生，浅表层细胞发生角化。

2. 调节内分泌　较大剂量时，可作用于下丘脑－垂体系统，抑制 GnRH 的分泌，发挥抗排卵作用，同时抑制泌乳。

3. 对代谢的影响　促进水钠潴留、骨钙沉积，较弱的同化代谢，提高血清三酰甘油和高密度脂蛋白水平，降低低密度脂蛋白水平，降低糖耐量等作用。

【临床应用】

1. 替代治疗　常用于治疗女性性腺功能不良引起的闭经和第二性征发育不全、绝经期综合征、双侧卵巢切除术后等。

2. 功能性子宫出血　多因雌激素不足或分泌不规则，子宫内膜创面修复不良引起。雌二醇可单用，或与孕激素合用，通过制造"人工月经"的方式控制出血。

3. 乳腺癌　用于绝经后及男性晚期乳腺癌、不能进行手术治疗者，缓解率可达40%。

4. 前列腺癌　前列腺癌的发生与体内雄激素水平有关，大剂量雌激素可拮抗雄激素作用，用于前列腺癌不能手术治疗的晚期患者。

5. 粉刺、痤疮　粉刺、痤疮的发生也与体内雄激素水平有关，雌激素通过拮抗雄激素作用，减少皮脂腺的分泌。

6. 其他　如避孕、骨质疏松症、乳房胀痛等。

【不良反应及注意事项】

常见厌食、恶心、呕吐及头昏等不良反应，从小剂量开始，逐渐加量可减轻反应。长期大量应用可使子宫内膜过度增生及子宫出血，故子宫内膜炎患者慎用。大量应用可致高血压、水肿及加重心力衰竭。

【常用制剂与规格】

片剂：1mg。

控释贴片：2.5mg/贴。

凝胶：24mg/40.0g。

注射液：1mg/1ml；2mg/1ml。

（二）抗雌激素药

抗雌激素药常用有氯米芬（Clomiphene）、他莫昔芬（Tamoxifen）、雷洛昔芬（Raloxifene）等，为雌激素受体选择性激动药或抑制药，因对雌激素受体的选择性不同，药理作用和临床应用存在一定的差异性。

氯米芬能与雌激素竞争下丘脑的雌激素受体，在下丘脑水平拮抗雌激素的反馈作用，促进腺垂体分泌促性腺激素，诱使排卵。临床用于不孕、月经紊乱、避孕药引发的闭经等，长期大量应用可引起卵巢肿大，故卵巢肿大患者禁用。

他莫昔芬可选择性阻滞乳腺、卵巢等生殖系统雌激素受体，适用于雌激素受体阳性的乳腺癌、卵巢癌，有效率可达49%。

雷洛昔芬选择性兴奋骨骼、心血管系统的雌激素受体，适用于女性绝经后骨质疏松症。

你知道吗

辅助生殖技术

据世界卫生组织（WHO）评估，每7对夫妇中约有1对夫妇存在生殖障碍。我国近期调查显示，国内不孕症者占已婚夫妇人数的10%。

辅助生殖技术是指采用医疗辅助手段帮助不育夫妇妊娠的技术，包括人工授精（Artificial Insemination，AI）和体外受精－胚胎移植（In Vitro Fertilization and Embryo Transfer，IVF－ET）及其衍生技术两大类。在IVF－ET技术中，多采用控制性超排卵法。

人类辅助生殖技术必须遵守"有利于患者、知情同意、保护后代、社会公益、保密、严防商业化、伦理监督"7大伦理原则。

二、孕激素类药及抗孕激素药

（一）孕激素类药

天然孕激素为黄体酮，主要由卵巢黄体分泌，妊娠 3 ~ 4 个月后至分娩由胎盘分泌。临床使用的系人工合成品及其衍生物，如甲地孕酮（Megestrol）、炔诺酮（Norethindrone）、炔诺孕酮（Norgestrel）等。一般注射给药，但甲地孕酮、炔诺酮可以口服。

黄体酮（Progesterone）

【药理作用】

1. 对生殖系统的作用

（1）月经后期，在雌激素作用的基础上，使子宫内膜继续增厚、充血，腺体增生并分支，由增殖期转为分泌期，有利于孕卵的着床和胚胎发育。

（2）抑制子宫的收缩，并降低子宫对缩宫素的敏感性。

（3）一定剂量可抑制垂体前叶黄体生成素的分泌，从而抑制卵巢的排卵过程。

（4）可促使乳腺腺泡发育，为哺乳做准备。

2. 对代谢的影响　竞争性地对抗醛固酮，从而促进 Na^+ 和 Cl^- 的排泄并利尿。

3. 升温作用　有轻度升高体温作用，使月经周期的黄体相基础体温较高。

【临床应用】

1. 功能性子宫出血　因黄体功能不足所致子宫内膜不规则的成熟与脱落而引起子宫出血时，应用孕激素类可使子宫内膜协调一致地转为分泌期，故可维持正常的月经。

2. 痛经和子宫内膜异位症　可抑制排卵并减轻子宫痉挛性收缩从而止痛，也可使异位的子宫内膜退化。

3. 先兆流产与习惯性流产　由于黄体功能不足所致的先兆流产与习惯性流产，孕激素类有时可以安胎，但对习惯性流产疗效不确实。

4. 其他　子宫内膜腺癌、前列腺肥大或前列腺癌。

【不良反应及注意事项】

偶见头晕、恶心、呕吐、乳房胀痛等不良反应，可致胎儿生殖器畸形。长期应用可引起子宫内膜萎缩，月经量减少，并易发阴道真菌感染。

【常用制剂与规格】

胶丸（软胶囊）：0.1g。

胶囊：50mg。

栓剂：25mg。

注射剂：5mg/1ml；10mg/1ml；20mg/1ml。

（二）抗孕激素药

抗孕激素药即孕激素受体阻断药，与孕酮受体具有高度亲和力，能在靶器官与孕酮竞争孕酮受体，拮抗孕激素发挥作用。代表药为米非司酮。

米非司酮（Mifepristone）

米非司酮阻断孕激素受体，产生终止早孕、抗着床等作用。临床上一般与前列腺素类药物序贯合用，用于终止停经后 49 天内的妊娠。

三、雄激素类药与同化激素

（一）雄激素类

天然雄激素主要是睾丸间质细胞分泌的睾酮，临床常用人工合成的睾酮衍生物，如甲睾酮（Methyltestosterone）、丙酸睾酮（Testosterone Propionate）等。

【药理作用】

1. 对生殖系统的作用 促进男性性征和性器官发育并成熟。大剂量反馈抑制腺垂体分泌促性腺激素，拮抗雌激素的作用。

2. 同化作用 促进蛋白质合成（同化作用），增加体重，增强免疫力。

3. 刺激骨髓造血功能 促进肾脏分泌促红细胞生成素，大剂量直接促进骨髓造血功能，使红细胞生成增加。

4. 其他 如抗炎作用，保水、钠、钙、磷作用。

【临床应用】

1. 替代治疗 治疗睾丸功能不全，如无睾症、类无睾症。

2. 功能性子宫出血 利用其拮抗雌激素作用，使子宫内膜萎缩而止血，适用于绝经期患者。

3. 晚期乳腺癌 适用于雌激素受体阳性而不适于手术的晚期乳腺癌患者。

4. 子宫肌瘤 利用其拮抗雌激素作用，抑制肌瘤生长。

5. 再生障碍性贫血 可改善骨髓造血功能。

【不良反应及注意事项】

女性患者长期服用雄激素，可致痤疮、多毛、声音变粗、乳腺退化等男性化现象。出现上述症状应停药。肾炎、肾病综合征、高血压和糖尿病患者慎用，孕妇及前列腺癌患者禁用。

（二）同化激素类

一些雄激素作用减弱而同化作用明显增强的睾酮衍生物称为同化激素，常用有苯丙酸诺龙（Nandrolone Phenylpropionate）、司坦唑醇（Stanozolol）、美雄酮（Meandrolone）等。男性化作用较弱，主要是促进蛋白质合成，增加体重。临床上用于蛋白质合成不足、分解过多的疾病。

四、避孕药

生殖主要包括精子与卵子形成与成熟、排卵、受精、着床及胚胎发育等环节。理论上来说，只要阻断其中某一个环节，就能达到避孕和终止妊娠的目的。

（一）主要抑制排卵的女性口服避孕药

本类药物是以孕激素为主、雌激素为辅的复方制剂，是目前最常应用的女性避孕药。如左炔诺孕酮＋炔雌醚、己酸羟孕酮＋戊酸雌二醇等。

【药理作用】

1. 抑制排卵 外源性雌激素和孕激素可通过负反馈抑制下丘脑分泌 GnRH，使腺垂体分泌卵泡刺激素和黄体生成素减少，抑制卵泡发育与成熟。

2. 改变宫颈黏液性质 孕激素可使宫颈的黏液成分改变，使之变黏，量亦减少，从而起到阻止精子进入宫腔，不利于精子存活的作用。

3. 改变输卵管的功能 雌激素有增强输卵管节律性收缩的作用，孕激素相反。

4. 抗着床 大剂量孕激素可改变子宫内膜结构，使之不利于受精卵着床，也称探亲避孕药。

【不良反应及注意事项】

常见不良反应类早孕反应、突破性出血、闭经，少数哺乳期妇女可见乳汁减少。血栓性疾病患者、严重肝功能损害者、诊断不明的生殖器官出血者禁用。可通过乳汁影响胎儿，故乳母不宜服用。糖尿病需胰岛素治疗者不宜应用。

（二）抗着床女性口服避孕药

本类药物可改变正常的子宫内膜周期性变化，使内膜正常转化受到干扰，子宫内膜组织学及生物化学发生变化，破坏了受精卵和子宫内膜的同步现象，不利于孕卵着床。抗着床药物是大剂量孕激素，其优点是不受月经周期影响。

炔诺酮（Norethisterone）

炔诺酮为短效避孕药，能抑制下丘脑促黄体释放激素的分泌，阻断促性腺激素的释放，产生排卵抑制作用。哺乳期妇女服药后可能乳汁减少，应产后半年方可服用。

甲地孕酮（Megestrol）

甲地孕酮为短效避孕药。具有显著排卵抑制作用，使宫颈黏液变稠厚并影响子宫内膜正常发育，从而阻止精子穿透，孕卵不易着床。还用于功能性子宫出血、子宫内膜腺癌、子宫内膜异位症、痛经、闭经等。

氯地孕酮（Chlormadinone Acetate）

氯地孕酮为口服强效孕激素，并无雌激素和雄激素活性。其抗排卵作用为炔诺酮的 18.4 倍。常与长效雌激素炔雌醚组成长效口服避孕药。

左炔诺孕酮（Levonorgestrel）

左炔诺孕酮在同房后 72 小时之内服用。事后紧急避孕药的原理是利用了孕激素的负反馈作用。一片左炔诺孕酮的孕激素含量相当于 6 片常规避孕药的剂量，把人体内的孕激素含量先迅速提高到相当于正常水平的六倍以上，在短时间内又下降到远低于正常水平。孕激素下降到远低于正常水平时，子宫内膜得不到孕激素的支持就脱落出血，从而使胚胎不能着床。相当于小流产。

（三）男性避孕药

棉酚（Gossypol）

棉酚为棉花根、茎、种子中提取的酚类物质，为男用避孕药，作用于睾丸细精管的生精上皮，减少精子的生产，直至无精子，从而使服药用者失去生育能力。本品不损伤睾丸间质细胞，所以不影响雄激素的分泌。

（四）外用避孕药

苯醇醚（Menfegol）

苯醇醚为非离子型表面活性剂，以水溶性成膜材料聚乙烯醇为赋形剂，制成半透明薄膜，放入阴道后迅速溶解，释放出药物杀灭精子。药膜本身溶解的黏稠度可阻碍精子活动，使其不易进入宫腔。该药膜副作用小，不干扰内分泌，不影响月经周期，携带和使用方便，避孕有效率达95%以上。

任务五　抗骨质疏松药

PPT

岗位情景模拟

情景描述　王老师，男，43岁，身高164cm，体重53kg，前日单位举行趣味运动会滚铁环比赛时，临近终点因控制不住，摔倒在塑胶跑道上，当即发生右股骨干骨折。

分析　1. 王老师为什么这么容易发生骨折？

2. 除骨折断端复位外，还需采取何种治疗措施？

骨质疏松症是骨强度下降导致骨折危险性升高的一种骨骼疾病。骨强度主要由骨密度和骨质量来体现。

抗骨质疏松药可分为促进骨矿化的药物、抑制骨吸收的药物、刺激骨形成的药物三类。详见表12-4。

表12-4　抗骨质疏松药分类

类别	代表药
促进骨矿化的药物	钙剂、维生素D、骨化三醇
抑制骨吸收的药物	双磷酸盐类、雌激素类、降钙素等
刺激骨形成的药物	维生素K_2、甲状旁腺激素

一、钙剂与维生素 D

（一）钙剂

钙剂是骨矿化促进药，临床上常用的有无机钙如碳酸钙（Calcium Carbonate）、氯化钙（Calcium Chloride）、有机钙如葡萄糖酸钙（Calcium Gluconate）、乳酸钙（Calcium Lactate）、天然生物钙如龙牡壮骨颗粒、牡蛎钙，复方钙制剂如钙尔奇 D、乐力钙等。

【体内过程】

钙剂口服给药后，约 40% 可在胃肠道吸收。妊娠及哺乳期妇女吸收率增高，吸收能力随年龄的增加而下降。血浆中的钙质约 45% 与血浆蛋白结合，甲状旁腺激素、维生素 D、降钙素等协同调节血钙含量，使血钙浓度维持稳定。钙主要通过粪便排出，部分可通过肾脏排泄。

【药理作用】

1. 促进骨牙生长和维持骨牙的硬度　当体内钙量不足时可引起佝偻病、软骨病、骨质松散症等。

2. 维持神经肌肉的正常兴奋性　血钙降低时可导致神经－肌肉兴奋性升高，发生手足抽搐症；血钙升高时，兴奋性下降，则出现肌肉无力现象。

3. 改善细胞膜的通透性　钙可增加毛细血管的致密性，使渗出减少，发挥抗炎、抗过敏作用。

4. 其他　如参与凝血过程。

【临床应用】

1. 预防和治疗钙缺乏症　用于骨质疏松症、佝偻病、骨软化症的治疗及妊娠期、哺乳期妇女钙质的补充。

2. 低钙血症　用于低钙血症引起的手足抽搐症等。

3. 中毒解救　用于镁、氟中毒的解救。

4. 其他　如过敏性疾病的辅助治疗。

【不良反应及注意事项】

口服大量钙可致轻度胃部不适，严重者可引起胃酸增多。过量可导致高钙血症。静脉注射时，有全身发热感，过快可引起心律失常，甚至室颤或心搏骤停。长期大量用药时，应定期监测血钙浓度。尿钙或血钙过高者、维生素 D 增多者、洋地黄中毒患者禁用。

你知道吗
_____

钙的摄入量

中国营养学会提出，成年人的钙，适宜摄入量是每天 800mg。青春期正值生长发育高峰期，对钙的需要量增加，每天建议摄入 1000mg。老年人由于对钙的吸收利用能力下降，钙的摄入量也建议适当的提高，50 岁以后的人群适宜钙的摄入量是每天 1000mg。70 岁以后钙的摄入量是每天 1200mg。需要说明的是，上述摄入标准是食物与药物的总和。

（二）维生素 D

维生素 D 是骨矿化促进药，常用的维生素 D 制剂有维生素 D$_2$（Vitamin D$_2$）、维生素 D$_3$（Vitamin D$_3$）、骨化三醇（Calcitriol）、阿法骨化醇（Alfacalcidol）。

维生素 D$_2$（Vitamin D$_2$）和维生素 D$_3$（Vitamin D$_3$）

【体内过程】

口服给药后，由小肠吸收，储存于肝脏和脂肪组织中，半衰期为 19～48 小时，经肝脏代谢活化，羟肾脏排泄，可长期储存于脂肪组织中，重复给药有累积作用。

【药理作用】

维生素 D 是骨矿化促进药，促进机体对钙、磷的吸收。与甲状旁腺激素协同维持血钙和血磷稳定；促进骨骼钙化。

【临床应用】

1. 预防和治疗维生素 D 缺乏 如肝胆疾病、小肠疾病、某些药物引起的维生素 D 缺乏。

2. 预防和治疗钙缺乏症 慢性低钙血症，佝偻病及伴有慢性肾功能不全的骨软化症。

3. 骨质疏松症的治疗 如绝经后和老年性骨质疏松症的治疗。

【不良反应】

长期过量服用可出现中毒，早期表现为骨关节疼痛、肿胀、皮肤瘙痒、口唇干裂、发热、头痛、呕吐、便秘或腹泻、恶心等。

骨化醇（Calcitriol）和阿法骨化醇（Alfacalcidol）

【体内过程】

维生素 D 摄入体内后，可经 2,5-羟化酶系统催化生成骨化二醇，经肾近曲小管酶系统催化，生成具有生物活性的骨化三醇。

【药理作用】

可促进肠道对钙的吸收并调节骨的矿化，调节钙平衡。调节肌肉钙代谢，促进肌细胞钙化，增强肌力及神经-肌肉的协调性，减轻骨与肌肉疼痛。

【临床应用】

用于绝经后及老年性骨质疏松症；肾性骨营养不良症；手术后甲状旁腺功能低下；维生素 D 依赖性佝偻病，低血磷性抗维生素 D 型佝偻病。

【不良反应及注意事项】

过量可致高钙血症、高钙尿症、食欲减退、头痛、呕吐、便秘、营养不良、感觉障碍、口干、多尿、视物模糊、脱水、情感淡漠、发育停止以及泌尿道感染。

【常用制剂与规格】

阿法骨化醇胶囊：$0.25\mu g$。

骨化三醇胶丸：$0.25\mu g$。

【用法用量】

阿法骨化醇胶囊初期剂量为每天一次，每次 $0.5\mu g$。病重可每天 2 次，维持量为 $0.5\mu g$。

骨化三醇胶丸用于绝经后骨质疏松症推荐剂量为每次 $0.25\mu g$，每天 2 次。

你知道吗

骨质疏松症主要临床表现

骨质疏松症有三大临床表现。

1. 腰背痛　据流行病学统计，80% 中老年人骨痛是骨质疏松症患者。最常见的是无负重状态下的腰背部疼痛、全身疼痛。疼痛特点是昼轻夜重，常见于下半夜。

2. 脊柱变形　脊柱变形（驼背、身材缩短）是老年性、绝经性骨质疏松症最常见的体征。

3. 骨折　是骨质疏松重要表现。60 岁以上老年人发生无意识跌倒时，骨折发生率高达 87%。常见骨折部位包括脊柱、腕关节、手指、肱骨近端、髋部等。

二、双膦酸盐

双膦酸盐是骨吸收抑制药，临床常用的口服制剂有阿仑膦酸钠（Alendronate）、唑来膦酸（Zoledronic Acid）、依替膦酸二钠（Etidronate Disodium）等。

【体内过程】

双膦酸盐口服很少吸收，食物明显影响其吸收。如咖啡、橙汁可使阿仑膦酸钠吸收减少 60%。生物利用度为 1% ~ 10%。血液中的 $t_{1/2}$ 为 15 ~ 60 分钟。口服剂量的 20% ~ 50% 滞留在骨矿化部位，其余部分由尿排出。大多数双膦酸盐能长期保存在骨组织中，阿仑膦酸排泄极为缓慢，其残留物的半衰期可长达 10 年。

【药理作用】

双膦酸盐是强效的骨吸收抑制药，直接抑制破骨细胞形成的骨吸收作用，防止骨量丢失，保持骨的微小结构，增加骨矿化作用。

【临床应用】

主要用于各种类型的骨质疏松症、骨炎、高钙血症等治疗，特别是绝经期后对雌激素替代治疗有禁忌证的骨质疏松症患者。也可用于多发性骨髓瘤、各种恶性肿瘤骨转移引起的骨痛和高钙血症等。

【不良反应及注意事项】

本类药物常见的不良反应是胃肠道反应，如恶心、腹胀、腹痛、便秘、消化不良。

可采用坐位服药，注意口腔卫生，尽量避免拔牙等口腔手术。

【常用制剂与规格】

阿仑磷酸钠片剂：10mg。肠溶片：10mg；70mg。

唑来膦酸注射剂：4mg/5ml。

【用法用量】

阿仑磷酸钠本品必须在每天第一次进食、喝饮料或应用其他药物治疗之前的至少半小时，用白水送服。10mg，每天一次，一次1片；70mg，每周一次，一次1片。

唑来膦酸静脉滴注，成人每次4mg，用100ml 0.9%氯化钠注射液或5%葡萄糖注射液稀释后静脉滴注，滴注时间应不少于15分钟，每3～4周给药一次。

三、降钙素

正常人体内降钙素（Calcitonin）由甲状腺滤泡旁细胞分泌，与维生素D及甲状旁腺分泌的甲状旁腺素等协调，共同调节体内钙、磷的平衡。

降钙素（Calcitonin）

【药理作用】

降钙素为骨吸收抑制药，降钙素是参与钙与骨代谢的一种多肽类激素可直接抑制破骨细胞的活性，抑制骨钙溶出，同时抑制肠道、肾脏吸收钙，从而降低血钙；对抗甲状旁腺激素促进骨吸收的作用而抑制骨磷溶出，同时抑制肾小管重吸收磷，降低血磷。对骨痛有明显的镇痛作用。

【临床应用】

1. 绝经后骨质疏松症和恶性肿瘤　有骨痛者可使用本品，随血钙降低，骨吸收缓解，骨痛可见减轻。

2. Paget's病（畸形性骨炎）　大多数患者在治疗2～8周内可见到血碱性磷酸盐和尿羟基脯氨酸的浓度下降，骨痛获得减轻。在持续用药6～9个月后，临床症状和生化指标持续得到改善。

3. 高钙血症　多种原因引起的高钙血症早期，尤其高钙血症出现危象之时，应尽快使用本品，以迅速降低血钙水平。待导致高钙血症的病因确定后，再针对原发疾病治疗。

【不良反应及注意事项】

主要不良反应有食欲减低、潮热、恶心、呕吐、口干、头晕等。

【常用制剂与规格】

人降钙素注射液：0.5mg。

鲑鱼降钙素注射液：40IU/ml。

鲑鱼降钙素注射剂（粉）：50IU；100IU。

降钙素喷鼻剂：4400IU/2ml。

【用法用量】

骨质疏松症患者每天或隔天皮下或肌内注射鲑鱼降钙素100IU，或200IU/天喷入鼻内，每天喷1侧鼻孔。同时每天至少给予相当于600mg/d的元素钙，必要时，并加服维生素D 400U。

四、雌激素受体调节药

雷洛昔芬（Raloxifene Hydrochloride）

雷洛昔芬是一种苯噻吩类化合物，是第二代选择性雌激素受体调节药，对骨骼和心血管系统有雌激素激动作用，而对乳房和子宫有雌激素拮抗作用，可使骨矿物质密度增加，防止绝经后骨质丧失；降低总胆固醇、低密度脂蛋白胆固醇（LDL－C）、纤维蛋白原和脂蛋白A水平，不影响甘油三酯、高密度脂蛋白胆固醇（HDL－C）水平。不会刺激乳腺和子宫内膜，从而不增加乳腺癌和子宫内膜癌的风险。

雷洛昔芬主要用于预防和治疗绝经后妇女的骨质疏松症，能显著地降低椎体骨折发生率。推荐的用法是每天口服60mg（1片），可以在一天中的任何时候服用且不受进餐的限制。

五、抗骨质疏松药的合理使用

抗骨质疏松药的合理选用详见表12－5。

表12－5　骨质疏松用药选择

特殊人群	代表药	类别
绝经后骨质疏松症	雌激素、雷洛昔芬	骨吸收抑制药
伴有疼痛的骨质疏松症患者	降钙素、双磷酸盐	骨吸收抑制药
不能耐受雌激素、双磷酸盐或对雌激素无效，伴有骨痛的骨质疏松症患者	降钙素	骨吸收抑制药
骨质疏松症髋部骨折	阿仑膦酸钠	骨吸收抑制药
高风险的患者，特别是脊椎骨折	甲状旁腺激素类	骨形成促进药

目标检测

一、A型选择题

1. 糖皮质激素抗毒素作用是指（　　　）

　　A. 提高机体对内毒素的耐受力

　　B. 中和内毒素

　　C. 提高机体对外毒素的耐受力

　　D. 降解外毒素

　　　E. 降解内毒素

2. 下列不属于糖皮质激素适应证的是（　　　）

　　　A. 胸膜炎　　　　　　　　B. 角膜溃疡　　　　　　　　C. 虹膜睫状体炎

　　　D. 非特异性眼炎　　　　　E. 化脓性关节炎

3. 长期使用泼尼松会出现的不良反应是（　　　）

　　　A. 血小板减少　　　　　　B. 骨质疏松　　　　　　　　C. 肾功能不全

　　　D. 心力衰竭　　　　　　　E. 肝坏死

4. 属于糖皮质激素用药禁忌的是（　　　）

　　　A. 严重高血压　　　　　　B. 过敏性皮炎　　　　　　　C. 再生障碍性贫血

　　　D. 类风湿关节炎　　　　　E. 肾上腺皮质功能不足

5. 下列关于 T_3 的叙述，不正确的是（　　　）

　　　A. 合成的量较 T_4 少　　　B. 作用快而强

　　　C. 维持时间短　　　　　　D. 血浆中游离型较 T_4 少

　　　E. 主要在肝、肾线粒体内脱碘灭活

6. 治疗呆小病可选用（　　　）

　　　A. 甲状腺激素　　　　　　B. 丙硫氧嘧啶　　　　　　　C. 甲巯咪唑

　　　D. 小剂量碘　　　　　　　E. 普萘洛尔

7. 老年人服用甲状腺素过量时，可出现的不良反应是（　　　）

　　　A. 致癌作用　　　　　　　B. 粒细胞缺乏症　　　　　　C. 甲状腺功能不全

　　　D. 心绞痛和心肌梗死　　　E. 血管神经栓塞性水肿

8. 甲亢术前给予复方碘溶液的目的是（　　　）

　　　A. 直接破坏甲状腺组织　　B. 使甲状腺缩小变韧，减少出血

　　　C. 降低血压　　　　　　　D. 控制心率

　　　E. 减少呼吸道腺体分泌

9. 关于胰岛素，下列说法不正确的是（　　　）

　　　A. 口服有效

　　　B. 主要在肝、肾脏和肌肉灭活

　　　C. 酸性蛋白质

　　　D. 精蛋白锌胰岛素为长效胰岛素

　　　E. 长效胰岛素不能静脉滴注给药

10. 下列哪种情况需要用胰岛素治疗（　　　）

　　　A. 2 型糖尿病肥胖者　　　B. 胰岛功能未完全丧失的 2 型糖尿病患者

　　　C. 轻症糖尿病患者　　　　D. 糖尿病患者合并酮症酸中毒

　　　E. 糖尿病患者

11. 接受治疗的胰岛素依赖型糖尿患者突然出汗心跳加快、焦虑等，可能是由于

　　　（　　　）

　　　A. 过敏反应　　　　　　　B. 低血糖反应　　　　　　C. 胰岛素急性耐受

　　　D. 胰岛素慢性耐受　　　　E. 血压升高

12. 胰岛素的生理药理作用不包括（　　　）

　　　A. 降低血糖　　　　　　　B. 抑制脂肪分解　　　　　C. 促进蛋白质合成

　　　D. 促进糖原异生　　　　　E. 促进 K^+ 进入细胞

13. 促进胰岛素释放的药物是（　　　）

　　　A. 格列本脲　　　　　　　B. 二甲双胍　　　　　　　C. 阿卡波糖

　　　D. 罗格列酮　　　　　　　E. 达格列净

14. 雌激素的生理药理作用不包括（　　　）

　　　A. 促进女性性征和性器官发育

　　　B. 小剂量雌激素促进乳腺发育

　　　C. 水钠潴留

　　　D. 促进骨钙溶出

　　　E. 促生长

15. 雌二醇的适应证是（　　　）

　　　A. 前列腺癌　　　　　　　B. 子宫颈癌　　　　　　　C. 乳腺癌

　　　D. 子宫内膜癌　　　　　　E. 骨质疏松症

16. 关于孕激素，下列叙述错误的是（　　　）

　　　A. 抑制排卵

　　　B. 在妊娠过程中具有保胎作用

　　　C. 月经后期促进子宫内膜进入分泌期

　　　D. 升高体温

　　　E. 抗病毒

17. 米非司酮的药理作用机制是（　　　）

　　　A. 激动雌激素受体　　　　B. 阻断孕激素受体

　　　C. 促进卵泡刺激素释放　　D. 抑制黄体生成素释放

　　　E. 抑制胰岛素的释放

18. 绝经后妇女易患骨质疏松症的主要原因是（　　　）

　　　A. 雌激素缺乏　　　　　　B. 孕激素缺乏　　　　　　C. 年龄大

　　　D. 骨质更新速率降低　　　E. 身体虚弱

19. 下列药物不属于骨吸收抑制药的是（　　　）

　　　A. 阿仑膦酸钠　　　　　　B. 维生素 D_3　　　　　　C. 鲑鱼降钙素

　　　D. 雷洛昔芬　　　　　　　E. 雌二醇

20. 下列药物可用于低钙血症的是（　　　）

　　　A. 雌激素　　　　　　　　B. 碳酸钙　　　　　　　　C. 降钙素

　　　D. 帕米膦酸　　　　　　　E. 依替膦酸钠

二、X 型选择题

21. 糖皮质激素类治疗休克时应注意（　　）

　　A. 采用大剂量突击疗法

　　B. 为治疗各种休克的首选药

　　C. 见效后即停药

　　D. 治疗感染中毒性休克时需配伍有效足量的抗菌药

　　E. 联合质子泵抑制药

22. 碘剂的不良反应包括（　　）

　　A. 甲亢　　　　　　　　B. 慢性碘中毒　　　　　　C. 血管神经性水肿

　　D. 新生儿甲状腺肿　　　E. 甲状腺危象

23. 甲状腺激素的药理作用包括（　　）

　　A. 维持生长发育　　　　B. 提高基础代谢率　　　　C. 升高血压

　　D. 减慢心率　　　　　　E. 兴奋中枢

24. 胰岛素慢性耐受的原因是（　　）

　　A. 抗胰岛素抗体产生

　　B. 靶细胞胰岛素受体数目减少

　　C. 胰岛素体内代谢灭活加快

　　D. 靶细胞膜上的葡萄糖转运失常

　　E. 血中游离脂肪酸和酮体增多

25. 下列对雌激素作用描述，正确的是（　　）

　　A. 抑制乳汁分泌

　　B. 使子宫内膜增殖变厚

　　C. 促进女性性器官发育成熟

　　D. 较大量抑制 GnRH 的分泌

　　E. 降低子宫平滑肌对缩宫素的敏感性

26. 下列对孕激素作用的描述，正确的是（　　）

　　A. 升高体温

　　B. 促使乳腺腺泡发育

　　C. 抑制子宫平滑肌的收缩

　　D. 促使子宫内膜由增殖期转为分泌期

　　E. 增加每分钟通气量

27. 关于米非司酮的作用特点，下列描述正确的是（　　）

　　A. 孕酮受体拮抗药　　　B. 盐皮质激素活性　　　　C. 雌激素活性

　　D. 糖皮质激素受体拮抗药　E. 抗雄激素活性

28. 雌激素的作用有（　　）

　　A. 维持女性性征　　　　B. 参与月经周期形成　　　C. 抑制子宫收缩

  D. 抑制乳汁分泌　　　　　E. 水钠潴留作用

29. 碳酸钙的不良反应包括（　　　）

  A. 嗳气　　　　　　　　　B. 继发性胃酸过多　　　　C. 便秘

  D. 高血钙　　　　　　　　E. 血小板减少

30. 下列有关降钙素作用特点的叙述，正确的是（　　　）

  A. 抑制肾小管对钙和磷的重吸收

  B. 对抗 PTH 促进骨吸收的作用

  C. 明显的镇痛作用

  D. 降低血钙而升高血磷

  E. 直接抑制破骨细胞的骨吸收

书网融合……

  微课　　　　　　划重点　　　　　　自测题

模块五

抗病原体药

▶▶▶ 项目十三　抗病原微生物药

学习目标

知识要求

1. **掌握**　抗生素、抗菌谱、抗菌活性、耐药性的基本概念；青霉素类、头孢菌素类、大环内酯类、喹诺酮类的药理作用特点、临床应用、不良反应及使用注意事项；一线抗结核病药异烟肼、利福平、吡嗪酰胺、乙胺丁醇等的作用特点、不良反应及使用注意事项。

2. **熟悉**　抗菌药物的作用机制和抗菌药物的合理用药原则；其他 β–内酰胺类、氨基糖苷类、四环素类及氯霉素的药理作用特点、临床应用、不良反应及使用注意事项；磺胺类的药理作用特点、临床应用、主要不良反应及其防治；磺胺类的药理作用特点、主要不良反应；常用抗真菌药、常用抗病毒药的作用特点和临床应用。

3. **了解**　细菌耐药性产生的机制；林可霉素类、万古霉素、去甲万古霉素、甲硝唑、甲氧苄啶的作用特点和应用；抗结核药的合理应用原则；常用抗真菌药、常用抗病毒药的不良反应。

能力要求

1. 具备有效、合理、安全应用本类药物的能力。
2. 具备本类药物用药风险管控能力。
3. 具备较强的自主学习能力。

📖▶ 任务一　抗菌药概论

PPT

对病原微生物、寄生虫及恶性肿瘤细胞所致疾病的药物治疗统称为化学治疗（chemotherapy），简称化疗。用于治疗上述疾病的药物称化学治疗药物，简称化疗药，包括抗菌药、抗真菌药、抗病毒药、抗寄生虫药和抗恶性肿瘤药。理想的化疗药物应该具有对病原体高度选择性，对人体无毒或低毒，并可增强机体的免疫力的特点。

在应用化疗药物治疗感染性疾病过程中，须注意机体、药物、病原体三者之间的相互关系：化疗药物的作用是阻止疾病的发展，为机体彻底消灭或清除病原体创造条件，但若使用不当可导致不良反应的产生，危害机体健康；而病原体与药物的接触中也会产生耐药性，使药物治疗失败。因此，合理使用化疗药物具有非常重要的意义。

一、常用术语

1. 抗菌药（antibacterial drugs） 是指对细菌具有抑制或杀灭作用的药物，包括抗生素和人工合成抗菌药。

2. 杀菌药（antiseptic） 指不仅能抑制且能杀灭病原菌的药物，如青霉素类、头孢菌素类及氨基糖苷类抗生素等。

3. 抑菌药（antibacterial drugs） 指仅能抑制病原菌生长繁殖而无杀灭作用的药物，如大环内酯类、四环素类药等。

4. 抗生素（antibiotic） 是某些微生物（包括细菌、真菌和放线菌等）产生的具有抑制或杀灭病原体作用的物质。

5. 抗菌谱（antibacterial spectrum） 是指药物抑制或杀灭病原菌的范围，分为窄谱和广谱。某些药物抗菌仅对单一菌种或单一菌属有抗菌作用，属窄谱抗菌药，如异烟肼只对结核杆菌有效。另一些药物不仅对多数革兰阳性、革兰阴性细菌有抗菌作用，还对某些衣原体、支原体、立克次体、螺旋体及原虫等也有抑制作用，如四环素等。抗菌谱是临床选用抗菌药的基础。

6. 抗菌活性（antibacterial activity） 是指药物抑制或杀灭细菌的能力。临床上常用最低抑菌浓度和最低杀菌浓度评价抗菌药物的抗菌活性。能抑制培养基内细菌生长的最低浓度称最低抑菌浓度（minimum inhibitory concentration，MIC）；能够杀灭培养基内细菌的最低浓度称最低杀菌浓度（minimum bactericidal concentration，MBC）。

7. 化疗指数（chemotherapy index，CI） 指化疗药物导致动物的半数致死量（LD_{50}）和治疗感染动物的半数有效量（ED_{50}）之比，即 $CI = LD_{50}/ED_{50}$。通常情况下，化疗指数越大，表明药物的毒性越小，疗效越大，临床应用的价值也可能越高。但化疗指数高者并不是绝对安全，如几乎无毒性的青霉素仍有引起过敏休克的危险。

8. 抗菌后效应（antibacterial effect，PAE） 也称抗生素后效应，是指细菌与抗菌药物短暂接触后，或抗菌药在撤药后其浓度低于 MIC 时，仍然对细菌的生长繁殖有抑制作用，此现象称为抗菌后效应。抗菌后效应延长了抗菌药体内作用时间，一定程度上增强了抗菌作用。PAE 是评价抗菌药物活性的重要指标之一，几乎所有的抗菌药物都有不同程度的 PAE。

二、抗菌药物的作用机制

抗菌药物主要是通过干扰病原菌的生化代谢过程，影响其结构和功能，使其失去正常生长繁殖能力，从而产生抑制或杀灭病原菌的作用。抗菌药物的作用机制大体可分为以下几类。

1. 抑制细菌细胞壁合成 细菌细胞壁位于细菌的最外层，能抵御菌体内外强大的渗透压差，具有维持菌体内环境稳定、保持细菌外形、保护细菌不受外环境影响的重要作用。革兰阳性菌细胞壁主要结构成分是黏肽，青霉素类、头孢菌素类、万古霉素等抗生素通过影响黏肽合成的不同环节而影响细菌细胞壁的合成，造成新生细菌细胞壁缺损。由于菌体内的高渗透压，可使水分不断渗入，致使细菌膨胀、变形，在细菌自溶酶影响下，细菌破裂溶解而死亡。

2. 增加细胞膜的通透性　细胞膜主要是由类脂质和蛋白质分子构成的一种半透膜，具有渗透屏障和运输物质的功能。多黏菌素类抗生素具有表面活性物质，能选择性地与细菌细胞膜中的磷脂结合；制霉菌素和两性霉素 B 等则能与真菌细胞膜中类固醇类物质结合。它们均能使细胞膜通透性增高，导致菌体内的蛋白质、核苷酸、氨基酸、糖和盐类等物质外漏，从而使细菌或真菌死亡。

3. 抑制蛋白质合成　核糖体是蛋白质合成的主要场所，细菌的核糖体为 70S，由 30S 和 50S 亚基组成；哺乳动物是真核生物，其核糖体为 80S，由 40S 和 60S 亚基构成，因而它们的生理、生化功能不同。大环内酯类、林可霉素、氯霉素与细菌核糖体 50S 亚基结合，四环素与核糖体 30S 亚基结合，使肽链的形成和延伸受阻，从而抑制蛋白质的合成；氨基糖苷类与细菌核糖体 30S 亚基结合，影响蛋白质合成的全过程而呈杀菌作用。

4. 抑制核酸代谢　喹诺酮类药物抑制细菌 DNA 回旋酶而影响细菌 DNA 的合成，利福平抑制以 DNA 为模板的 RNA 多聚酶，妨碍细菌细胞的生长繁殖，从而呈现抗菌作用。

5. 影响叶酸代谢　磺胺类及甲氧苄啶可分别通过抑制细菌二氢叶酸合成酶与二氢叶酸还原酶，妨碍细菌叶酸代谢，最终影响细菌核酸合成，从而抑制细菌生长繁殖。

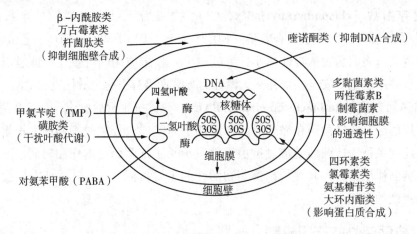

图 13-1　抗菌药物作用机制示意图

三、耐药性及其产生机制

（一）耐药性

耐药性（resistance）又称抗药性，是指病原体对化疗药物的敏感性降低甚至消失，需要增加剂量才能达到原来的药效。

1. 固有耐药性（inherent resistance）　又称为天然耐药性，是由细菌染色体基因决定而代代相传的耐药性，与抗菌药物的使用与否无关，如铜绿假单胞菌对氨苄西林、链球菌对庆大霉素的耐药。

2. 获得耐药性（acquired resistance）　是细菌与药物反复接触后对药物的敏感性降低或消失，多由质粒介导，也可由染色体介导。通过改变自身的代谢途径，使其避免被抗菌药物抑制或杀灭。细菌对抗菌药物的耐药大多数属于此种。

（二）耐药性产生的机制

1. 产生灭活酶　灭活酶有两种，一是水解酶，如 β - 内酰胺酶可水解青霉素类或头孢菌素类的 β - 内酰胺环，药物因结构破坏而失去药效；二是钝化酶（合成酶），如乙酰化酶、磷酸化酶、核苷化酶等，可催化某些基团结合到抗生素的—OH 或—NH₂ 上，使药物失活。

2. 降低细胞膜的通透性　细菌使细胞壁或细胞膜通透性改变，阻止抗菌药物穿透到作用部位。如革兰阴性菌通过使外膜上微孔蛋白减少或构型改变，从而使青霉素类、头孢菌素类和氨基糖苷类不能进入菌体；细菌会合成新的蛋白，阻塞膜通道从而使四环素类不能进入菌体而产生耐药。

3. 改变药物作用的靶位　细菌通过改变药物作用靶位的结构，使药物与靶位的亲和力降低，作用减弱。如某些肺炎球菌、淋病奈瑟菌对青霉素耐药，以及金黄色葡萄球菌对甲氧西林耐药，皆因经突变引起青霉素结合蛋白改变，使药物不易与之结合。

4. 主动外排系统作用增强　有些耐药的细菌具有主动转运泵，可将进入细菌体内的药物泵出菌体外，使药物在菌体内浓度降低而耐药。通常受主动外排系统影响的药物有 β - 内酰胺类、喹诺酮类、大环内酯类及四环素类等。

5. 改变代谢途径　细菌通过改变叶酸代谢途径，或通过产生大量的对氨苯甲酸（P - aminobenzoic acid，PABA），或直接利用外源性叶酸生成二氢叶酸而对磺胺类抗菌药产生耐药性。

你知道吗

超级细菌

"超级细菌"是泛指那些对多种抗生素具有耐药性的细菌，它的准确称呼应该是"多重耐药性细菌"。滥用抗生素是超级病菌产生的根本原因："抗生素不需要处方便可在药店购买到；部分医师在可用可不用的情况下，用了抗生素；饲养动物的饲料中几乎都含有抗生素"。由此，近年来的一些国家和地区相继出现了超级细菌，目前尚无特效药物。因此，必须慎用和合理使用抗菌药物，避免和（或）延缓耐药性的产生。

四、抗菌药物的合理应用原则

抗菌药物在感染性疾病的防治中起重要作用，但不合理的使用甚至滥用也使不良反应问题增多，给治疗带来许多严重问题，如产生严重不良反应和细菌耐药性等。如何使抗菌药物发挥最大的治疗作用同时产生最小的不良反应，是研究其合理使用的终极目的。

（一）严格掌握适应证

正确的临床诊断和细菌学诊断是选用药物的基础。首先应尽早明确病原菌，根据病原菌种类及细菌药敏试验结果选药。若病原菌及敏感情况不明时，患者感染症状很重，可先根据临床诊断判断可能的病原菌，凭经验选用合适的抗菌药进行治疗，当有药敏试验结果后，应根据药敏试验结果和患者个人情况选用抗菌药。

每种抗菌药有着各种不同的抗菌作用及体内过程特点，只有充分了解各种抗菌药物的药效学和药动学特点，才能有针对性地选择最合适的药物，取得满意的效果。

（二）抗菌药物的联合应用

1. 联合用药的指征　联合用药的目的在于提高疗效、减少不良反应、延缓或减少细菌耐药性的发生。联合应用要有明确指征，单一药物可有效治疗的感染，不需联合用药，仅在下列情况时有指征联合用药。

（1）单一抗菌药不能控制的严重感染或混合感染，如感染性心内膜炎、败血症等。

（2）病原菌尚未查明的严重感染，联合用药可扩大抗菌谱。

（3）需长时间治疗，但病原菌易对某些抗菌药物产生耐药性的感染，如结核病等。

（4）药物不易深入部位的感染，可合用易深入该部位的药物。

（5）对毒性较强的药物，可联合用药，以减少用量而使毒性减轻。

2. 联合用药的结果

抗菌药物根据其作用性质可分为四大类。

（1）Ⅰ类　为繁殖期杀菌剂，如 β-内酰胺类、万古霉素类、喹诺酮类。

（2）Ⅱ类　为静止期杀菌剂，如氨基糖苷类、多黏菌素类、杆菌肽。

（3）Ⅲ类　为速效抑菌剂，如四环素类、大环内酯类、林可霉素类。

（4）Ⅳ类　为慢效抑菌剂，如磺胺类。

抗菌药物联合应用可出现四种结果，即协同（Ⅰ类 + Ⅱ类）、相加（Ⅲ类 + Ⅳ类）、无关（Ⅰ类 + Ⅳ类）和拮抗（Ⅰ类 + Ⅲ类）。

📖 任务二　抗生素

PPT

📋 岗位情景模拟

情景描述　患者为其外国语学院舒同学，女，24 岁。3 天前淋雨后发冷、高热、咳嗽、咳多量黏液痰，时有铁锈色痰，经检查后确诊为肺炎球菌肺炎。

分析　1. 该患者应首选哪种抗生素进行治疗？

　　　　2. 用药时又该注意什么呢？

一、β-内酰胺类

β-内酰胺类抗生素是指一类化学结构中含有 β-内酰胺环的一大类抗生素的总称，包括青霉素类、头孢菌素类及其他非典型 β-内酰胺类（图 13-2）。该类抗生素具有抗菌活性高、毒性低、疗效高、临床应用广泛的特点。β-内酰胺类抗生素的作用机制相似，都作用于青霉素结合蛋白（penicillin binding protein），抑制转肽酶的活性，从而阻碍细菌细胞壁黏多肽合成，使细菌细胞壁缺损，在细胞壁自溶酶的参与下，菌体膨胀裂解，引起细菌死亡。

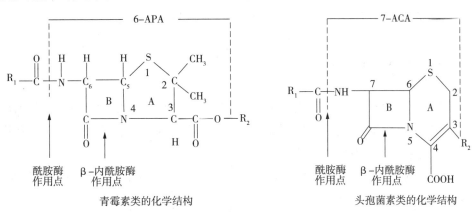

图 13-2 青霉素类和头孢菌素类的化学结构

（一）青霉素类

青霉素类药物根据其来源不同，分为天然青霉素类和半合成青霉素类。

1. 天然青霉素

青霉素 G（Benzylpenicillin）

青霉素 G 又称苄青霉素，侧链为苄基，是青霉菌培养液中提取精制获得的，也是最早应用于临床的抗生素。

本品为有机弱酸，常用其钠盐或钾盐。干燥粉末在室温中保存数年仍有抗菌活性，溶于水后，性质极不稳定，易被酸、碱、醇、氧化剂、金属离子分解破坏。在室温下，其水溶液不稳定，放置 24 小时，大部分降解失效，产生具有抗原性的降解产物（青霉烯酸和青霉噻唑），易引起过敏反应，故必须现用现配。

> **请你想一想**
> 青霉素 G 可以加在 5% 的葡萄糖注射液中进行静脉滴注吗？为什么？

【体内过程】

青霉素 G 不耐酸，口服易被胃酸及消化酶破坏，不宜口服给药，临床一般采用肌内注射或静脉滴注给药，吸收快而完全，$t_{1/2}$ 为 0.5~1.0 小时。主要分布于细胞外液，且广泛分布于关节腔、浆膜腔、间质液、淋巴液、中耳液及各组织，不易透过血-脑屏障，但脑膜有炎症时药物渗入量增多，脑脊液中可达有效浓度。青霉素主要以原型经肾小管分泌并排泄。丙磺舒与青霉素 G 竞争肾小管分泌，可减慢青霉素 G 的排泄，延长其作用时间。

【药理作用】

青霉素 G 对繁殖期敏感菌有强大的杀菌作用，抗菌谱较窄，可杀灭下列敏感菌。

（1）革兰阳性球菌，如链球菌、肺炎球菌、敏感的葡萄球菌等。

（2）革兰阳性杆菌，如白喉棒状杆菌、破伤风梭菌、炭疽杆菌、产气荚膜杆菌、乳酸杆菌等。

（3）革兰阴性球菌，如脑膜炎奈瑟菌、淋病奈瑟菌等。

（4）螺旋体，如梅毒螺旋体、钩端螺旋体、回归热螺旋体等。

（5）放线菌。

青霉素 G 对大多数的革兰阴性杆菌不敏感，对立克次体、支原体、真菌、病毒无效。

青霉素 G 与细菌胞质膜上青霉素结合蛋白结合，抑制转肽酶活性，阻止黏肽合成，造成细胞壁缺损，使菌体细胞破裂而死亡。对革兰阳性菌作用强，对革兰阴性菌作用弱。由于人的细胞无细胞壁，故对人毒性小。

青霉素 G 对 β－内酰胺酶不稳定，金黄色葡萄球菌等产酶细菌对青霉素类耐药。

【临床应用】

首选用于敏感革兰阳性球菌、革兰阳性杆菌、革兰阴性球菌、螺旋体等所致的感染。

（1）革兰阳性球菌感染　溶血性链球菌引起的感染，如咽炎、扁桃体炎、猩红热、丹毒、蜂窝织炎和产褥热等；草绿色链球菌引起的心内膜炎；肺炎球菌引起的大叶性肺炎、脓胸、中耳炎、脑膜炎和菌血症等。

（2）革兰阳性杆菌感染　白喉、破伤风、气性炭疽等，但应加用相应抗毒血清以中和外毒素。

（3）革兰阴性球菌感染　脑膜炎奈瑟菌引起的流行性脑脊髓膜炎；不产酶淋病奈瑟菌引起的淋病。

（4）螺旋体感染　钩端螺旋体、梅毒、回归热等。

（5）放线菌病　局部肉芽肿样炎症、脓肿、多发性瘘管及肺部感染等。

【不良反应及注意事项】　　微课

（1）过敏反应　是青霉素 G 最主要的不良反应。包括荨麻疹等各类皮疹、白细胞减少、间质性肾炎、关节肿痛、哮喘发作、血清病型反应；过敏性休克偶见，表现为喉头水肿、支气管痉挛、胸闷、心悸、呼吸困难、血压下降、循环衰竭、意识丧失、昏迷等，抢救不及时可致死亡。过敏反应主要是由青霉素 G 的降解产物以及青霉素 G 与 6－APA 高分子聚合物等致敏原所致。

为了预防过敏性休克的发生，使用青霉素类时应注意以下预防措施：①用药前应详细询问过敏史，对青霉素类过敏者禁用，有其他药物过敏史者慎用。②用药之前必须对青霉素类药物进行皮肤过敏试验，阳性反应者禁用。治疗过程中如更换批号或停药三天以上者应重做皮试。③避免患者饥饿时注射及局部用药。④现用现配。⑤做好急救准备。一旦出现过敏性休克，立即给患者皮下注射或肌内注射 0.5~1.0mg 肾上腺素，严重者静脉注射，可加用糖皮质激素类药物和抗组胺药物，必要时采取人工呼吸、给氧等。

（2）赫氏反应 青霉素 G 治疗梅毒或钩体病等螺旋体病时，可出现症状加剧现象，一般发生于治疗开始后 6~8 小时，表现为全身不适、寒战、发热、咽痛、头痛及心动过速等症状，严重者可危及生命，可能与螺旋体抗原与相应抗体形成免疫复合物或螺旋体被杀灭裂解后释放内毒素有关。

（3）青霉素脑病 是一种少见的中枢神经系统毒性反应，在用量过大、静脉滴注速度过快时发生。可能与大量药物迅速进入脑组织，干扰正常的神经功能有关。

（4）其他 肌内注射青霉素钾盐可产生局部疼痛、硬结或周围神经炎；大剂量青霉素钾盐或钠盐静脉给药易致高钾血症、高钠血症；鞘内注射可引起脑膜或神经刺激症状，产生肌肉痉挛性抽搐、昏迷等症状。

【常用制剂与规格】

粉针剂 40 万单位；80 万单位；160 万单位。

【用法用量】

成人，肌内注射，一天 80 万~200 万单位，分 3~4 次给药；静脉滴注，一天 200 万~2000 万单位，分 2~4 次给药。

小儿，肌内注射，按体重 2.5 万单位/kg，每 12 小时给药一次；静脉滴注，每天按体重 5 万~20 万单位/kg，分 2~4 次给药。

新生儿（足月产），每次按体重 5 万单位/kg，肌内注射或静脉滴注给药；出生第一周每 12 小时一次，一周以上者每 8 小时一次，严重感染每 6 小时一次。

2. 半合成青霉素类 青霉素虽有高效、低毒等优点，但也有抗菌谱窄、不耐酸、不耐酶等缺点，在临床应用受到一定限制。因此，通过改变天然青霉素 G 的侧链可获得一系列的半合成青霉素类药物。根据其特点可分为五类：耐酸、耐酶、广谱、抗铜绿假单胞菌、抗革兰阴性菌。半合成青霉素类药物的作用机制、不良反应与青霉素 G 相似，抗菌活性均不及天然青霉素 G，并于青霉素 G 存在交叉过敏反应。本类药物分类和作用特点见表 13-1。

表 13-1 半合成青霉素类药物的分类和作用特点

分类及代表药物	作用特点	不良反应
耐酸青霉素类 青霉素 V（Phenoxymethylpenicillin） 丙匹西林（Bingpixilin） 非奈西林（Feinaixilin）	耐酸，口服吸收好；抗菌谱与青霉素 G 相似，抗菌活性比青霉素弱，与青霉素之间有交叉过敏反应；主要用于革兰阳性菌引起的轻度感染	胃肠道反应

续表

分类及代表药物	作用特点	不良反应
耐酶青霉素类 　苯唑西林（Oxacillin） 　双氯西林（Dicloxacillin） 　氟氯西林（Flucloxacillin）	耐酸、耐酶，可口服；对青霉素敏感菌的抗菌活性不及青霉素 G；主要用于耐青霉素 G 金黄色葡萄球菌感染	胃肠道反应、皮疹
广谱青霉素类 　氨苄西林（Ampicillin） 　阿莫西林（Amoxicillin） 　海他西林（Haitaxilin） 　酞氨西林（Talampicillin）	可口服；对革兰阳性、革兰阴性菌均有杀菌作用，对革兰阳性菌作用优于青霉素 G，对铜绿假单胞菌无效；氨苄西林可用于伤寒杆菌感染引起的伤寒，阿莫西林可用于幽门螺杆菌感染引起的消化性溃疡	胃肠道反应、皮疹
抗铜绿假单胞菌广谱青霉素类 　羧苄西林（Carbenicillin） 　哌拉西林（Piperacillin） 　磺苄西林（Sulbenicillin） 　替卡西林（Ticarcillin） 　美洛西林（Mezlocillin）	革兰阳性、革兰阴性菌均有效，不耐酸，仅供注射用；对铜绿假单胞菌、变形杆菌和大肠埃希菌作用强大；用于铜绿假单胞菌、变形杆菌及大肠埃希菌所引起的各种感染。哌拉西林抗铜绿假单胞菌强度为羧苄西林的 4～16 倍	大剂量神经毒性、皮疹、胃肠道反应
抗革兰阴性杆菌青霉素类 　美西林（Meixilin） 　替莫西林（Timoxilin） 　匹美西林（Pivmecillinam）	对革兰阴性菌产生的 β - 内酰胺酶稳定，对铜绿假单胞菌、厌氧菌、肠球菌无效；主要用于革兰阴性菌引起的尿路、肠道、胆道感染等。	胃肠道反应、皮疹、嗜酸性细胞增多

阿莫西林（Amoxicillin）

【临床应用】

（1）治疗伤寒、其他沙门菌感染和伤寒带菌者。

（2）治疗敏感菌不产 β - 内酰胺酶的菌株所致尿路感染。

（3）肺炎链球菌、溶血性链球菌和不产 β - 内酰胺酶的流感嗜血杆菌所致耳、鼻、喉感染，呼吸道感染和皮肤、软组织感染。

（4）钩端螺旋体病。

（5）治疗敏感大肠埃希菌、奇异变形杆菌和粪肠球菌所致泌尿生殖系统感染。

（6）与克拉霉素和兰索拉唑联合治疗幽门螺杆菌感染。

【常用剂型与规格】

胶囊剂、颗粒剂：0.125g；0.25g；0.3g；0.5g；1.5g。

粉针剂：0.5g；1g；2g。

【用法用量】

（1）口服，成人一次 0.5～1g，一天 3～4 次；小儿每天按体重 50～100mg/kg，分 3～4 次服用。

（2）肌内注射或稀释后静脉滴注，成人一次 0.5 ~ 1g，一天 3 ~ 4 次；小儿严重感染时，一天 40 ~ 80mg/kg，分 3 ~ 4 次。

（二）头孢菌素类

岗位情景模拟

情景描述　张同学，女，初三，14 岁。尿频、尿急、尿痛 2 小时，听同学说起，头孢拉定胶囊抗菌消炎效果好，为不耽误学习，遂到附近药房拟购买头孢拉定。

分析　1. 张同学可以购买头孢拉定胶囊吗？

　　　2. 头孢拉定胶囊是否适合张同学？

头孢菌素类是一类半合成抗生素，其母核为 7 - 氨基头孢烷酸（7 - ACA），由头孢菌素 C 裂解获得。头孢菌素类抗生素化学结构中含有与青霉素类相同的 β - 内酰胺环，作用机制与青霉素类相似，也能与细菌细胞壁上的不同青霉素结合蛋白结合，干扰细菌细胞壁合成，为杀菌药。具有抗菌谱广、抗菌作用强、对 β - 内酰胺酶较稳定、过敏反应较青霉素类少见等优点。常见药物有 30 多种，根据开发年代和作用特点不同，可分为四代（表 13 - 2）。

表 13 - 2　头孢菌素类作用特点及临床应用比较表

分类	常用药物	特点及临床应用
第一代		特点：①对革兰阳性菌（包括耐药金黄色葡萄球菌）的抗菌作用强于第二至第四代；②对革兰阴性菌作用弱，对铜绿假单胞菌、厌氧菌无效；③对金黄色葡萄球菌产生的 β - 内酰胺酶稳定性高，但稳定性远比第二至四代头孢菌素类药物差；④组织穿透力差，脑脊液浓度低；⑤对肾脏有一定的毒性
注射用	头孢噻吩（Cephalothin） 头孢唑林（Cefazolin）	
口服用	头孢氨苄（Cephalexin） 头孢拉定（Cefradine） 头孢羟氨苄（Cefadroxil）	临床应用：主要用于耐药金黄色葡萄球菌及敏感菌所致的轻、中度感染，如呼吸道、尿路感染及皮肤、软组织感染等
第二代		特点：①对革兰阳性菌作用比第一代弱；②对革兰阴性菌作用比第一代明显增强，对铜绿假单胞菌无效，对部分厌氧菌有效；③对多种 β - 内酰胺酶比较稳定；④肾脏毒性较第一代小
注射用	头孢孟多（Cefmandol） 头孢呋辛（Cefuroxime）	临床应用：主要用于敏感菌，尤其是产酶耐药的革兰阴性菌所致的呼吸道、胆道、骨关节、皮肤软组织、泌尿道、妇产科感染及耐青霉素类淋病奈瑟菌感染等
口服用	头孢克洛（Cefaclor） 头孢丙烯（Cefprozil）	
第三代		特点：①对革兰阳性菌作用不及一、二代；②对革兰阴性菌作用明显超过一、二代，对铜绿假单胞菌及厌氧菌有较强作用；③对各种 β - 内酰胺酶稳定；④体内分布广，组织穿透力强，在脑脊液中能达到有效浓度；⑤对肾脏基本无毒性
注射用	头孢噻肟（Cefotaxime） 头孢曲松（Ceftriaxone） 头孢他啶（Ceftazidime） 头孢哌酮（Cefoperazone）	临床应用：主要用于耐药革兰阴性杆菌引起的严重感染，如严重肺炎、败血症、脑膜炎及铜绿假单胞菌感染等
口服用	头孢克肟（Cefixime） 头孢地尼（Cefdinir）	

续表

分类	常用药物	特点及临床应用
第四代 注射用	头孢匹罗（Cefpirome） 头孢吡肟（Cefepime） 头孢利定（Cefritidine）	特点：①对革兰阳性菌作用比第三代增强；②对革兰阴性菌作用与第三代相似或略强，对铜绿假单胞菌作用强，对厌氧菌有抗菌活性，抗菌谱更广；③对β-内酰胺酶高度稳定；④无肾毒性 临床应用：主要用于对第三代头孢菌素类耐药的细菌引起的感染，特别是威胁生命的严重革兰阴性杆菌感染

【体内过程】

多需注射给药。但头孢氨苄、头孢克洛和头孢克肟等能耐酸，胃肠吸收好，可口服。头孢菌素类吸收后，分布良好，能渗入各种组织中，易透过胎盘，胆汁中浓度也较高。头孢呋辛、头孢曲松、头孢噻肟、头孢他啶、头孢哌酮等可透过血-脑屏障，并在脑脊液中达到有效浓度。多数头孢菌素类的血浆 $t_{1/2}$ 较短（0.5~2 小时），但头孢曲松的 $t_{1/2}$ 可达 8 小时。

【药理作用与临床应用】

头孢菌素类为杀菌药，抗菌作用机制与青霉素类相似，通过与细菌细胞壁上的不同青霉素结合蛋白结合，抑制细菌细胞壁合成。细菌对头孢菌素类与青霉素类之间有部分交叉耐药现象。本类药与氨基糖苷类抗生素之间有协同抗菌作用。

【不良反应及注意事项】

头孢菌素类毒性低，不良反应较少。

1. 过敏反应 多见皮疹和药热等，严重者可发生过敏性休克。对青霉素类过敏者有 5%~10% 对头孢菌素类也过敏。

2. 肾毒性 第一代头孢菌素类大剂量使用时有肾毒性，第二代头孢菌素类肾毒性较第一代轻。与氨基糖苷类抗生素合用时肾毒性增强，注意肾功能的检查。

3. 双硫仑样反应 头孢孟多、头孢哌酮等服药期间饮酒可出现此反应，表现为面部潮红、发热、恶心、呕吐、口中有大蒜样气味等，甚至休克，严重者可致呼吸抑制、心肌梗死、急性心力衰竭、惊厥及死亡，一般在用药与饮酒后 15~30 分钟发生。故本类药物在治疗期间或停药一天内，均应避免饮酒或进食含乙醇制品。

4. 菌群失调 长期使用第三代、第四代头孢菌素类可引起二重感染。

5. 其他 头孢孟多、头孢哌酮可致低凝血酶原血症或血小板减少，患者可有出血症状，可用维生素 K 和新鲜血浆治疗。

你知道吗

抗菌药与双硫仑样反应

双硫仑为一种戒酒药，服用该药的人即使喝少量的酒，也会出现严重不适，使嗜酒者对酒产生厌恶而达到戒酒目的。其作用机制是抑制肝中的乙醛脱氢酶，导致乙醇中间代谢产物乙醛代谢受阻，乙醛在体内蓄积引起一系列中毒反应。应用某些抗菌药物后若饮酒，会导致类似双硫仑样反应。这些药物包括：①头孢菌素类，头孢哌酮、头孢美唑、头孢孟多、头孢曲松、头孢氨苄、头孢唑林、头孢拉定、头孢克洛等，其中头孢哌酮致双硫仑样反应最多、最敏感，如有患者用该药后吃酒心巧克力、服用藿香正气水，甚至仅用乙醇皮肤消毒也会发生。②其他抗菌药，甲硝唑、替硝唑、奥硝唑、呋喃唑酮、氯霉素等。③抗真菌药，酮康唑、灰黄霉素等。

（三）非典型β-内酰胺类

非典型β-内酰胺类具有β-内酰胺环和另一杂环（头霉素类除外），而仅有β-内酰胺环的化合物则称为单环类。

1. 头霉素类 化学结构与头孢菌素类相似，故也可将其列为第二代头孢菌素类。头霉素类药物有头孢西丁（Cefoxitin）、头孢美唑（Cefmetazole）等，目前广泛使用的是头孢西丁。其抗菌谱广，对革兰阴性杆菌尤其是肠杆菌科细菌作用强，对各种厌氧菌有良好作用，但对铜绿假单胞菌无效。临床可用于盆腔、腹腔和妇科的需氧和厌氧菌的混合感染。

2. 碳青霉烯类 常用的药物有亚胺培南（Imipenem）和美罗培南（Meropenem）等。本类抗生素抗菌谱广，对多数革兰阳性和革兰阴性菌有效，对厌氧菌有强效（亚胺培南作用最强）；对β-内酰胺酶高度稳定，且有抑制β-内酰胺酶的作用。

亚胺培南通过特殊的外膜通道快速进入靶位，发挥强大的抗菌作用。其作用机制与青霉素类相似，抑制细菌细胞壁合成而导致细菌溶解死亡。本品在体内易被肾脱氢肽酶水解失活，故需与此酶的特异性抑制药西司他丁合用。临床主要用于多重耐药菌引起的严重感染及严重需氧菌和厌氧菌所致的混合感染。

美罗培南为新型碳青霉烯类抗生素。其特点是对肾脱氢肽酶稳定，不被水解，故可单独使用；抗菌谱比亚胺培南更广，抗菌活性强，对多种酶稳定，耐药菌极少；毒性低，耐受性好。主要用于敏感菌引起的中、重度及难治性感染。

3. 氧头孢烯类 主要包括拉氧头孢（Laoxifen）和氟氧头孢（Fluoxef），拉氧头孢抗菌谱与抗菌活性与第三代头孢菌素类相似，对多种革兰阴性杆菌及厌氧菌作用强，耐β-内酰胺酶。由于用药后可致明显的出血（有时是致命的），故临床上较少应用。

4. 单环β-内酰胺类抗生素 氨曲南（Aztreonam）是人工合成的第一个应用于临床的单环β-内酰胺类抗生素。抗菌谱窄，对革兰阴性杆菌作用强，对革兰阳性球菌、厌氧菌无效，对革兰阴性杆菌产生的β-内酰胺酶高度稳定。由于其抗菌谱与氨基糖苷类相似而无氨基糖苷类的肾毒性，可作为氨基糖苷类替代药选用。本品不良反应少，毒性低，与青霉素类及头孢菌素类无交叉过敏性，因此，可用于对青霉素类严重过敏的患者。

5. β-内酰胺酶抑制药 有克拉维酸（Clavulanic acid）、舒巴坦（Sulbactam）和他唑巴坦（Tazobactam）。

β-内酰胺酶抑制药本身没有或只有微弱的抗菌活性，但能抑制β-内酰胺酶，保

护 β–内酰胺环免受水解，与其他 β–内酰胺类抗生素联合应用，可发挥抑酶增效作用。克拉维酸、舒巴坦和他唑巴坦与多种青霉素类和头孢菌素类的复方制剂在临床上有良好疗效，见表 13–3。

表 13–3　几种 β–内酰胺类抗生素与 β–内酰胺酶抑制药组成的复方制剂

复方制剂	适应证
氨苄西林–舒巴坦	产酶金黄色葡萄球菌、产酶杆菌科细菌、厌氧菌等所致各种感染，特别是腹腔感染和盆腔感染尤为适用
阿莫西林–克拉维酸	用于敏感菌引起的各种感染，如上呼吸道感染、下呼吸道感染、泌尿系统感染、皮肤和软组织感染等其他感染
替卡西林–克拉维酸	适用于治疗各种细菌感染
哌拉西林–他唑巴坦	用于对哌拉西林耐药，但对哌拉西林他唑巴坦敏感的产 β–内酰胺酶的细菌引起的中、重度感染
头孢哌酮–舒巴坦	用于敏感菌所致的呼吸道感染，泌尿道感染，腹膜炎、胆囊炎、胆管炎和其他腹腔内感染，败血症，脑膜炎，皮肤、软组织感染，骨骼及关节感染，盆腔炎，子宫内膜炎，淋病及其他生殖系统感染

二、大环内酯类、林可霉素类及其他类

岗位情景模拟

情景描述　患者李某，女，50 岁。因发热、咽痛 2 天就诊。诊断：急性扁桃体炎。医嘱：罗红霉素胶囊，0.15g/次，2 次/天；林可霉素片，0.5g/次，3 次/天。

分析　本方案是否合理？为什么？

（一）大环内酯类

大环内酯类是一类具有 14～16 元大环内酯结构的抗生素。自 20 世纪 50 年代初红霉素临床应用以来，大环内酯类已广泛应用于呼吸道、皮肤软组织等感染。目前，大环内酯类抗生素根据化学结构分为：①14 元环抗生素，包括红霉素（Erythromycin）、克拉霉素（Clarithromycin）、罗红霉素（Roxithromycin）、地红霉素（Dirithromycin）等；②15 元环抗生素，包括阿奇霉素（Azithromycin）；③16 元环抗生素，包括麦迪霉素（Midecamycin）、乙酰螺旋霉素（Acetylspiramycin）等。其中，红霉素、麦迪霉素、螺旋霉素等为天然品，克拉霉素、罗红霉素、阿奇霉素等为半合成品。

1. 天然大环内酯类

红霉素（Erythromycin）

红霉素是 1952 年从链霉菌的培养液中提取的含 14 元环结构的大环内酯类抗生素。

【体内过程】

红霉素呈碱性，不耐酸，为避免胃酸破坏，制成肠溶制剂。琥乙红霉素为酯化红

霉素，在体内释放出红霉素。依托红霉素是其丙酸酯的十二烷酸盐，能耐酸，无味，适合儿童患者服用。红霉素口服易吸收，分布于组织、各种腺体，并易透过胎盘和滑膜囊腔等，胆汁中药物浓度为血药浓度的 10～40 倍，但不易透过血 – 脑屏障。主要在肝脏代谢，随胆汁排泄，可形成肝肠循环，$t_{1/2}$ 约为 2 小时。

【药理作用】

红霉素为快速抑菌药，抗菌谱与青霉素 G 相似，对大多数革兰阳性球菌如金黄色葡萄球菌（包括耐药菌）、表皮葡萄球菌、链球菌和革兰阳性杆菌等有强大的抗菌活性；对部分革兰阴性菌如脑膜炎奈瑟菌、淋病奈瑟菌、百日咳杆菌、流感杆菌、布鲁杆菌、军团菌等高度敏感；对弯曲杆菌、厌氧菌、螺旋体、肺炎支原体、衣原体、立克次体也有较强抑制作用。

红霉素等大环内酯类抗生素的作用机制是通过与敏感菌核糖体的 50S 亚基结合，抑制信使核糖核酸（mRNA）移位和肽链延长，抑制细菌蛋白质的合成。

细菌对红霉素易产生耐药性，但停药数月后可恢复其敏感性。本类药物之间存在不完全交叉耐药性，与其他常用抗生素之间无交叉耐药性。对红霉素耐药的菌株对其他天然品仍敏感，对天然品耐药的菌株，半合成品有效。

【临床应用】

红霉素主要用于轻、中度的耐青霉素 G 的金黄色葡萄球菌感染；替代青霉素 G 用于革兰阳性菌感染、放线菌病及螺旋体感染等的治疗；用于对青霉素类过敏的患者。

军团菌病、弯曲杆菌感染、支原体肺炎、沙眼衣原体致婴儿肺炎和结肠炎、白喉带菌者等，以红霉素为代表的大环内酯类抗生素为首选治疗药。

【不良反应及注意事项】

（1）胃肠道刺激反应 本品刺激性大，口服可引起胃肠道反应，如恶心、呕吐、上腹部不适及腹泻等。

（2）血栓性静脉炎 静脉滴注其乳糖酸盐可引起血栓性静脉炎。

（3）肝损害 红霉素酯化物可引起肝损害，出现转氨酶升高、肝肿大及胆汁淤积性黄疸等，一般于停药后数日可恢复。孕妇及肝功能不全者不宜应用，婴幼儿慎用。

（4）假膜性肠炎 口服红霉素偶可致肠道菌株失调引起假膜性肠炎。

本品与林可霉素和氯霉素合用，因竞争核蛋白体 50S 亚基，使抗菌作用减弱；可抑制茶碱代谢，使茶碱血药浓度升高，引起中毒；与氯霉素、盐酸四环素混合于 5% 葡萄糖液中，能产生沉淀，属于配伍禁忌。

【常用制剂与规格】

肠溶片：0.125g；0.25g；50mg。

软膏：1%。

眼膏：0.5%。

【用法用量】

肠溶片，口服。成人一天 1～2g，分 3～4 次服用。军团菌病患者，成人一天 2～

4g，分4次服用。小儿按体重一天30～50mg/kg，分3～4次服用。

软膏，局部外用。取本品适量，涂于患处，每天2次。

眼膏，涂于眼睑内。一天2～3次，最后一次宜在睡前使用。

2. 半合成大环内酯类

罗红霉素（Roxithromycin）

本品抗菌谱和抗菌作用与红霉素相近。因对胃酸较稳定，故具良好的药动学特性，空腹服用吸收良好，血液与组织中的药物浓度均明显高于其他大环内酯类，$t_{1/2}$长达12～14小时，因此可减少用量及用药次数。老年人的药动学性质无特殊改变，不需调整剂量。主要用于化脓性链球菌引起的咽炎及扁桃体炎；敏感菌所致的鼻窦炎、中耳炎、急性支气管炎、慢性支气管炎急性发作，肺炎支原体或肺炎衣原体所致的肺炎；沙眼衣原体引起的尿道炎和宫颈炎；敏感细菌引起的皮肤软组织感染。不良反应以胃肠道反应为主。

【常用制剂与规格】

片剂：20mg；75mg；150mg。

颗粒：50mg。

【用法用量】

片剂，空腹口服，一般疗程为5～12天。成人一次150mg，一天2次；也可一次300mg，一天一次。儿童一次按体重2.5～5mg/kg，一天2次。

颗粒，口服。成人一次150mg，一天2次。儿童体重24～40kg者，一次100mg，一天2次；体重12～23kg者，一次50mg，一天2次。婴幼儿一次按体重2.5～5mg/kg，一天2次；或遵医嘱。

克拉霉素（Clarithromycin）

克拉霉素主要特点是口服吸收迅速、完全，不受进食影响，分布广泛并且组织中浓度明显高于血中浓度。首过消除明显，生物利用度仅有55%。抗菌活性强于红霉素，对革兰阳性菌、军团菌、肺炎衣原体的作用是大环内酯类中作用最强者。主要用于呼吸道感染、泌尿生殖系统感染及皮肤软组织感染的治疗，也适用于根除幽门螺杆菌感染。不良反应发生率较红霉素低。

【常用制剂与规格】

片剂：0.25g。

缓释片：0.5g。

【用法用量】

片剂，口服。成人常用的推荐剂量为一次0.25g，一天2次。严重感染时，剂量增加为一次0.5g，一天2次。疗程为5～14天。缓释片，口服。成人常用推荐剂量为每次0.5g，每天一次。餐中服用。不要压碎或咀嚼。

阿奇霉素（Azithromycin）

阿奇霉素是目前唯一半合成的15元大环内酯类抗生素。主要特点是口服吸收快，组织分布广，对胃酸的稳定性强，生物利用度高。$t_{1/2}$ 为 35～48 小时，为大环内酯类中最长者，每天仅需给药一次。抗菌作用是红霉素的 2～8 倍，对肺炎支原体的作用则为大环内酯类中最强者。主要用于治疗化脓性链球菌引起的急性咽炎、急性扁桃体炎；敏感细菌引起的鼻窦炎、中耳炎、急性支气管炎、慢性支气管炎急性发作；肺炎链球菌、流感嗜血杆菌以及肺炎支原体所致的肺炎等。

【常用制剂与规格】

片剂（分散片、胶囊）：0.125g；0.25g。

颗粒：0.1g。

【用法用量】

成人，沙眼衣原体或敏感淋球菌所致性传播疾病，仅需单次口服本品 1.0g；对其他感染的治疗，总剂量 1.5g，分 3 次服药。

（二）林可霉素及克林霉素

林可霉素（Lincomycin Hydrochloride）由链丝菌产生，克林霉素（Clindamycin Hydrochloride）是林可霉素的半合成衍生物。两药抗菌谱相同，由于克林霉素抗菌作用更强，口服吸收好且毒性较小，故临床较为常用。

【药理作用】

两药对金黄色葡萄球菌（包括耐青霉素类者）、溶血性链球菌、草绿色链球菌、肺炎球菌等革兰阳性菌及大多数厌氧菌都有良好抗菌作用，对革兰阴性菌大多无效。两药的抗菌机制相同，能与核糖体 50S 亚基结合，抑制肽酰基转移酶，使蛋白质肽链的延伸受阻。

【临床应用】

本类药对骨组织的渗透性较强，临床主要用于敏感菌引起的急、慢性骨及关节感染。对厌氧菌感染也有较好疗效。

【不良反应及注意事项】

口服或注射均可引起胃肠道反应，表现为食欲不振、恶心、呕吐、胃部不适和腹泻；严重者发生假膜性肠炎。两药偶可引起中性粒细胞减少、血清转氨酶升高、皮疹等反应。林可霉素的毒性反应发生率较低。

【常用制剂与规格】

盐酸林可霉素片：0.25g；0.5g。

盐酸克林霉素胶囊：0.15g。

【用法用量】

（1）盐酸林可霉素片，空腹服用。成人，一天 1.5～2g，分 3～4 次口服。小儿每天按体重 30～60mg/kg，分 3～4 次口服，婴儿小于 4 周者不宜服用。

（2）盐酸克林霉素胶囊，口服。成人，一次 0.15～0.3g，一天 4 次口服，重症感染可增至一次 0.45g，一天 4 次口服。4 周或 4 周以上小儿，一天按体重 8～16mg/kg，分 3～4 次口服。

（三）万古霉素及去甲万古霉素

万古霉素和去甲万古霉素是由东方链霉菌菌株产生的糖肽类窄谱抗生素，主要对革兰阳性菌有效。过去使用很少，但近年来因能够杀灭耐甲氧西林金黄色葡萄球菌和耐甲氧西林表皮葡萄球菌而得到广泛应用。

万古霉素和去甲万古霉素抗菌机制为抑制细菌细胞壁的合成，使敏感菌细胞壁缺损而发挥繁殖期杀菌作用。但其作用部位与青霉素类及头孢菌素类不同，主要为抑制细胞壁糖肽的合成，也可能改变细菌细胞膜的渗透性，并选择性地抑制 RNA 的生物合成。本品不与青霉素类竞争结合部位。一般不易产生耐药性，与其他抗生素也无交叉耐药。但近年来已发现对万古霉素耐药的葡萄球菌、肠球菌及乳酸杆菌，应引起注意。目前主要用于耐甲氧西林金黄色葡萄球菌（methicillin - resistant staphylococcus aureus，MRSA）、耐甲氧西林表皮葡萄球菌（methicillin - resistant staphylococcus epidermidis，MRSE）和肠球菌所致感染，是当前少有的对 MRSA 有效的抗生素。亦用于对其他抗生素无效或 β - 内酰胺类抗生素过敏的严重革兰阳性菌感染患者。

不良反应多且严重。主要表现为耳毒性、肾毒性。耳毒性为本品最严重的毒性反应，大剂量应用出现耳鸣、听力减退甚至耳聋，监测听力常能较早发现耳毒性；及早停药尚能恢复功能，部分患者停药后仍可继续进展至耳聋。有一定的肾毒性，与氨基糖苷类药物合用更易发生。其他尚有过敏反应、注射部位静脉炎等。

【常用制剂与规格】

盐酸万古霉素注射液：0.5g（50 万单位）。

注射用盐酸去甲万古霉素：0.4g（40 万单位）。

【用法用量】

（1）盐酸万古霉素注射液，成人每天常用剂量为 200 万单位，可分为每 6 小时 50 万单位或每 12 小时 100 万单位，临用前先用 10ml 注射用水溶解 50 万单位，再用 100ml 或 100ml 以上 0.9% 氯化钠或 5% 葡萄糖注射液稀释，每次静脉滴注时间至少 60 分钟或应以不高于 1 万单位/分钟的速度给药。儿童每次总量 1 万单位/kg，每 6 小时滴注一次，每次给药时间至少为 60 分钟。

（2）注射用盐酸去甲万古霉素，临用前加注射用水适量使溶解。静脉缓慢滴注，成人每天 0.8～1.6g（80 万～160 万单位），分 2～3 次静脉滴注。小儿每天按体重 16～24mg/kg（1.6 万～2.4 万单位/kg），分 2 次静脉滴注。

三、氨基糖苷类

📋 **岗位情景模拟**

情景描述　邻居张奶奶，65 岁。感冒后咳嗽、咳痰，量较多，呈黄绿色。她拿着家里留有上次治疗急性肠炎剩下的十几片庆大霉素，来到附近的社会药房，想咨询一下庆大霉素片是否可用。

分析　庆大霉素片可用于治疗急性支气管炎吗？为什么？

氨基糖苷类抗生素由苷元和氨基糖分子通过氧桥连接而成，故取名氨基糖苷类。本类抗生素可分为天然和半合成两类。天然来源的有链霉素（Streptomycin）、卡那霉素（Kanamycin）、新霉素（Neomycin）、妥布霉素（Tobramycin）、大观霉素（Spectinomycin）、庆大霉素（Gentamicin）、西索米星（Sisomicin）、小诺米星（Micronomicin）等；半合成氨基糖苷类有阿米卡星（Amikacin）、奈替米星（Netimicin）、异帕米星（Isepamicin）等。

（一）氨基糖苷类共同特性

本类药物由于结构上的共性，使其在药动学、抗菌谱及抗菌作用、作用机制、耐药性和不良反应方面具有以下共同特点。

【体内过程】

本类药物由于结构中存在多个氨基，为较强的有机碱，极性强、解离度大，脂溶性小，难跨膜转运。口服基本不吸收，一般用于肠道感染，治疗全身感染时须注射给药。主要分布于细胞外液，大多数组织中浓度都较低，但肾皮质部浓度可远远超过血浆或组织间液的水平，这是引起肾毒性的主要原因。氨基糖苷类可进入内耳外淋巴液，内耳外淋巴液中药物的高浓度与蓄积性是引起耳毒性的主要原因。一般不主张静脉注射，以避免血药浓度骤然升高而抑制神经 – 肌肉接头，引起呼吸肌麻痹造成呼吸骤停。

【药理作用】

本类药物抗菌谱广，对各种需氧革兰阴性杆菌，如大肠埃希菌、克雷伯菌属、变形杆菌及肠杆菌属、志贺菌属等有强大抗菌活性；对枸橼酸菌属、沙雷菌属、不动杆菌属也有一定的抗菌活性；对革兰阴性球菌如脑膜炎奈瑟菌、淋病奈瑟菌等作用较差；对厌氧菌无效。

细菌对本类药物有交叉或单向交叉耐药性。

【抗菌机制】

本类药物主要作用部位是细菌核蛋白体 30S 亚基，阻碍细菌蛋白质合成的全过程。在起始阶段，抑制 70S 起始复合物的形成；在延伸阶段，引起对 mRNA 模板遗传密码的错译，合成对细菌无功能的蛋白质；在终止阶段，使已合成的肽链不能释放，并阻止 70S 核蛋白体的解离。此外，还可增加细菌细胞膜的通透性，使菌体内重要物质外漏而死亡，为静止期杀菌药，杀菌作用呈浓度依赖性，在碱性条件下抗菌作用加强，具有明显的抗生素后效应。

【耐药机制】

1. 产生钝化酶 是其重要耐药机制。钝化酶主要有乙酰化酶、腺苷化酶和磷酸化酶，不同氨基糖苷类抗生素可被同一酶所钝化，而同一种氨基糖苷类抗生素又可为多种酶所钝化。

2. 膜通透性的改变 包括改变外膜蛋白、改变主动转运系统和降低核蛋白体的结合亲和力等。

【临床应用】

氨基糖苷类抗生素主要用于敏感需氧革兰阴性杆菌引起的感染。如尿路、呼吸道、皮肤软组织、胃肠道、烧伤、创伤及骨关节感染等。

【不良反应及注意事项】

1. 耳毒性　分为两种：①前庭损害，表现为眩晕、恶心、呕吐、眼球震颤和平衡失调等。②耳蜗神经损害，表现为耳鸣、听力减退或耳聋，因药物消除慢，可发生于停药后数周，应注意观察耳鸣、眩晕等早期症状，一旦发现及早停药。对老年人、肾功能不全者及使用高剂量和（或）长疗程者，应注意剂量；孕妇禁用。避免与有耳毒性的高效能利尿药合用。

2. 肾毒性　本类药物是诱发药源性肾功能衰竭的最常见因素。由于本类药物对肾组织有极高的亲和力，易在肾脏蓄积，损害肾小管上皮细胞，临床表现为管型尿、血尿、蛋白尿，严重者可致氮质血症等。要根据患者个体情况调整用药剂量，并应定期进行肾功能检查，有条件的应做血药浓度监测。肾功能减退可使氨基糖苷类血药浓度升高，从而又进一步加重肾功能损伤和耳毒性。老年人、肾功能不全者慎用，忌与有肾毒性的药物合用。

3. 过敏反应　有时可致过敏，主要为皮疹、发热、血管神经性水肿，严重者可发生过敏性休克，以链霉素多见，其过敏发生率仅次于青霉素 G，大多于注射后 1～2 分钟，一旦发生，死亡率高。

4. 神经–肌肉接头阻滞作用　氨基糖苷类抗生素能与突触前膜上的钙结合部位结合，从而阻止乙酰胆碱释放，引起神经–肌肉接头的传递障碍，严重者可发生肌肉麻痹，甚至呼吸暂停。大剂量腹膜腔给药或静脉注射时易发生，可用钙剂或新斯的明等胆碱酯酶抑制药治疗。

本类药与强效利尿药、甘露醇、万古霉素、止吐药合用可使耳毒性增强，而抗组胺药苯海拉明、美克洛嗪、布克力嗪等则可掩盖其耳毒性，故避免合用；与头孢菌素类、磺胺类、多黏菌素类、两性霉素 B、杆菌肽等合用，可增加其肾毒性；同类抗生素合用，可使毒性增强，禁止合用；也不能与其他药物混合在一个注射器中使用，以免降低疗效。

（二）常用药物

链霉素（Streptomycin）

链霉素是最早用于临床的氨基糖苷类药物，也是第一个用于临床的抗结核病药。本品对结核分枝杆菌、革兰阴性杆菌作用强大，对铜绿假单胞菌无效。易产生耐药性，不良反应多且重，以耳毒性最常见（前庭损害为主），其次为神经–肌肉接头阻滞作用、过敏性休克，亦有肾毒性，现已少用。

目前仅用于：①兔热病与鼠疫，为首选药；②结核病，与利福平、异烟肼联合应用；③心内膜炎，可与青霉素类合用治疗细菌性心内膜炎，但常被庆大霉素替代。

【常用制剂与规格】

粉针剂：0.75g（75 万单位）；1g（100 万单位）。

【用法用量】

肌内注射，成人常用量一次 0.5g，每 12 小时一次。小儿常用量按体重每天 15～25mg/kg，分 2 次给药。

庆大霉素（Gentamicin）

庆大霉素为目前最常用的氨基糖苷类药物之一。本药对革兰阴性杆菌作用强，对铜绿假单胞菌、金黄色葡萄球菌有效，对结核分枝杆菌无效。临床主要用于：①敏感革兰阴性杆菌引发的感染，如克雷伯菌属、肠杆菌属引起的肺炎、脑膜炎、骨髓炎、心内膜炎、败血症等；②铜绿假单胞菌所致感染，常与敏感的 β - 内酰胺类抗生素如羧苄西林等合用；③口服用于肠道感染及肠道术前肠道消毒；④局部常用于眼科的感染等。肾毒性多见，耳毒性以前庭损害为主，偶见过敏反应及神经 - 肌肉接头阻滞作用。

【常用制剂与规格】

注射液：8 万单位/2ml。

滴眼液：4 万单位/8ml。

片剂：20mg（2 万单位）；40mg（4 万单位）。

【用法用量】

注射液肌内注射或稀释后静脉滴注。成人一次 8 万单位，每 8 小时一次。小儿一次 2.5mg/kg，每 12 小时一次。

滴眼液滴入眼结膜囊内，一次 1～2 滴，一天 3～5 次。

片剂口服。成人一次 8 万～16 万单位，一天 3～4 次。小儿一天 5000～10000 单位/kg，分 3～4 次服用。

你知道吗

微生物学家王岳与庆大霉素

1953 年，福建师范学院王岳老师开始了筛选抗生素的研究。经过努力，他终于在 1955 年从链丝菌中找到对癌症有一定疗效的放线菌素"23～21"的产生菌，并提取结晶样品。他的这一发现，为中国找到了第一个抗生素药品，随即投入生产。1965 年，他在中国首先提出从小单孢菌中寻找新抗生素的研究领域。

1966 年，他和助手从小单孢菌中分离到闻名全国的庆大霉素产生菌，并在 1969 年建国二十周年大庆时正式投产。庆大霉素是中国独立自主研制成功的广谱抗生素，是新中国成立以来的伟大科技成果之一。取名"庆大霉素"，意指庆祝"九大"以及庆祝工人阶级的伟大。

阿米卡星（Amikacin）

本品抗菌谱最广，对结核分枝杆菌、铜绿假单胞菌等均有效。对钝化酶稳定，不易产生耐药性。临床广泛用于治疗对庆大霉素、妥布霉素等耐药的革兰阴性杆菌感染和大多数需氧革兰阴性杆菌感染，亦可作为二线抗结核病药与其他药物联合用于结核病的治疗。不良反应有耳毒性和肾毒性，耳毒性以耳蜗损害为主，较少出现神经 – 肌肉接头阻滞作用，偶见过敏反应。

【常用制剂与规格】

注射剂：0.2g。

【用法用量】

肌内注射或静脉滴注。成人单纯性尿路感染对常用抗菌药耐药者每 12 小时 0.2g；用于其他全身感染每 12 小时 7.5mg/kg。成人一天不超过 1.5g，疗程不超过 10 天。小儿首剂按体重 10mg/kg，继以每 12 小时 7.5mg/kg。

其他氨基糖苷类抗生素应用及特点见表 13 – 4。

表 13 – 4　部分氨基糖苷类抗生素特点比较

药物	特点及应用
妥布霉素	抗菌活性与庆大霉素相似，抗铜绿假单胞菌作用较庆大霉素强，对耐庆大霉素的菌株仍有效。耳毒性低于庆大霉素
奈替米星	抗菌谱与庆大霉素相似，耐酶性好，在本类药物中毒性最低
卡那霉素	耳、肾毒性严重，仅次于新霉素，细菌易耐药。可口服做腹部术前消毒。临床已少用，可作为二线抗结核药
西索米星	抗菌谱与庆大霉素相似，抗铜绿假单胞菌活性及毒性均为庆大霉素 2 倍。临床已少用
小诺米星	抗菌谱与庆大霉素相似，对中耳炎和胆道感染等有较好疗效
新霉素	耳、肾毒性大，禁用于注射给药，仅用于肠道感染及消毒
大观霉素	对淋病奈瑟菌抗菌活性强，主要用于无并发症的淋病，如耐青霉素类菌株引起的淋病或对青霉素类过敏的淋病患者

四、四环素类与氯霉素

四环素类及氯霉素对革兰阳性菌和阴性菌、立克次体、衣原体、支原体和螺旋体均有抑制作用，称为广谱抗生素。

（一）四环素类

四环素类抗生素由链霉菌属发酵分离获得，包括天然品如四环素（Tetracycline）、土霉素（Oxytetracycline）、金霉素（Chlortetracycline）等，半合成品如多西环素（Doxycycline）和米诺环素（Minocycline）等。20 世纪 60 ～ 70 年代广为应用，目前由于耐药菌株日益增多，疗效不够理想，且副作用较多，已不再作为常用抗菌药物。

1. 天然四环素类　包括四环素、土霉素和金霉素。

【药理作用】

四环素、土霉素抗菌谱广，对需氧和厌氧的革兰阳性和阴性细菌、立克次体、衣原体、支原体、螺旋体、放线菌、阿米巴原虫均有抑制作用，对革兰阳性菌作用强于革兰阴性菌；对革兰阳性菌作用不如青霉素类和头孢菌素类；对革兰阴性菌作用不如氨基糖苷类和氯霉素；对铜绿假单胞菌、结核分枝杆菌、伤寒沙门菌与真菌无效。

四环素为快速抑菌药，在高浓度时也有杀菌作用。其抗菌作用机制主要是通过与细菌核蛋白体30S亚单位结合，阻止肽链延伸和蛋白质合成。此外，四环素类还可引起细菌细胞膜通透性改变，使胞内的核苷酸和其他重要成分外漏，从而抑制细菌生长繁殖。

细菌对本类抗生素的耐药为渐进性，尤其是金黄色葡萄球菌、大肠埃希菌等较为明显且严重。耐药机制是通过耐药质粒介导，诱导其他敏感菌转为耐药菌，耐药菌可使抗生素内流减少而排出增加，同时产生灭活酶而使药物失效。天然品之间存在交叉耐药，但对天然品耐药的菌株对半合成品仍敏感。

【体内过程】

口服易吸收，但不完全，饭后服盐酸四环素较空腹服用时血药浓度低50%左右。能与多价阳离子（如 Mg^{2+}、Ca^{2+}、Al^{3+} 及 Fe^{2+} 等）起络合作用，因而含这些离子的药物和食物如牛奶等均可妨碍其吸收。四环素与土霉素口服吸收量有一定限度，一次服药量超过 0.5g，血药浓度并不随剂量增加而提高，只增加粪便中的排泄量。吸收后广泛分布于各组织及体液中，并能沉积于骨及牙组织内，但不易透过血–脑屏障。两药均可在肝脏浓缩，随胆汁排泄，形成肝肠循环，胆汁中药物浓度为血药浓度的 10～20 倍，有利于胆道感染的治疗。主要以原型经肾脏排泄，尿药浓度高，可用于治疗泌尿道感染，$t_{1/2}$ 为 6～12 小时。

【临床应用】

目前主要作为立克次体感染（斑疹伤寒、恙虫病）、支原体肺炎、衣原体感染（性病性淋巴肉芽肿、鹦鹉热、沙眼等）的首选治疗药物。

【不良反应及注意事项】

（1）局部刺激　口服可引起恶心、呕吐、上腹不适、腹胀、腹泻等症状，以土霉素多见，与食物同服可以减轻。因局部刺激性大，注射剂型已很少应用。

（2）二重感染　常见的二重感染有：①真菌病，白假丝念珠菌感染最多见，常见为鹅口疮。一旦发现应立即停药，可用抗真菌药治疗。②假（伪）膜性肠炎，由葡萄球菌产生强烈的外毒素，引起肠壁坏死，体液渗出、剧烈腹泻导致失水或休克等症状，有死亡危险。一旦发现应立即停药，口服万古霉素治疗。

（3）对骨、牙生长的影响　四环素类药可在任何骨组织中形成稳定的钙化合物，导致恒齿黄染、牙釉质发育不良和骨生长抑制。故孕妇、哺乳期妇女及 8 岁以下儿童禁用。

（4）肝肾损害　长期大剂量口服或静脉注射可造成严重肝损害，为脂肪肝变性，妊娠期妇女、原有肾功能损害的患者易发生肝毒性。也可加剧肾功能不全，肝肾功能不全者禁用。

（5）过敏反应　偶见皮疹、药热、血管神经性水肿、光敏性皮炎等，同类药物间有交叉过敏性。

本类药能与二价、三价阳离子形成难溶性络合物，使药物吸收减少；与抗酸药合用，可使四环素类吸收减少，排出增多，而使血药浓度降低，作用时间缩短；与 H_2 受体阻断药合用，可使四环素类吸收减少；与强效利尿药合用，可引起高氮质血症。

你知道吗

二重感染

人体的体表及与外界相通的腔道中，存在着的不同种类和数量的微生物。在正常情况下，这些微生物对人类无害。长期或大剂量使用广谱抗菌药，使敏感菌受到抑制，不敏感菌（如真菌、金黄色葡萄球菌等）趁机在体内繁殖生长，引发新的感染，称二重感染，又称菌群交替症。合并应用肾上腺皮质激素，抗代谢或抗肿瘤药物更易引发二重感染。

2. 半合成四环素类

多西环素（Doxycycline）

【体内过程】

本品脂溶性较大，口服吸收快而完全，一般不受食物的影响，吸收率达90%。分布广泛，脑脊液中浓度较高。药物大部分经胆汁排入肠道后又可再吸收，经肾小管时也可再吸收，因此，$t_{1/2}$ 长达20小时，有效血药浓度可维持24小时以上，一般细菌性感染每天服药一次即可。药物大部分以结合或络合的无活性代谢产物形式由粪便排泄，故对肠道菌群无影响；小部分从肾脏排泄，肾功能不全者仍可使用。

【药理作用与临床应用】

抗菌谱与四环素相似，抗菌活性较四环素强2~10倍。临床应用同四环素，具有强效、速效、长效的特点，常代替四环素、土霉素作首选药。主要用于敏感菌所引起的呼吸道、泌尿道及胆道感染等；对肾功能不良患者的肾外感染也可使用；对前列腺炎也有较好疗效。通常为立克次体感染的首选药。

【不良反应及注意事项】

常见胃肠道刺激反应，如恶心、呕吐、腹泻、口腔炎及肛门炎等，宜饭后服用。皮疹及二重感染少见。偶有食管炎报道，多发生于服药后立即卧床的患者。

【常用制剂与规格】

分散片：0.1g；0.2g。

【用法用量】

可直接口服（吞服），或加入适量水中，振摇分散后服用。成人一次0.1g，每12小时一次。8岁以上小儿按体重2.2mg/kg，每12小时一次。

米诺环素 (Minocycline)

本药抗菌谱和四环素相近，抗菌活性为四环素类中最强的，不良反应与其他四环素类基本相同。但米诺环素可引起前庭功能障碍，表现为眩晕、共济失调、恶心、呕吐等。给药后很快出现，女性多于男性，停药后 24~48 小时可消失，故一般不推荐作首选药用。临床可用于敏感菌引起的泌尿道、呼吸道、胆道、乳腺及皮肤软组织感染等。

【常用制剂与规格】

片剂（胶囊）：50mg；100mg。

【用法用量】

片剂（胶囊）口服。成人首次给药量为 0.2g，以后每 12 小时再口服 0.1g。

（二）氯霉素类

氯霉素 (Chloramphenicol)

氯霉素是从委内瑞拉链丝菌的培养液中提得的。其左旋体具有生物活性，目前多用其人工合成品。

【药理作用】

氯霉素为广谱抗生素，对革兰阳性菌、革兰阴性菌、厌氧菌、立克次体属、螺旋体和衣原体属等均有抑制或杀灭作用。对革兰阴性菌作用较强。其中，对伤寒杆菌、流感嗜血杆菌、肺炎链球菌和脑膜炎奈瑟菌有杀菌作用；对立克次体感染如斑疹伤寒也有效；但对革兰阳性球菌的作用不及青霉素和四环素类。

抗菌机制主要通过与细菌核蛋白体 50S 亚基结合，抑制肽酰基转移酶，从而抑制蛋白质合成。

细菌对氯霉素可产生耐药性，尤其以大肠埃希菌、变形杆菌等较为常见，伤寒沙门菌少见。

【体内过程】

氯霉素口服吸收迅速而完全，生物利用度为 80%~90%，2 小时血药浓度达高峰，$t_{1/2}$ 约为 2.5 小时，6~8 小时后仍可维持有效血药浓度。吸收后广泛分布于各组织和体液中，在肝、肾组织中浓度较高，脑脊液中的浓度较其他抗生素为高。肌内注射吸收较慢，血药浓度较低，仅为口服同剂量的 50%~70%，但维持时间较长。主要在肝脏代谢，与葡萄糖醛酸结合而失活，其原型药及代谢物迅速经肾脏排泄，口服量 5%~15% 的原型药物经肾小球滤过而排入尿中，并能达到有效抗菌浓度，可用于治疗泌尿系统感染。肾功能不良者使用时应减量。

【临床应用】

由于氯霉素可能对造血系统产生严重的毒性反应，一般不作为首选药物应用。现仅用于治疗威胁生命的严重感染。

（1）伤寒和其他沙门菌属感染 为敏感菌株所致伤寒、副伤寒的选用药物，成人伤寒、副伤寒沙门菌感染以氟喹诺酮类药物为首选。由沙门菌属感染的胃肠炎一般不宜应用本品。

（2）严重厌氧菌感染　如脆弱拟杆菌所致感染，尤其适用于病变累及中枢神经系统者。

（3）立克次体感染　可用于 Q 热、地方性斑疹伤寒等的治疗。

（4）其他　可作为眼科局部用药用于敏感菌引起的眼内感染。

【不良反应及注意事项】

（1）抑制骨髓造血功能　为氯霉素最严重的毒性反应，有两种表现形式：①可逆性的血细胞减少，包括白细胞、血小板等减少，并可伴贫血，这一反应与剂量和疗程有关。一旦发现，及时停药，可以恢复。②不可逆性再生障碍性贫血，虽然少见，但死亡率高。与剂量、疗程无直接关系，可能与氯霉素抑制骨髓造血细胞内线粒体中的 70S 核蛋白体有关。为了防止造血系统的毒性反应，应用时应定期检查血常规，一旦发生，立即停药。

（2）灰婴综合征　这是由于新生儿尤其是早产儿肝肾功能发育不完全，对氯霉素的代谢和排泄能力低下，导致药物在体内蓄积中毒。表现为腹胀、呕吐、拒哺、呼吸不规则、面色灰紫、循环衰竭等，死亡率约 40%。因此，早产儿及出生两周以内的新生儿应避免使用。

（3）其他反应　口服可发生恶心、呕吐、腹泻、舌炎等胃肠道反应；长期或大剂量用药可致二重感染；少数人可见过敏反应，如皮疹、血管神经性水肿及视神经炎等。

（4）氯霉素能抑制肝药酶活性　使双香豆素、苯妥英钠、甲磺丁脲、氯丙嗪等药物代谢减慢，$t_{1/2}$ 延长，血药浓度增高甚至引起严重毒性反应。

（5）苯巴比妥、苯妥英钠、利福平等肝药酶诱导药，可促进肝药酶对氯霉素的代谢，而使其作用减弱。

任务三　人工合成抗菌药

PPT

岗位情景模拟

情景描述　刘同学，女，12 岁，初一学生。因"半天腹泻 5 次"就诊，诊断为急性肠炎。医嘱为左氧氟沙星片 0.2g/次，2 次/天。

分析　本例用药是否合理？为什么？

人工合成抗菌药是目前较为常用的抗菌药物，包括喹诺酮类、磺胺类、甲氧苄啶及其他合成抗菌药物等。其中磺胺药是最早投入临床的人工合成抗菌药。

一、喹诺酮类

喹诺酮类药物是近几十年来发展最迅速的一类人工合成抗菌药。依据药物合成先后及化学结构、抗菌作用等特点，通常将此类药物分为四代。第一代以萘啶酸为代表，其抗菌谱窄，抗菌作用弱，口服难吸收，对革兰阴性菌有活性，对革兰阳性菌和铜绿假单胞菌无效，仅用于泌尿道感染，已被淘汰。第二代以吡哌酸为代表，抗菌谱有所扩大（除革兰阴性菌外，对部分革兰阳性菌有效），抗菌活性有所提高，但血药浓度低，仍仅限于治疗肠道和泌尿道感染，现已很少应用。第三代于主环 6 位引入氟原子，故称氟喹诺酮类，抗菌活性增强，抗菌谱广，生物利用度高，组织分布广，成为近年临床应用热点。常用药物有诺氟沙星（Norfloxacin）、氧氟沙星（Ofloxacin）、左氧氟沙星（Levofloxacin）、环丙沙星（Ciprofloxacin）、依诺沙星（Enoxacin）、氟罗沙星（Fleroxacin）、洛美沙星（Lomefloxacin）等。第四代有莫西沙星（Moxifloxacin）、司帕沙星（Sparfloxacin）、克林沙星（Clinfloxacin）、加替沙星（Gatifloxacin）等新氟喹诺酮类，不仅保留了第三代特点，又增加了抗厌氧菌的活性，其临床疗效甚至超过了 β - 内酰胺类抗生素。

（一）氟喹诺酮类药物共同特点

【体内过程】

1. 吸收　氟喹诺酮类大多口服吸收良好，给药后 1 ~ 2 小时血药浓度达峰，除诺氟沙星和环丙沙星外，其他吸收率 >80% ，生物利用度高。

2. 分布　组织穿透性好，分布广。可进入骨、关节、前列腺、脑（如氧氟沙星、环丙沙星、培氟沙星），能达有效治疗浓度。

3. 代谢与排泄　少数药物通过肝脏代谢，大多数主要以原型经肾脏排泄，但各药差异较大，氧氟沙星、左氧氟沙星、洛美沙星、氟罗沙星等主要自肾脏排出，而环丙沙星、依诺沙星、诺氟沙星则部分在肝脏代谢，部分由肾脏排出。

【药理作用】

1. 抗菌谱　抗菌谱广，具有强大抗革兰阴性菌活性，尤其对需氧革兰阴性杆菌包括铜绿假单胞菌在内有强大杀菌作用，对金黄色葡萄球菌、肺炎球菌、溶血性链球菌、肠球菌等革兰阳性球菌和衣原体、支原体、军团菌及结核分枝杆菌有效。对厌氧菌无效（除外第四代氟喹诺酮类药物）。

2. 抗菌机制　抑制细菌 DNA 回旋酶，阻碍细菌 DNA 合成，导致细菌死亡。

3. 耐药性　随着本类广泛应用，病原菌对其耐药性已迅速增长，尤以大肠埃希菌、肺炎球菌、葡萄球菌、淋病奈瑟菌和伤寒沙门菌耐药增高最明显。耐药机制包括：①细菌 DNA 螺旋酶的改变；②细菌细胞膜孔蛋白通道的改变或缺失。

同类药物之间存在交叉耐药性，故喹诺酮类药物不能交替使用。本类药物与其他类抗菌药物之间无交叉耐药性。

【临床应用】

1. 泌尿生殖系统感染　用于单纯性、复杂性尿路感染，细菌性前列腺炎，淋病奈瑟菌性尿道炎、宫颈炎等。

2. 肠道感染　用于细菌性肠炎、菌痢、伤寒、副伤寒等。

3. 呼吸道感染　常用于肺炎球菌、支原体、衣原体、军团菌等引起的肺部及支气管感染。

4. 骨骼系统感染　本类药物易渗入骨组织，可用于急慢性骨髓炎、化脓性关节炎等的治疗。

5. 皮肤及软组织感染　可用于包括革兰阴性杆菌所致的五官科感染和伤口感染。

6. 其他　可用于治疗败血症、细菌性脑膜炎（氧氟沙星、环丙沙星、培氟沙星）、腹膜炎等严重感染；氧氟沙星、环丙沙星、左氧氟沙星、司帕沙星可作为二线抗结核药治疗结核病。

【不良反应及注意事项】

1. 胃肠道反应　常见上腹部不适、厌食、恶心、呕吐、腹痛、腹泻等。

2. 中枢神经系统反应　可出现头晕、头痛、焦虑、失眠、烦躁、惊厥等，有癫痫病史者禁用。

3. 过敏反应　可发生皮疹、红斑、光敏性皮炎等，用药期间应避免阳光直射。

4. 艰难梭菌相关性腹泻　从轻度腹泻至严重结肠炎均有。与抗菌药治疗使肠道的正常菌群改变，导致艰难梭菌过度生长有关。

5. 其他　有时可引起关节痛、肌肉痛和关节炎；对幼年动物可引起软骨组织损害，孕妇、哺乳期妇女、儿童不宜应用。

H_2受体阻断药及 Mg^{2+}、Al^{3+}、Ca^{2+}、Fe^{2+} 等阳离子可降低氟喹诺酮类药物的生物利用度，应避免同服；本类药物可抑制茶碱类、华法林、咖啡因的代谢，应避免合用。

你知道吗

喹诺酮类药物与跟腱损伤

近年国内外研究发现，喹诺酮类药物可引起跟腱损伤。可引起跟腱损伤的常见药物有环丙沙星、诺氟沙星、加替沙星、依诺沙星、莫西沙星和左氧氟沙星。其机制可能与该类药物引起肌腱的胶原蛋白组织缺乏和缺血性坏死有关。跟腱损伤的主要表现为单侧或双侧跟腱疼痛和炎症性水肿，严重者可出现跟腱断裂。合用糖皮质激素和高龄等是该类药物引起跟腱损伤的最常见危险因素。患者应该警觉跟腱或腓肠肌疼痛，如有不适，要及时通知医师，采取停药和其他治疗措施。

（二）常用氟喹诺酮类药物

环丙沙星（Ciprofloxacin）

环丙沙星抗菌谱广，尤其对需氧革兰阴性杆菌的抗菌活性高。对金黄色葡萄球菌、铜绿假单胞菌、流感嗜血杆菌、淋病奈瑟菌、链球菌、军团菌显著优于多数氟喹诺酮类药物。常对多重耐药菌也具有抗菌活性，一些对第三代头孢菌素类、氨基糖苷类抗生素耐药的病菌对本药仍敏感。但对厌氧菌多数无效。适用于敏感菌所致的呼吸道、泌尿道、消化道、皮肤和软组织、盆腔、眼、耳、鼻、喉咙等部位的感染。

【常用制剂与规格】

片剂：0.25g。

注射剂：0.2g；0.4g。

【用法用量】

片剂，成人常用量为一天 0.5 ~ 1.5g，分 2 ~ 3 次。

注射剂，成人常用量一天 0.2g，每 12 小时静脉滴注一次，滴注时间不少于 30 分钟。严重感染或铜绿假单胞菌感染可加大剂量至一天 0.8g，分 2 次静脉滴注。

左氧氟沙星（Levofloxacin）

本药为氧氟沙星的左旋体，其抗菌活性约为氧氟沙星的 2 倍，口服具有极好的生物利用度，不良反应更少。临床上可用于敏感菌引起的全身各系统感染。左氧氟沙星具有良好的抗结核分枝杆菌活性，且与其他抗结核病药之间无交叉耐药性，同等剂量其抗结核活性是氧氟沙星的 2 倍。

【常用制剂与规格】

片剂：0.1g；0.5g。

滴眼液：5ml：24.4mg。

注射液：0.2g/2ml；0.3g/5ml；0.5g/5ml。

【用法用量】

口服，成人一次 0.1g，一天 2 ~ 3 次。病情较重者，最大剂量可增至一天 0.6g，分 3 次口服。

滴眼液，一般一次 1 滴、一天 3 次滴眼，根据症状可适当增减。

注射液，稀释于 0.9% 氯化钠注射液或 5% 葡萄糖注射液中静脉滴注。成人每天 0.2 ~ 0.6g，分 1 ~ 3 次静脉滴注。根据感染的种类及症状可适当增减。

莫西沙星（Moxifloxacin）

2000 年上市的第四代喹诺酮类抗菌药物。肺组织和痰液中浓度高，是治疗下呼吸道感染安全、有效的广谱抗菌药物。抗革兰阴性菌活性约比环丙沙星强 4 倍，对厌氧菌、军团菌、支原体、衣原体等亦有作用。用于治疗成人（≥18 岁）敏感细菌所引起的急性细菌性鼻窦炎、慢性支气管炎急性发作、社区获得性肺炎、非复杂性皮肤和皮肤组织感染、复杂性皮肤和皮肤组织感染、复杂性腹腔内感染、鼠疫、不伴有输卵管 - 卵巢或盆腔脓肿的轻至中度盆腔炎性疾病等。

【常用制剂与规格】

片剂：0.4g。

注射：液莫西沙星 0.4g，氯化钠 2g/250ml；莫西沙星 0.4g，氯化钠 2.25g/250ml。

【用法用量】

片剂，口服，成人一次 0.4，每 24 小时一次。

注射液，静脉滴注，成人一次 0.4g，每 24 小时一次。

二、磺胺类药

磺胺类药（sulfonamides）为对氨基苯磺酰胺（简称磺胺）的衍生物，是世界首个应用于临床的人工合成抗菌药，具有抗菌谱较广、对某些感染性疾病（如流行性脑脊髓膜炎、鼠疫）疗效显著、使用方便、性质稳定、价格低廉等优点。20 世纪 70 年代中期，发现磺胺甲噁唑与增效剂甲氧苄啶（Trimethoprim，TMP）联合应用后疗效明显增强，抗菌谱扩大，曾广泛应用于临床。随着细菌耐药性的产生和各类抗生素及合成抗菌药的问世，磺胺类药物应用逐渐减少。

你知道吗

磺胺类药物的发现

1932 年，多马克用一个名叫"百浪多息"的橘红色染料给链球菌感染的小白鼠注射后，奇迹发生了：小白鼠痊愈了。

某天，他的女儿因手指被刺破而感染，终日高热、昏睡。他发现女儿血中有链球菌，便想到"百浪多息"是否也能杀死人体内的链球菌呢？他决定在女儿身上做一次试验，第二天早上，女儿醒了高兴地说，"爸爸，我好多了！"。

之后，人们制造出多种磺胺药物，征服了细菌性疫病。今天，磺胺家族的不少成员已经完成了它们的使命"退休"了，然而人类将永远记住第一个磺胺药"百浪多息"的发现者格哈德·多马克。

磺胺类药物按用途可分为以下三大类型。

1. 用于全身感染（肠道易吸收）的磺胺药　本类磺胺类药根据半衰期长短分为如下几种。

（1）短效（$t_{1/2} < 10$ 小时）　磺胺异噁唑（Sulfaisoxazole，SIZ），4 次/天。

（2）中效（$t_{1/2}$ 10～24 小时）　磺胺嘧啶（Sulfadiazine，SD）、磺胺甲噁唑（Sulfamethoxazole，SMZ），2 次/天。

（3）长效（$t_{1/2} > 24$ 小时）　磺胺多辛（Sulfadoxine，SDM，周效磺胺），一次/（3～7）天。

2. 用于肠道感染（肠道难吸收）的磺胺药　主要有柳氮磺吡啶（Sulfasalazine，SASP）等。

3. 外用磺胺药　包括磺胺米隆（Sulfamirone，SML）、磺胺醋酰（Sulfacetamide，SA）、磺胺嘧啶银（Silver Sulfadiazine，SD–Ag）等。

【药理作用】

磺胺类药物抗菌谱较广，对多数革兰阳性菌如溶血性链球菌、肺炎球菌等和革兰阴性菌如脑膜炎奈瑟菌、淋病奈瑟菌、鼠疫杆菌、大肠埃希菌、痢疾志贺菌、变形杆菌、流感嗜血杆菌等有效；对衣原体、放线菌、疟原虫也有效；磺胺甲噁唑对伤寒沙门菌，磺胺米隆和磺胺嘧啶银对铜绿假单胞菌也有较强抗菌活性。对革兰阳性杆菌、立克次体、螺旋体无效。

对磺胺药敏感的细菌生长繁殖过程需要叶酸参与，且只能利用环境中的对氨苯甲酸（P－aminobenzoic acid，PABA），在二氢叶酸合成酶的催化下，与二氢蝶啶、谷氨酸等合成二氢叶酸，再转化成四氢叶酸，后者作为一碳基团传递体参与核酸合成。

磺胺药的化学结构与 PABA 相似，可与 PABA 竞争抑制二氢叶酸合成酶，使细菌二氢叶酸合成受阻，从而抑制细菌的生长繁殖，为抑菌药（图13－3）。

细菌对磺胺药易产生耐药性，且各磺胺药之间存在交叉耐药性。耐药性是磺胺药应用受到限制的主要原因。

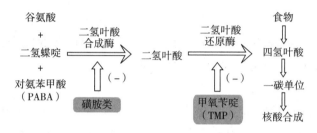

图13－3　叶酸代谢过程及磺胺药和甲氧苄啶作用示意图

【临床应用】

1. 流行性脑脊髓膜炎　SD 对脑膜炎奈瑟菌抗菌活性强，与血浆蛋白结合率低，易透过血－脑屏障，目前仍为治疗流脑的首选药。

2. 呼吸道感染　一般选用中效磺胺药，如 SMZ＋TMP。

3. 泌尿道感染　一般选用短、中效磺胺药，如 SMZ＋TMP。

4. 肠道感染　肠炎、菌痢、伤寒均可选用 SMZ＋TMP；溃疡性结肠炎选用 SASP。

5. 外用　烧伤创面感染等选用 SML、SD－Ag（刺激性小、兼有收敛作用）；眼部感染可选用 SA。

【不良反应及注意事项】

1. 肾损害　主要是由于磺胺及其乙酰化代谢产物在尿液中浓度高、溶解度低，尤其在酸性尿液中易形成结晶，阻塞肾小管而损伤肾脏，可产生血尿、结晶尿、管型尿和尿闭等症状。以 SD 较为多见，SMZ 长期大剂量使用也可发生。可采取以下措施防治：①同服等量碳酸氢钠，碱化尿液，增加磺胺类药物及乙酰化物的溶解度；②多喝水，降低药物浓度，加速排泄；③定期检查尿液，发现结晶应及时停药。

2. 骨髓抑制　长期用药可引起白细胞减少、再生障碍性贫血及血小板减少症。用药期间应定期检查血常规。

3. 特异质反应　先天缺乏葡萄糖－6－磷酸脱氢酶者，可导致急性溶血性贫血。

4. 过敏反应　较多见，有皮疹、药热等，严重者可出现剥脱性皮炎、多形性红斑。一旦发现应立即停药，严重者可用糖皮质激素治疗。磺胺药之间存在交叉过敏现象。

5. 其他反应　可引起恶心、呕吐、眩晕、头痛、全身乏力、精神不振等反应。驾驶员、高空作业者及新生儿不宜应用。

【常用制剂与规格】

磺胺嘧啶片：0.5g。

复方磺胺甲噁唑片：每片含磺胺嘧啶0.4g、甲氧苄啶50mg。

【用法用量】

磺胺嘧啶片，成人常用量一次1g，一天2次，首次剂量加倍。

复方磺胺甲噁唑片，成人常用量一次2片，一天2次。

三、其他人工合成抗菌药

（一）甲氧苄啶

甲氧苄啶（Trimethoprim，TMP）为抗菌增效药。口服吸收完全，体内分布广泛，半衰期与SMZ相近，大部分以原型由肾脏排泄。

【药理作用与临床应用】

抗菌谱与磺胺药相似，但抗菌作用较磺胺药强。通过抑制二氢叶酸还原酶，使二氢叶酸不能还原成四氢叶酸，从而干扰细菌的核酸合成。与磺胺药合用，可双重阻断细菌叶酸代谢，使磺胺药的抗菌作用增强数倍至数十倍，甚至出现杀菌作用，并可降低细菌耐药性的产生，对耐磺胺药菌株亦有抗菌作用。

单用易产生耐药性，但与其他抗病原微生物药物之间无交叉耐药性。

本药很少单用，常与SMZ、SD等合用于呼吸道、泌尿道、皮肤软组织及肠道感染。研究发现，TMP不仅可增强磺胺药的抗菌作用，亦可增强多种抗生素的抗菌作用，如四环素类、庆大霉素等。故TMP又有抗菌增效药之称。

【不良反应及注意事项】

治疗量下可有较轻微的胃肠道反应，偶见过敏反应。大剂量或长期应用可出现粒细胞减少、血小板减少及巨幼细胞贫血。应注意检查血常规，必要时可用四氢叶酸治疗。

（二）硝基咪唑类

甲硝唑（Metronidazole）

甲硝唑对革兰阴性和阳性厌氧菌有较强杀灭作用，包括脆弱类杆菌及难辨梭菌等，临床广泛用于治疗敏感厌氧菌引起的败血症、腹腔和盆腔感染、口腔感染及牙周炎、鼻窦炎、骨髓炎等。本药亦是治疗肠内外阿米巴病和阴道滴虫病的重要药物。

常见不良反应有胃肠道、神经系统反应，少数患者可发生皮疹、白细胞减少等。

【常用制剂与规格】

片剂：0.1g；0.2g。

栓剂：0.5g。

【用法用量】

滴虫病，一次口服0.2g，一天4次，疗程为7天；可同时用栓剂，每晚甲硝唑栓

0.5g 置入阴道内，连用 7～10 天。

厌氧菌感染，每天 0.6～1.2g，分 3 次服，7～10 天为一疗程。

替硝唑 （Tinidazole）

替硝唑为甲硝唑的衍生物，相比之下，其半衰期较长，对脆弱类拟杆菌及梭杆菌属作用较甲硝唑强。本品为厌氧菌感染治疗的常用药物，对肠内外阿米巴感染的疗效与甲硝唑相当，也可用于阴道滴虫病。

不良反应少而轻微，偶见恶心、呕吐、食欲下降、皮疹等。

【常用制剂与规格】

片剂：0.5g。

【用法用量】

滴虫病，单剂量 2g 顿服，饭时服用，性伴侣应以相同剂量同时治疗。

厌氧菌感染，第 1 天起始剂量为 2g，以后每天一次，每次 1g，一般疗程 5～6 天。

（三）硝基呋喃类

本类药物有许多共同点，如抗菌谱广、不易产生耐药性且与其他抗微生物药无交叉耐药性等，但是血药浓度低，不宜用于全身感染。

呋喃唑酮 （Furazolidone）

口服极少吸收，肠内浓度高，主要用于菌痢和肠炎等肠道感染。治疗幽门螺杆菌所致消化性溃疡亦取得较好效果。不良反应与呋喃妥因相似，但较轻。

【常用制剂与规格】

片剂：10mg；30mg；100mg。

【用法用量】

口服。成人常用剂量为一次 0.1g，一天 3～4 次；儿童按体重一天 5～10mg/kg，分 4 次服用。肠道感染疗程为 5～7 天，贾第鞭毛虫病疗程为 7～10 天。

呋喃妥因 （Nitrofurantoin）

口服吸收迅速，与食物同服可增加生物利用度，但在组织内很快被破坏，故血药浓度低。40% 以原型经肾脏排泄，尿药浓度较高，特别是在酸性尿中抗菌活性增强，主要用于对本品敏感的大肠埃希菌、肠球菌属、葡萄球菌属以及克雷伯菌属、肠杆菌属等细菌所致的急性单纯性下尿路感染，也可用于尿路感染的预防。现已少用。

任务四 抗结核病药

PPT

岗位情景模拟

情景描述 李工，男，33 岁。因干咳半月伴午后低热及盗汗入院检查，最后确诊为肺结核（渗出性）。医嘱为异烟肼、利福平、乙胺丁醇、吡嗪酰胺四药联用方案。用药 1 个月后，出现手足震颤、麻木等症状。

　　分析　李工出现手足震颤、麻木的原因是什么？如何处理？

　　结核病是由结核分枝杆菌感染所引起的慢性传染性疾病。结核分枝杆菌可侵犯人体的多种组织和器官，其中以肺结核最常见。结核病病程长，结核分枝杆菌对抗结核病药易产生耐药性，在治疗不彻底或用药不规律的情况下易复发。结核病发病率近年有所升高，特别是艾滋病高发地区结核病发病率高。

　　结核病的化学治疗是人类控制结核病的主要手段，而抗结核药则是结核病化学治疗的基础。经过半个多世纪的研究与实践，抗结核药已经获得了进一步的发展，品种增多，氟喹诺酮类的启用更是给耐药结核病的治疗带来了希望。根据药品的杀菌活性、临床疗效和安全性，将抗结核药分为一线和二线抗结核药。一线药物临床疗效好，不良反应较少，为常用的抗结核病药，包括异烟肼（Isoniazid）、利福平（Rifampicin）、乙胺丁醇（Ethambutol）、吡嗪酰胺（Pyrazinamide）、链霉素（Streptomycin）；二线药物主要作为对一线药物产生耐药性或者患者不能耐受一线药物时的备选药物，包括对氨基水杨酸（Aminosalicylic acid）、丙硫异烟肼（Aminosalicylic acid）、卡那霉素（Kanamycin）、氨硫脲（Thiosemicarbazide）、乙硫异烟肼（Ethionamide）、环丝氨酸（Cycloserine）、卷曲霉素（Capreomycin）、利福喷丁（Rifapentin）、司帕沙星（Sparfloxacin）等。

一、常用抗结核病药

异烟肼（Isoniazid，INH）

【体内过程】

　　口服吸收快而完全，1~2 小时血药浓度达峰。异烟肼穿透力强，吸收后广泛分布于全身体液和组织中，易透过血 – 脑屏障和胎盘屏障，可渗入关节腔、胸、腹水以及纤维化或干酪化的结核病灶中，也易进入细胞内，作用于已被吞噬的结核分枝杆菌。异烟肼大部分在肝脏被代谢为乙酰异烟肼、异烟酸等，代谢产物和少量原型药主要由肾脏排泄，亦可从乳汁排出，少量可自唾液、痰液和粪便中排出。异烟肼乙酰化的速度有明显的人种和个体差异，分为快代谢型和慢代谢型，快代谢型者 $t_{1/2}$ 为 0.5~1.6 小时，尿中乙酰化异烟肼较多；慢代谢型者 $t_{1/2}$ 为 2~5 小时，血药浓度高，作用强，持续时间较长，不良反应较多。

【药理作用】

　　异烟肼抗菌机制可能与抑制结核分枝杆菌细胞壁特有成分分枝菌酸的合成有关，可使细菌细胞壁破裂而死亡。异烟肼对各型结核分枝杆菌都有高度选择性抗菌作用，是目前抗结核药物中具有最强杀菌作用的合成抗菌药，对其他细菌几乎无作用。对繁殖期结核分枝杆菌作用强，对静止期作用较弱且慢。对静止期、繁殖期结核分枝杆菌均有杀灭作用。

单用异烟肼易产生耐药性。

【临床应用】

本品是目前治疗各种类型结核病的首选药。除预防应用外，均宜与其他第一线药联合应用。对急性粟粒性结核和结核性脑膜炎应增大剂量，必要时采取静脉滴注。

【不良反应及注意事项】

不良反应发生率与剂量、用药时间有关，治疗剂量时不良反应少而轻。

1. 神经系统毒性　用药剂量大或时间过长，可出现周围神经炎，好发于维生素 B_6 缺乏、营养不良及慢乙酰化型患者。表现为步态不稳、手足震颤、麻木、烧灼感，同服维生素 B_6 可治疗及预防此反应；中枢神经系统症状，常因用药过量所致，表现为昏迷、惊厥、神经错乱；偶见中毒性脑病或中毒性精神病。因此有癫痫、嗜酒、精神病史者慎用。

2. 肝毒性　可引起轻度一过性肝损害，如血清氨基转移酶升高及黄疸等。肝脏毒性与异烟肼的代谢产物乙酰肼有关，快乙酰化者乙酰肼在肝脏积聚增多，故易引起肝损害。与利福平合用能使肝毒性增加，严重时可出现肝细胞坏死。用药期间应定期检查肝功能，肝病患者慎用。

3. 过敏反应　如发热、多形性皮疹、粒细胞减少等。

异烟肼为肝药酶抑制药，可抑制口服抗凝血药、苯妥英钠等药的代谢，导致这些药物的血药浓度升高，作用增强，合用时应调整用量。

你知道吗

异烟肼与维生素 B_6 缺乏

维生素 B_6 是氨基酸代谢中氨基转移酶的辅酶，还是某些氨基酸脱羧作用和脱硫作用的辅酶。异烟肼和维生素 B_6 在化学结构上相似，当大剂量服用异烟肼时，异烟肼与维生素 B_6 竞争酶的结合部位，形成一种"假"的辅酶，干扰维生素 B_6 发挥正常的生理作用，使氨基酸代谢发生障碍。引发周围神经炎和中枢神经系统中毒症状。所以，对长期或大剂量服用异烟肼的患者，可同时服用维生素 B_6，预防或减轻异烟肼的副作用，但目前不主张对服用一般剂量的患者亦常规给予维生素 B_6，以免影响异烟肼的疗效。

【常用制剂与规格】

片剂：0.1g。

【用法用量】

口服，成人与其他抗结核药合用，按体重每天口服 5mg/kg，最高 3 片；或每天 15mg/kg，最高 9 片，每周 2～3 次。

利福平（Rifampicin，RFP）

【体内过程】

口服吸收快而完全，生物利用度 90%，1～2 小时血药浓度达峰，但个体差异很大。食物及对氨基水杨酸可减少吸收，故应空腹服用。$t_{1/2}$ 约为 4 小时。吸收后分布于全身各组织，穿透力强，能进入细胞、结核空洞、痰液及胎儿体内。脑膜炎时，脑脊液中浓度可达血浓度 20%。本药主要在肝内代谢为乙酰基利福平，代谢产物也有一定的抑菌作用。利福平可诱导肝药酶，加快自身及其他药物的代谢。药物可经胆汁排泄，形成肝肠循环，延长抗菌作用时间，因利福平及其代谢物为橘红色，患者的尿液、粪、泪液、痰等均可染成橘红色。应预先告知患者。

【药理作用】

利福平具有广谱抗菌作用。对结核分枝杆菌、麻风分枝杆菌、革兰阳性球菌特别是耐药金黄色葡萄球菌都有很强的抗菌活性。对革兰阴性菌、某些病毒和沙眼衣原体也有抑制作用。抗结核作用与异烟肼相似。单用易产生耐药性，故不宜单用。与异烟肼、乙胺丁醇合用有协同作用，并能延缓耐药性的产生。

本药抗菌作用机制是特异性地抑制细菌依赖于 DNA 的 RNA 多聚酶，阻碍 mRNA 合成，从而产生抗菌作用，对动物及人细胞的 RNA 多聚酶则无影响。

【临床应用】

1. 结核病 本品是结核病治疗的首选药物之一，主要与其他抗结核病药合用，治疗各种类型的结核病。

2. 麻风病 一般与氨苯砜等抗麻风病药联合应用。

3. 其他疾病 可用于治疗耐药金黄色葡萄球菌及其他敏感菌所致的感染，如皮肤软组织感染、肠道感染等。还可外用治疗沙眼及其他敏感菌所致的眼部感染。

【不良反应及注意事项】

1. 胃肠道反应 主要表现为恶心、呕吐、腹痛、腹泻等。

2. 过敏反应 常见皮疹、药物热及血小板、白细胞减少等。

3. 肝损害 少数患者可见肝脏损害，表现为转氨酶增高、黄疸、厌食等，原有肝病者、嗜酒者或与异烟肼合用时较易发生。

4. 流感样综合征 常见于大剂量间歇疗法时，表现为寒战、发热、头痛、全身酸痛等症状。

【常用制剂与规格】

片剂：0.15g。

滴眼用利福平：每片含利福平 5mg，缓冲液 10ml。

【用法用量】

片剂，成人一天 0.45g～0.60g，空腹顿服，每天不超过 1.2g。

滴眼剂，将滴丸放入缓冲液中，振摇，使完全溶解后滴眼。一次 1～2 滴，一天 4～6 次。

乙胺丁醇（Ethambutol）

本药对各型结核分枝杆菌具有高度抗菌作用，对大多数耐链霉素和异烟肼的结核分枝杆菌仍有抗菌活性，单独应用也可产生耐药性，但较缓慢。其抗菌机制可能是与二价金属离子（如 Mg^{2+}）络合，干扰菌体 RNA 的合成。临床主要与异烟肼或利福平合用治疗各种类型的结核病。

不良反应较少，视神经炎是其最重要的毒性反应，表现为视力下降、视野缩小、红绿色盲，具有剂量依赖性和可逆性的特点，及早发现并及时停药，可自行恢复。此外，还可见胃肠道反应、高尿酸血症等。年幼及有色觉障碍者慎用。

【常用制剂与规格】

盐酸乙胺丁醇胶囊/片：0.25g。

【用法用量】

盐酸乙胺丁醇胶囊/片与其他抗结核药合用。结核初治，按体重 15mg/kg，每天一次顿服；或每次口服 25 ~ 30mg/kg，最高 2.5g，每周 3 次；或 50mg/kg，最高 2.5g，每周 2 次。结核复治，按体重 25mg/kg，每天一次顿服，连续 60 天，继以按体重 15mg/kg，每天一次顿服。

链霉素（Streptomycin）

本药是第一个用于临床的有效抗结核病药，为极性高的大分子化合物。穿透力弱，不易穿透血 – 脑屏障和细胞膜，故作用弱于异烟肼和利福平。单独应用，结核分枝杆菌对其易产生耐药性，且毒性较大，常与其他抗结核病药合用治疗严重的结核病，如浸润型肺结核、粟粒性结核、结核性胸膜炎等。因不良反应大，目前应用很少。

【常用制剂与规格】

粉针剂：0.75g；1g。

【用法用量】

结核病，肌内注射，每 12 小时 0.5g，或一次 0.75g，一天一次，与其他抗结核药合用；如采用间歇疗法，即每周给药 2 ~ 3 次，每次 1g；老年患者肌内注射，一次 0.5 ~ 0.75g，一天一次。

吡嗪酰胺（Pyrazinamide，PZA）

口服迅速吸收，广泛分布于各组织与体液，1 ~ 2 小时血药浓度达峰，$t_{1/2}$ 为 8 ~ 11 小时。经肝脏代谢为吡嗪酸，为 70% 经肾脏排泄。酸性环境中抗菌作用增强，能在细胞内有效杀灭结核分枝杆菌。结核分枝杆菌对吡嗪酰胺易产生耐药性，但与其他抗结核病药无交叉耐药。过去多采用高剂量、长疗程应用，常见肝损害与关节痛等不良反应。现用低剂量、短程疗法，不良反应已明显减少。肝功能不良者禁用。

本药现作为一线低剂量、短疗程的三联或四联强化治疗方案中的组合用药。

【常用制剂与规格】

片剂（胶囊）：0.25g；0.5g。

【用法用量】

口服，成人常用量每天 15 ~ 30mg/kg 顿服，或 50 ~ 70mg/kg，每周 2 ~ 3 次；每天服用者最高每天 2g，每周 3 次者最高每次 3g，每周服 2 次者最高每次 4g。

对氨基水杨酸（P‑Aminosalicylic Acid，PAS）

本药属于叶酸合成抑制药。其钠盐和钙盐口服吸收快而完全，分布于全身组织、体液及干酪样病灶中，但不易透入脑脊液及细胞内。对结核分枝杆菌只有抑菌作用，引起耐药性缓慢，与其他抗结核病药合用，可以延缓耐药性的发生。最常见的不良反应为胃肠道反应，表现为恶心、呕吐、厌食、腹痛及腹泻等，饭后服药或加服抗酸药可以减轻反应；其次为皮疹、关节痛、发热等，也可引起白细胞减少、结晶尿、肝炎等。现作为二线药与其他抗结核病药合用治疗结核病。

【常用制剂与规格】

片剂：0.5g。

【用法用量】

治疗结核病时，一天8~12g，分3~4次服。

利福定（Rifadin）和利福喷丁（Rifapentin）

两药均为利福霉素衍生物。它们的抗菌谱和利福平相同，抗菌效力分别比利福平强8倍和3倍以上，与其他抗结核药，如异烟肼、乙胺丁醇等有协同抗菌作用。此外，它们对革兰阳性与阴性菌也有强大的抗菌活性。临床主要用于结核病、麻风病的治疗。其不良反应同利福平。

【常用制剂与规格】

利福定胶囊：0.15g。

利福喷丁胶囊/分散片：0.15g。

【用法用量】

利福定胶囊，成人每天150~200mg，早晨空腹一次服用。治疗肺结核病的疗程为半年至一年。

利福喷丁胶囊（分散片），成人一次0.6g（体重<55kg者应酌减），一天一次，空腹时（餐前1小时）用水送服；一周服药1~2次。需与其他抗结核药联合应用，肺结核初始患者其疗程一般为6~9个月。

二、抗结核病用药原则

（一）早期用药

发病早期，病灶内结核分枝杆菌增殖旺盛，对药物敏感；其次，早期病灶部位血液供应丰富，药物易渗入病灶内，达到高浓度；再次是患者在早期抵抗力相对较强，可获得良好疗效。

（二）联合用药

联合用药可提高疗效，降低毒性，延缓耐药性的产生。联合用药三联、四联甚至五联，取决于疾病的严重程度和抗结核病药的作用特点、以往用药情况及结核分枝杆菌对药物的敏感性。

（三）足量、规律用药

结核病为慢性感染性疾病，治疗需要有足够长的时间。结核病治疗可分为两个阶段：①开始治疗期，常选用强效药联合应用，以尽快控制症状，促进痰菌转阴，促进病灶吸收、稳定；②巩固治疗期，一般单用或联合用药，以巩固疗效，减少复发。现多采用短程疗法（6～9 个月），国际防痨和肺病联合会治疗委员会推荐的"标准 6 个月方案（2HRZ/4HR）"适用于单纯型结核病的初治：强化期 2 个月，使用异烟肼（H）、利福平（R）、吡嗪酰胺（Z）治疗；巩固期 4 个月，使用异烟肼、利福平治疗。此外，根据疾病的严重程度、病灶部位、体外药敏试验结果，由 2HRZ/4HR 方案已派生出近 20 种方案用于临床。

（四）全程用药

患者的病情、用药、复查等都应在医务人员的监督指导下，这是当前控制结核病的首要策略。

任务五 抗真菌药

岗位情景模拟

PPT

情景描述 章某，男，40 岁，工地工人。今年 6 月份以来，胸及背部、颈部开始成片出现细小斑点，没理会。皮损渐成粟米、黄豆至蚕豆大小圆形或类圆形斑疹，边缘清楚，与皮肤持平，表面覆以极薄糠秕样鳞屑，有光泽，黑白间杂呈花斑状。

分析 1. 章某皮肤花斑的原因是什么？

2. 可选择什么药物治疗？

真菌感染可分为浅部感染和侵袭性真菌感染。浅部感染多由各种癣菌引起，主要侵犯皮肤、毛发、指（趾）甲等，引起各种癣症，如手足癣、体癣、花斑癣、股癣、头癣、甲癣等，发病率高，危害性小，治疗药物常用的有灰黄霉素（Griseofulvin）、特比萘芬（Terbinafine）。侵袭性真菌感染常由白色念珠菌和新型隐球菌、绿孢子菌、荚膜组织胞浆菌等引起，主要侵犯内脏器官和深部组织（如消化道、阴道、脑、肺等），其发病率低，但危害性大，严重时可危及生命，治疗药物常用的有两性霉素 B（Amphotericin B）、制霉菌素（Nystatin）及咪唑类抗真菌药等。由于广谱抗生素、免疫抑制药、肾上腺皮质激素等广泛应用，特别是艾滋病的传播，使深部真菌感染发病率呈上升趋势。

一、主要用于浅部真菌病药

灰黄霉素（Griseofulvin）

【体内过程】

本药脂溶性高，口服易吸收，油脂食物可促进其吸收。体内分布广泛，以皮肤、脂肪、毛发等组织含量高，能渗入并储存在皮肤角质层、毛发及指（趾）甲内，从而抵御真菌继续入侵。

【药理作用】

对表皮癣菌属、小孢子菌属、毛癣菌属等具有较好的抑制作用，对细菌及深部真菌无效。其化学结构类似鸟嘌呤，故能竞争性抑制鸟嘌呤进入真菌 DNA 分子中，从而感染核酸合成，抑制其生长。

【临床应用】

主要用于治疗头癣、体癣、股癣、甲癣等癣病，其中以头癣疗效最好，对指（趾）甲癣疗效较差。外用无效，临床常口服应用。

【不良反应及注意事项】

常见不良反应有头痛、恶心、呕吐、腹泻、嗜睡、乏力、眩晕、共济失调，偶见白细胞减少、黄疸等。孕妇、哺乳期妇女禁用。

【常用制剂与规格】

片剂：0.1g。

【用法用量】

成人甲癣和足癣，每次 0.5g，每 12 小时一次。头癣、体癣或股癣者，每次 0.25g，每 12 小时一次，或每次 0.5g，每天一次。

特比萘芬（Terbinafine）

本药脂溶性高，口服易吸收，主要分布于脂肪、皮肤、毛发、汗腺等部位。其对浅部真菌有强效杀菌作用，对念珠菌、隐球菌、马拉色菌也有较强的抗菌活性。抗菌机制在于抑制敏感菌角鲨烯环氧酶，使细胞膜麦角固醇合成受阻。

本药主要用于治疗皮肤癣菌引起的体癣、股癣、手癣、足癣等，具有起效快、疗效高、复发率低、毒性小等优点。其不良反应少而轻，常见胃肠道反应和过敏反应。

【常用制剂与规格】

片剂：0.125g；0.25g。

凝胶：1%。

【用法用量】

片剂，口服。成人每次 0.25g，每天一次。手足癣 2～6 周；体癣、股癣、皮肤念珠菌病 2～4 周。

凝胶，局部外用。取适量涂敷于患处及周围，一天 2 次。体、股癣连续使用 2～4 周；手癣、足癣、花斑癣连续使用 4～6 周。

克霉唑（Clotrimazole）

本品为广谱抗真菌药，对多种真菌尤其是白色念珠菌具有较好抗菌作用，其作用机制是抑制真菌细胞膜的合成，以及影响其代谢过程。抗浅部真菌作用与灰黄霉素接近，抗深部真菌不及两性霉素 B。口服吸收少，不良反应多。现仅作为局部用药治疗浅部真菌病或皮肤黏膜的念珠菌感染，但对头癣无效。局部用药不良反应少见。

【常用制剂与规格】

阴道片：0.5g。

乳膏：1%；3%。

【用法用量】

阴道片，睡前1片，1片即为一疗程。将药片置于阴道深处。一般用药一次即可，必要时可在4天后进行第2次治疗。

乳膏，皮肤感染，涂于洗净患处，一天2~3次；外阴阴道炎，涂于洗净患处，每晚一次，连续7天。

咪康唑（Miconazole）

咪康唑抗菌谱和抗菌活性与克霉唑相似。口服吸收差，不易透过血-脑屏障。静脉滴注用于两性霉素B无效或不能耐受时的深部真菌感染。局部用于治疗皮肤、黏膜真菌感染，疗效优于克霉唑。静脉注射可致血栓性静脉炎，也可出现恶心、呕吐、发热及过敏反应。

【常用制剂与规格】

乳膏（软膏、凝胶）每克含硝酸咪康唑20mg（2%）。

【用法用量】

皮肤感染：外用，涂搽于洗净的患处，早晚各一次，症状消失后（通常需2~5周）应继续用药10天，以防复发。

指（趾）甲感染：尽量剪尽患甲，将本品涂擦于患处，一天一次，患甲松动后（需2~3周）应继续用药至新甲开始生长。确见疗效一般需7个月左右。

酮康唑（Ketoconazole）

酮康唑为口服广谱抗真菌药，对皮肤癣菌如毛发癣菌属、表皮癣菌属、小孢子菌属及酵母菌如念珠菌等具有抑制作用。对曲霉菌、申克孢子丝菌及毛霉菌等较不敏感。因肝毒性大，目前主要外用于浅部真菌病。

【常用制剂与规格】

乳膏：2%。

【用法用量】

取适量涂于患处，一天1~2次。用药后虽可很快见效，但为减少复发，体癣、股癣、花斑癣及皮肤念珠菌病应连续使用2~4周，手足癣应连续使用4~6周。

二、主要用于侵袭性真菌病药

两性霉素B（Amphotericin B）

本药属多烯类抗深部真菌药，因具有嗜脂性和嗜水性两种特性而得名。

【体内过程】

口服、肌内注射均难吸收，且刺激性大，一般采用缓慢静脉滴注。一次静脉滴注，有效浓度可维持 24 小时以上。脑脊液中浓度低，脑膜炎时需鞘内注射。体内消除缓慢，停药 2 周后仍可从尿中检出。

【药理作用】

对多种深部真菌如新型隐球菌、白色念珠菌、皮炎芽生菌及组织胞浆菌等有强大抑制作用，高浓度有杀菌作用。

本药通过与敏感真菌细胞膜上的麦角固醇相结合，损伤细胞膜的通透性，导致细胞内重要物质如钾离子、核苷酸和氨基酸等外漏，破坏细胞的正常代谢，从而抑制其生长。也能结合哺乳动物细胞膜中的固醇（主要为胆固醇），这可能是其对动物和人类有毒性的原因。

【临床应用】

目前仍是治疗深部真菌感染的首选药，主要用于敏感真菌所致的深部真菌感染且病情呈进行性发展者，如败血症、心内膜炎、脑膜炎、腹腔感染、肺部感染、尿路感染和眼内炎等。

【不良反应及注意事项】

不良反应多且严重，必须住院应用。静脉滴注时可出现寒战、高热、头痛、恶心、呕吐等，静脉滴注过快可引起惊厥、心律失常。故静脉滴注液应新鲜配制、稀释（<0.1mg/ml）并限速滴注，静脉滴注前可预防性服用解热镇痛药和抗组胺药。80% 用药者出现肾损害，表现为蛋白尿、管型尿、血尿素氮升高；亦可出现肝损害、听力损害、低钾血症、贫血等。用药期间应定期做血钾监测、血常规、尿常规、肝肾功能和心电图检查。

【常用制剂与规格】

注射剂：5mg（5000 单位）；50mg（5 万单位）。

【用法用量】

静脉用药，开始静脉滴注时先试以 1~5mg 或按体重每次 0.02~0.1mg/kg 给药，以后根据患者耐受情况每天或隔天增加 5mg，当增至每次 0.6~0.7mg/kg 时即可暂停增加剂量。

鞘内给药，首次 0.05~0.1mg，以后渐增至每次 0.5mg，最大量每次不超过 1mg，每周给药 2~3 次，总量 15mg 左右。

局部用药，用灭菌注射用水溶解成 0.2%~0.3% 溶液，气溶吸入，成人每次 5~10mg。

制霉菌素（Nystatin）

本药亦属多烯类抗真菌抗生素，其体内过程、抗菌作用与两性霉素 B 相似，并对阴道滴虫有效。本药毒性更大，故不作注射给药。口服难吸收，可用于防治消化道念珠菌病；局部用于口腔、皮肤、阴道念珠菌和滴虫感染的治疗。

口服常见恶心、呕吐等胃肠道反应，阴道用药可致白带增多。

【常用制剂与规格】

片剂：100000 单位；250000 单位；500000 单位。

阴道泡腾片：每片含 10 万单位。

【用法用量】

消化道念珠菌病，片剂，口服。成人每次 50 万 ~ 100 万单位，一天 3 次；小儿每天按体重 5 万 ~ 10 万单位/kg，分 3 ~ 4 次服。

阴道泡腾片，外用。每次 1 片，一天 1 ~ 2 次。疗程一般为 2 周，使用前患者洗净手及外阴部，采取平卧体位，戴上指套，将药片送入阴道深处，月经期治疗不受影响。

氟康唑（Fluconazole）

氟康唑是一种新型的三唑类抗真菌药之一，它是真菌甾醇合成的强效、特异性抑制药。本药可供口服和注射用，脑脊液中浓度高。主要用于各种念珠菌、隐球菌病、各种真菌引起的脑膜炎及泌尿道感染。不良反应为轻度胃肠道反应、头疼、头晕及肝功能异常等。

【常用制剂与规格】

片剂（分散片、胶囊）：50mg；100mg；150mg。

氟康唑氯化钠注射液：50ml（氟康唑 0.1g，氯化钠 0.45g）；100ml（氟康唑 0.2g，氯化钠 0.9g）。

【用法用量】

本品各制剂的每天剂量、疗程应根据真菌感染的性质和严重程度确定。

伊曲康唑（Itraconazole）

本药抗菌谱和作用与氟康唑相似。多用于治疗浅部真菌病，如念珠菌阴道炎、口腔、皮肤真菌感染等；对多种深部真菌病也有疗效。不良反应轻，常见胃肠道反应，偶见头痛、头晕、红斑、瘙痒、血管神经性水肿等。

【常用制剂与规格】

胶囊（颗粒，分散片）：0.1g。

注射液：0.25g/25ml。

【用法用量】

本品各制剂的每天给药剂量、疗程应根据真菌感染的性质和严重程度确定。

氟胞嘧啶（Flucytosine）

本药为人工合成的广谱抗真菌药，通过阻断真菌核酸合成而起作用。易透过血 - 脑屏障。对隐球菌属、念珠菌属和球拟酵母菌等具有较高抗菌活性，疗效弱于两性霉素 B，真菌对本品易产生耐药性，不单用，常与两性霉素 B 合用。

PPT

任务六　抗病毒药

病毒是结构简单、不具有细胞结构的病原体。主要由核心的核酸（DNA 或 RNA）和蛋白质外壳构成。病毒缺乏完整的酶系统，无独立的代谢能力，必须利用宿主细胞的酶系统、能量及营养物质才能进行复制繁殖。病毒的生命周期包括病毒的吸附、穿入与脱壳、生物合成以及子代病毒的组装成熟和释放四个过程。抗病毒药可通过阻止病毒生活周期中任何一个或多个环节而达到抑制病毒增殖的目的。由于病毒必须寄生在宿主细胞内，并主动参与细胞的代谢过程，因此能抑制和杀灭病毒的药物也可能对宿主细胞造成损害。研究和寻找能有效抗病毒而又不损伤宿主细胞的药物仍然是十分艰巨的任务。

一、抗流感病毒药

奥司他韦（Oseltamivir）

【体内过程】

口服后迅速被胃肠道吸收，经肝脏和肠壁酯酶迅速转化为活性代谢产物（奥司他韦羧酸盐），进入体内后分布范围很广。活性代谢产物达到峰浓度后，血浆浓度下降半衰期为 6～10 小时。超过 99% 的活性代谢产物由肾脏排泄。

【药理作用】

神经氨酸酶是流感病毒表面的一种糖蛋白酶，其活性对新形成的病毒颗粒从被感染细胞中释放和感染性病毒在人体内进一步播散至关重要。奥司他韦的活性代谢产物能够抑制甲型和乙型流感病毒的神经氨酸酶活性，药物通过抑制病毒从被感染的细胞中释放、复制，从而减少甲型或乙型流感病毒的播散，起抗病毒作用。

【临床应用】

用于成人和 1 岁及 1 岁以上儿童的甲型和乙型流感治疗，成人和 13 岁及 13 岁以上青少年的甲型和乙型流感的预防。

【不良反应及注意事项】

最常见不良反应为恶心、呕吐，其次是失眠、头痛和腹泻，常发生于初次用药，症状为一过性。过敏者禁用。

【常用制剂与规格】

胶囊：15mg；75mg。

【用法用量】

磷酸奥司他韦胶囊，口服，可以与食物同服或分开服用。

成人和青少年，每次 75mg，每天 2 次，共 5 天。

对 1 岁以上的儿童推荐剂量：体重≤15kg 者，30mg，每天 2 次，服用 5 天；体重 15～23kg 者，45mg，每天 2 次，服用 5 天；体重 23～40kg 者，60mg，每天 2 次，服用

5 天；体重 >40kg 者，75mg，每天 2 次，服用 5 天。

预防流感，推荐口服剂量为 75mg，每天一次，至少 10 天。应在密切接触后 2 天内开始用药。

扎那米韦（Zanamivir）

本药作用于奥司他韦相似。临床一般采用鼻内给药或干粉吸入给药，几乎不在体内代谢，肝肾毒性小。临床常用于出现流感症状 48 小时内的患者。由于为吸入剂，易引起喘鸣、支气管痉挛等反应，哮喘和慢性阻塞性肺疾病患者可能出现肺功能恶化。

【常用制剂与规格】

扎那米韦吸入粉雾剂：5mg/粒。

【用法用量】

扎那米韦吸入粉雾剂，仅供吸入使用。每天 2 次，每次 2 吸（2×5mg），连续 5 天，每天的总吸入剂量为 20mg。

金刚乙胺（Rimantadine）

本药为合成的抗病毒药，主要对 A 型流感病毒具有活性。金刚乙胺通过抑制 A 型流感病毒的 M_2 蛋白的离子通道来抑制病毒脱壳和复制，通过影响血凝素而干扰病毒组装，只对亚洲甲型流感病毒有抑制作用（因乙型流感病毒不携带 M_2 蛋白）。本药不影响灭活的 A 型（包括 H_1N_1、H_2N_2、H_3N_2）流感病毒疫苗的免疫原性。临床用于亚洲甲型流感病毒感染的预防和治疗。

【常用制剂与规格】

片剂：0.1g。

颗粒剂：50mg；100mg。

【用法用量】

成年人和儿童的预防用药。本品推荐给成年人的剂量是每次 100mg（或 10ml），每天 2 次。对于 10 岁以下儿童，每天一次，每次 5mg/kg，但日总量不超过 150mg。

成年人的治疗用药。成年人的推荐剂量是 100mg，每天 2 次。服用越早越好，在 48 小时内服用治疗效果更好，从症状开始连续治疗约 7 天。

二、抗肝炎病毒药

乙型肝炎病毒的复制会持续破坏肝脏，药物治疗的目的为抑制病毒复制。用于乙型肝炎治疗的药物包括免疫调节药（如干扰素）和核苷类药物。2011 年蛋白酶抑制药波普瑞韦（Poprevir）和特拉匹韦（Trapivir）的上市为丙型肝炎的治疗带来了革命性的改变，这也标志着直接抗病毒药物如达拉他韦（Dalatavir）等治疗丙型肝炎时代的开启。

（一）主要用于抗乙肝病毒的药物

恩替卡韦 （Entecavir）

口服后被迅速吸收，0.5~1.5 小时达到峰浓度，每天给药一次，6~10 天后可达稳态。本药为鸟嘌呤核苷类似物，对乙肝病毒（HBV）多聚酶具有抑制作用。适用于病毒复制活跃、血清丙氨酸氨基转移酶（ALT）持续升高或肝脏组织学显示有活动性病变的慢性成人乙型肝炎的治疗。

【常用制剂与规格】

片剂（胶囊、分散片）：0.5mg；1mg。

【用法用量】

应空腹服用（餐前或餐后至少 2 小时）。成人和 16 岁及以上的青少年，每天一次，每次 0.5mg。

阿德福韦酯 （Adefovir Dipivoxil）

阿德福韦酯是活性成分阿德福韦的前体药物。口服给药后，阿德福韦酯迅速地转化为阿德福韦。

阿德福韦是一种单磷酸腺苷的无环核苷类似物，在细胞激酶的作用下被磷酸化为有活性的代谢产物即阿德福韦二磷酸盐。阿德福韦二磷酸盐通过下列两种方式来抑制 HBV – DNA 多聚酶：①与自然底物脱氧腺苷三磷酸竞争；②整合到病毒 DNA 后引起 DNA 链延长终止。

【常用制剂与规格】

片剂（分散片、胶囊）：10mg/片。

【用法用量】

每天一次，每次 10mg，饭前或饭后口服均可。

拉米夫定 （Amivudine）

拉米夫定为核苷类似物，可在细胞内磷酸化，成为拉米夫定三磷酸盐（L – TP），并以环腺苷磷酸形式通过乙型肝炎病毒（HBV）多聚酶嵌入病毒 DNA 中，导致 DNA 链合成中止。适用于伴有丙氨酸氨基转氨酶升高和病毒活动复制的、肝功能代偿的成年慢性乙型肝炎患者的治疗。

【常用制剂与规格】

片剂（胶囊）：0.1g。

【用法用量】

推荐剂量为每天一次，每次 100mg，饭前或饭后服用均可。对于 HBeAg 阳性的患者，建议应用本品治疗至少一年。

（二）干扰素

干扰素 （Interferon）

干扰素是一种细胞因子，它是机体感染病毒时，宿主细胞通过抗病毒应答反应而产生的一组结构类似、功能相近的低分子糖蛋白。根据干扰素蛋白质的氨基酸结构、抗原性和细胞来源，可将其分为 IFN－α、IFN－β、IFN－γ 三大类。由人体白细胞产生的干扰素为 IFN－α，又称人白细胞干扰素。

本药口服无效，须注射给药。干扰素具有广谱抗病毒作用，是目前公认治疗慢性乙型肝炎的重要药物，具有增强清除病毒的免疫功能和直接抑制病毒的作用。主要通过诱导机体组织细胞产生抗病毒蛋白酶而抑制病毒的复制；还具有免疫调节作用，小剂量对细胞免疫及体液免疫都有增强作用，大剂量则产生抑制作用；还具有抗肿瘤作用。临床用于治疗各型慢性病毒性肝炎（乙、丙、丁型）；还可用于人类免疫缺陷病毒（HIV）感染患者卡波西肉瘤、尖锐湿疣、生殖器疱疹等；亦可用于恶性肿瘤的治疗。不良反应有流感样综合征，如发热、寒战、头痛、乏力、白细胞减少、可逆性骨髓抑制、低血压等。

（三）主要用于抗丙肝病毒的药物

索磷布韦（Sofosbuvir）

本药是丙肝非结构蛋白 5B 依赖性 RNA 聚合酶抑制药，是一种核苷酸前体药物，在细胞内代谢为具有药理活性的尿苷类似物三磷酸盐，可被 NS5B 聚合酶嵌入 HCV－RNA 中而终止复制。主要与其他药品联合使用，治疗成人与 12～18 岁青少年的慢性丙型肝炎病毒（HCV）感染。

【常用制剂与规格】

片剂：400mg。

【用法用量】

口服。一天一次，一次 400mg，随食物服用。

波普瑞韦（Boceprevir）

本药是 HCV NS3/4A 丝氨酸蛋白酶抑制药，抑制其结构和功能蛋白的释放，从而抑制 HCV 在宿主细胞内的复制。

【常用制剂与规格】

胶囊剂：200mg。

【用法用量】

800mg，3 次/天。一般与聚乙二醇干扰素 α、利巴韦林联用。

利巴韦林（Ribavirin）

利巴韦林为人工合成的核苷类药物，口服吸收良好，1～1.5 小时后血药浓度达峰值，$t_{1/2}$ 为 20 小时。能抑制病毒核酸的合成，具广谱抗病毒活性。对呼吸道合胞病毒具有选择性抑制作用。利巴韦林的作用机制尚不完全清楚，但是其体外抗病毒活性可被鸟嘌呤核苷和黄嘌呤核苷逆转的结果提示，利巴韦林可能作为这些细胞的代谢类似物而起作用。本药适用于呼吸道合胞病毒引起的病毒性肺炎和支气管炎，皮肤疱疹病毒感染，肝功能代偿期的慢性丙型肝炎患者。

【常用制剂与规格】

分散片（颗粒）：50mg；0.1g；0.15g。

【用法用量】

用于慢性丙型肝炎时，与干扰素合用，用于无肝损伤的初治患者。口服，一次400mg，一天2次。

三、其他抗病毒药

阿昔洛韦（Acyclovir）

阿昔洛韦是人工合成的核苷类抗 DNA 病毒药。口服吸收差，生物利用度为 15% ~ 30%，$t_{1/2}$ 约 3 小时。血浆蛋白结合率很低，易透过生物膜。药物部分经肝脏代谢，主要以原型自肾脏排泄。在感染细胞内经病毒胸苷激酶和细胞激酶催化，生成三磷酸无环鸟苷，抑制病毒 DNA 多聚酶，阻碍病毒 DNA 合成。其抗疱疹病毒作用比阿糖腺苷强 160 倍。对乙型肝炎病毒也有一定作用，对牛痘病毒作用较弱，对 RNA 病毒无效。

本药是治疗单纯疱疹病毒（HSV）感染的首选药，适用于 HSV 所致的各种感染，对 HSV 脑炎患者应静脉给药，疗效明显，可降低死亡率 50%；亦可与其他药物合用治疗乙型肝炎。局部滴眼治疗单纯性疱疹性角膜炎或用霜剂治疗带状疱疹等疗效均佳。不良反应较少。

【常用制剂与规格】

片剂（咀嚼片）：0.4g。

乳膏：3%。

【用法用量】

急性带状疱疹，成人一次 200 ~ 800mg，口服，每 4 小时一次，一天 5 次，连用 7 ~ 10 天。

乳膏，局部外用。取适量涂患处，成人与小儿均为白天每 2 小时一次，一天 4 ~ 6 次，共 7 天。

阿糖腺苷（Arabinosine）

阿糖腺苷为核苷类抗 DNA 病毒药，能抑制 DNA 复制，对疱疹病毒与痘病毒均有作用。静脉滴注 $t_{1/2}$ 为 3 ~ 4 小时，脑脊液中药物浓度约为血药浓度的 35%，主要经肾脏排泄。临床用于治疗 HSV 脑炎、角膜炎、新生儿单纯疱疹，艾滋病患者合并带状疱疹等。但目前已被毒性较低的阿昔洛韦所取代。静脉滴注可出现胃肠道反应及血栓性静脉炎；偶见血清转氨酶升高。对动物有致畸、致突变作用。

【常用制剂与规格】

注射剂（单磷酸盐）：100mg。

混悬滴眼液：3%。

【用法用量】

单纯疱疹性脑炎，每天 15mg/kg，用 5% 葡萄糖注射液稀释成含有 4mg/10ml 的输液，预热至 37℃ 左右，缓慢滴注，疗程为 10 天；带状疱疹或水痘感染，第天 10mg/kg，用法同上，连用 5 天。

单纯疱疹性角膜炎和角膜结膜炎时，5 次/天，每 3 小时一次，直至角膜上皮再形成已经开始，然后改为 3 次/天，以预防复发。

目标检测

一、A 型选择题

1. 用青霉素治疗梅毒、钩端螺旋体病时能出现寒战、咽痛、心率加快等症状，其原因可能是大量病原体被杀后出现的全身性反应，这种反应称为（　　）
   A. 瑞 - 夷综合征　　　　B. 青霉素脑病　　　　C. 金鸡纳反应
   D. 赫氏反应　　　　　　E. Stevens - Johnson 综合征

2. 铜绿假单胞菌感染宜选用的抗菌药物是（　　）
   A. 头孢克洛　　　　　　B. 头孢他啶　　　　　C. 头孢噻肟
   D. 青霉素　　　　　　　E. 罗红霉素

3. 长期大量应用头孢菌素类抗菌药物的患者，须注意适当补充（　　）
   A. 维生素 K　　　　　　B. 维生素 C　　　　　C. 维生素 E
   D. 叶酸　　　　　　　　E. 维生素 A

4. 下列可抑制细菌 β - 内酰胺酶的是（　　）
   A. 磷霉素　　　　　　　B. 万古霉素　　　　　C. 利福平
   D. 舒巴坦　　　　　　　E. 左氧氟沙星

5. 下列对需氧革兰阴性菌具有抗菌活性，属于单酰胺类的抗菌药物是（　　）
   A. 拉氧头孢　　　　　　B. 头孢吡肟　　　　　C. 头孢西丁
   D. 氨曲南　　　　　　　E. 舒巴坦

6. 下列抑制细菌蛋白质合成的抗菌药物是（　　）
   A. 头孢米诺　　　　　　B. 利福喷丁　　　　　C. 头孢吡肟
   D. 依替米星　　　　　　E. 磺胺嘧啶

7. 下列可致前庭、耳蜗神经功能障碍，妊娠期女性和新生儿禁用的抗菌药物是（　　）
   A. 林可霉素　　　　　　B. 氯霉素　　　　　　C. 四环素
   D. 庆大霉素　　　　　　E. 氧氟沙星

8. 军团菌和支原体混合感染宜首选的抗菌药物是（　　）
   A. 阿莫西林　　　　　　B. 头孢他啶　　　　　C. 头孢曲松
   D. 罗红霉素　　　　　　E. 头孢噻肟

9. 下列易导致牙齿黄染的药品是（　　）
   A. 庆大霉素　　　　　　B. 加替沙星　　　　　C. 多西环素

D. 头孢哌酮　　　　　　　　E. 阿莫西林

10. 艰难梭状芽孢杆菌感染性腹泻，首选的治疗药物是（　　　）

A. 环丙沙星　　　　　　B. 阿奇霉素　　　　　　C. 阿米卡星

D. 头孢哌酮　　　　　　E. 万古霉素

11. 静脉滴注速度过快可能发生"红人综合征"的药品是（　　　）

A. 阿奇霉素　　　　　　B. 磷霉素　　　　　　C. 万古霉素

D. 莫西沙星　　　　　　E. 氯霉素

12. 下列可抑制骨髓造血功能或引起"灰婴综合征"，新生儿禁用的抗菌药物是（　　　）

A. 林可霉素　　　　　　B. 氯霉素　　　　　　C. 四环素

D. 链霉素　　　　　　E. 氧氟沙星

13. 下列可抑制细菌 DNA 拓扑异构酶Ⅱ的是（　　　）

A. 磷霉素　　　　　　B. 替考拉宁　　　　　　C. 利福平

D. 舒巴坦　　　　　　E. 左氧氟沙星

14. 下列抑制细菌叶酸合成的抗菌药物是（　　　）

A. 头孢米诺　　　　　　B. 磺胺甲噁唑甲氧苄啶　　C. 利福喷丁

D. 头孢吡肟　　　　　　E. 依替米星

15. 下列可导致视神经炎的抗结核药是（　　　）

A. 利福平　　　　　　B. 利福喷丁　　　　　　C. 乙胺丁醇

D. 吡嗪酰胺　　　　　　E. 对氨基水杨酸钠

16. 下列可以抗浅部真菌感染的药物是（　　　）

A. 灰黄霉素　　　　　　B. 两性霉素 B　　　　　　C. 青霉素

D. 环丙沙星　　　　　　E. 磺胺嘧啶

二、X 型选择题

17. 服药期间饮酒（包括中药药酒），可能导致双硫仑样反应的药物有（　　　）

A. 甲硝唑　　　　　　B. 阿奇霉素　　　　　　C. 阿莫西林

D. 头孢曲松　　　　　　E. 头孢哌酮

18. 下列药物中，属于抗乙型肝炎病毒药物的是（　　　）

A. 奥司他韦　　　　　　B. 恩替卡韦　　　　　　C. 拉米夫定

D. 阿德福韦酯　　　　　　E. 阿昔洛韦

书网融合……

微课

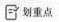
划重点

自测题

项目十四 **抗人体寄生虫药**

学习目标

知识要求

1. **掌握** 氯喹、奎宁、伯氨喹、乙胺嘧啶等抗疟药的体内过程、临床应用、主要不良反应及注意事项；抗阿米巴病药、抗滴虫病和抗肠蠕虫病的药物名称、临床应用及主要不良反应。

2. **熟悉** 疟疾和疟原虫的分类；抗疟药的用法用量和合理应用；阿米巴原虫感染的过程；抗滴虫病用药注意事项。

3. **了解** 疟原虫致病过程；肠蠕虫病流行病学特点。

能力要求

1. 具备有效、合理、安全应用本类药物的能力。

2. 具备较强的风险防控能力。

3. 具备较强的自主学习能力。

任务一 抗疟药

PPT

岗位情景模拟

情景描述 宋先生，29岁，男，企业技术负责人，今年6月份被公司派驻非洲肯尼亚，指导安装一批通信器材，回国3天后开始出现疲乏、头痛、不适、厌食、畏寒、寒战、发热等症状，体温最高时达40.1℃，头痛剧烈，全身酸软，紧急被家人送医。在各项检查过程中（未用药），一阵大汗后，体温迅速恢复正常，上述各种症状逐渐消失。经治医师根据宋先生疫区经历、典型病史，病原体相关检查，确诊为三日疟。

分析 如何清除宋先生体内疟原虫？

一、概述

疟疾，俗称"打摆子"，是由疟原虫所引起的虫媒传染病。典型临床表现为周期性、规律性寒战、高热和汗出热退。依据临床特征，疟疾可分为四类：三日疟、间日疟、恶性疟和卵形疟，前两者又称良性疟。三日疟较轻微而不常见；恶性疟感染最广，症状较严重。疟原虫生活史可分为人体内的无性生殖和在雌性按蚊体内的有性生殖。期中，无性生殖主要包括原发性红细胞外期、继发性红细胞外期和红细胞内期；有性繁殖主要包括配子体的繁殖。抗疟药作用于疟原虫生活史的不同环节，是防治疟疾的重要手段。

（一）疟原虫无性生殖阶段

1. 原发性红细胞外期　受感染的雌性按蚊叮咬人吸血时，子孢子随唾液进入人体，随血液侵入肝细胞发育、裂体增殖，形成大量裂殖体。此期无临床症状，为疟疾的潜伏期，一般为10~14天。乙胺嘧啶对此期疟原虫有杀灭作用，可作为病因性预防。

2. 继发性红细胞外期　间日疟原虫的子孢子有两种遗传类型：速发型和迟发型。速发型子孢子侵入肝细胞后即开始裂体增殖；迟发型子孢子进入肝细胞后，还需经4~6个月的休眠期才缓慢进行增殖，这就是继发性红细胞外期，此期是间日疟复发的根源。伯氨喹能杀灭此期疟原虫而用于根治间日疟。恶性疟和三日疟不存在迟发型子孢子，故无复发性。

3. 红细胞内期　红细胞外期的裂殖子胀破肝细胞释出，进入血液，侵入红细胞，经滋养体发育成裂殖体，并破坏红细胞，释放裂殖子、虐色素及其代谢产物，刺激机体引起寒战、高热等症状，即疟疾发作。释放出的裂殖子可再侵入其他正常红细胞，如此反复循环，可引起临床症状反复发作。临床症状发作的间隔时间：间日疟约48小时，恶性虐36~48小时，三日疟约72小时。对此期疟原虫有杀灭作用的药物，如氯喹、奎宁、青蒿素等可控制症状发作。

（二）疟原虫有性生殖阶段

红细胞内的原虫经过几期裂殖增殖后，部分裂殖子分化为雌、雄配子体。当按蚊叮咬疟疾患者时，雌、雄配子体随血液进入蚊体内，两者结合发育成合子，进行有性生殖逐步发育成子孢子，子孢子进入按蚊唾液腺，按蚊叮咬人时子孢子随唾液进入人体引起感染。伯氨喹能杀灭配子体，控制疟疾的传播。乙胺嘧啶虽在人体内没有杀灭配子体的作用，但其随人体进入蚊体能抑制疟原虫在蚊体内的发育。

二、常用抗疟药

常用抗疟药主要分为控制临床症状、控制复发与传播、病因性预防等三类。详见表14-1。

表14-1　抗疟药的分类

类别	代表药	作用机制
用于控制临床症状的抗疟药	氯喹、奎宁、青蒿素等	杀灭红细胞内期的裂殖体，中断疟原虫的无性生殖周期
用于控制复发与传播的抗疟药	伯氨喹	杀灭间日疟继发性红细胞外期的子孢子各种疟原虫的配子体
用于病因性预防的抗疟药	乙胺嘧啶、磺胺类等	杀灭原发性红细胞外期的疟原虫

（一）控制临床症状的抗疟药

氯喹（Chloroquine）

氯喹是人工合成的4-氨基喹啉类衍生物，1944年开始应用于临床治疗疟疾，以后用途逐渐扩大。

【体内过程】

口服后吸收快而完全，血药浓度达峰时间为 1~2 小时。在红细胞内浓度比血浆浓度高 10~20 倍，而被疟原虫入侵的红细胞内药物浓度又是正常红细胞的 25 倍。在肝、脾、肺、肾中的浓度是血浆浓度的 200~700 倍。在脑组织中的浓度是血浆浓度的 10~30 倍。

氯喹在肝脏代谢，其脱羟基代谢物仍然具有抗疟作用。少部分以原型经肾脏排泄。作用较持久。

【临床应用】

1. 抗疟作用 本药对各种疟原虫的红细胞内期裂殖体均有较强的杀灭作用，是控制疟疾症状的首选药。本药可在疟原虫入侵的红细胞内浓集，有利于杀灭疟原虫，特点是疗效高、起效快，通常用药后 24~48 小时临床症状消退，48~72 小时血中疟原虫消失；药物大量分布于肝、肺等内脏组织，缓慢释放入血，加之在体内代谢与排泄缓慢，故作用持久。

本药也能预防性抑制疟疾症状发作，在进入疫区前 1 周和离开疫区后 4 周期间，每周服药一次即可。但对子孢子、休眠子和配子体无效，不能用于病因预防以及控制远期复发和传播。

2. 抗肠道阿米巴作用 在肝、肺等内脏中的浓度高，能杀灭阿米巴滋养体，用于治疗阿米巴肝炎和肝脓肿。

3. 免疫抑制作用 大剂量时能抑制免疫反应，偶尔用于类风湿关节炎、系统性红斑狼疮等免疫功能紊乱性疾病。

> **请你想一想**
>
> 新冠疫情期间，曾试用过氯喹，那么使用氯喹治疗新冠的机制是什么？

【不良反应及注意事项】

可引起头痛、头晕、胃肠道反应、耳鸣和皮疹等不良反应，停药后即可消失。

本品有致畸作用，孕妇禁用。肝肾功能不全、心脏病患者慎用；用药过程中应定期进行眼科检查，以防视力受损。若给药后病情未控制，则可能对本药有耐药性，可改用奎宁或青蒿素。禁止静脉注射。

【常用制剂与规格】

片剂：100mg；150mg；250mg。

注射剂：100mg/2ml；200mg/2ml。

【用法用量】

治疗间日疟原虫、三日疟原虫、卵形疟原虫和仍保留敏感的恶性疟原虫株所引起的疟疾，首剂 1g，口服，第 2、3 天各 0.75g；预防量一次 0.5g，一周一次。

奎宁（Quinine）

奎宁又称金鸡纳霜或金鸡纳碱，是从茜草科植物金鸡纳树皮中提取所得的一种生物碱，属喹啉类衍生物。

【临床应用】

本药能杀灭红细胞内期疟原虫，控制疟疾症状。对红细胞外期疟原虫和恶性疟的配子体无明显作用。但疗效不及氯喹，且毒性较大，故不作为控制症状的首选药。主要用于耐氯喹或对多种抗疟药耐药的恶性疟，尤其是严重的脑型疟。此外，本药还有减弱心肌收缩力、兴奋子宫平滑肌等作用。

【不良反应及注意事项】

1. 金鸡纳反应，表现为恶心、呕吐、头痛、听力和视力下降等，停药一般恢复。对心肌有抑制作用，降低心肌收缩力。

2. 少数恶性疟患者，尤其是红细胞葡萄糖-6-磷酸脱氢酶（G-6-PD）缺乏者，应用很小剂量也可能引起急性溶血，出现寒战、高热、血红蛋白尿和急性肾衰竭，甚至死亡。

【常用制剂与规格】

片剂：100mg；150mg。

【用法用量】

用于治疗耐氯喹的恶性疟时，采用硫酸奎宁，成人 1.8g/d，分 3 次服用，疗程为 7 天。

甲氟喹 （Mefloquine）

甲氟喹与奎宁都属于喹啉甲醇衍生物，通过对奎宁结构改造而获得。特点为高效、安全。

【临床应用】

主要用于耐氯喹或多药耐药的恶性疟，与乙胺嘧啶合用可增加疗效、延缓耐药性的发生；也用于症状抑制性预防。能杀灭耐药的恶性疟原虫，能有效杀灭红细胞内期滋养体，对成熟的滋养体和裂殖体有效，对肝内疟原虫无效。

【不良反应及注意事项】

半数患者发生胃肠道反应；可出现一过性中枢神经系统毒性，如眩晕、烦躁不安和失眠等。孕妇、2 岁以下幼儿和神经精神病者禁用。

【常用制剂与规格】

片剂：50mg；250mg。

【用法用量】

用于治疗恶性疟疾，成人常用量顿服 1～1.5g 即可治愈。预防恶性疟，成人每次 250mg，每周一次，2 个月后剂量减半；儿童 4～6mg/kg，每周一次。

青蒿素 （Artemisinin）

青蒿素是从菊科植物黄花蒿与大头黄花蒿中提取出来的倍半萜内酯过氧化物，其衍生物有蒿甲醚、青蒿琥酯、双氢青蒿素等。青蒿素口服（青蒿琥脂可多途径给药）吸收快而完全，体内消除快，需反复用药。

【体内过程】

青蒿素可在虫体内形成自由基，破坏疟原虫表膜和线粒体结构，从而杀灭红细胞内期裂殖体。

【临床应用】

对各种疟原虫的红细胞内期裂殖体有杀灭作用，48 小时疟原虫从血中消失；对红细胞外期疟原虫无效。主要用于治疗耐氯喹及耐多药的恶性疟。临床上用于间日疟、恶性疟以及耐氯喹疟疾的症状控制，治疗凶险性恶性疟如脑疟、黄疸型疟疾等，其中蒿甲醚对恶性疟的近期有效率可达 100%。此外，青蒿素还有抗血吸虫、抗肿瘤及免疫调节作用。

【不良反应及注意事项】

少数患者有轻度恶心、呕吐、腹泻、四肢麻木和心动过速，偶有血清转氨酶轻度升高。注射部位较浅时易引起局部疼痛和硬块，宜作深部肌内注射。其他不良反应可见血白细胞减少、短暂的发热和一过性心脏传导阻滞。

【常用制剂与规格】

片剂：50mg/片；100mg/片。

【用法用量】

口服，先服 1g，6~8 小时再服 0.5g，第 2、3 天各服 0.5g，疗程为 3 天，总量 2.5g。小儿酌减。

你知道吗

屠呦呦的青蒿素与 2015 年诺贝尔生理学或医学奖

20 世纪 60 年代，疟原虫特别是恶性疟原虫对氯喹等一线抗疟药物已经产生了抗药性。屠呦呦受中国典籍《肘后备急方》和《本草纲目》的启发，成功从植物黄花蒿茎叶中分离出的青蒿素，经研究，青蒿素及其行生物对恶性疟疾有很好的治疗效果，挽救了全球特别是发展中国家的数百万人的生命。因此成就，2015 年 10 月 5 日，屠呦呦获诺贝尔生理学或医学奖，成为第一个我国自主培养获得诺贝尔奖的中国人。

蒿甲醚（Artemether）

蒿甲醚为青蒿素的衍生物。

【临床应用】

蒿甲醚对红细胞内期裂殖体有杀灭作用，用于迅速控制症状，抗疟作用是青蒿素的 10~20 倍。对恶性疟的近期疗效可达 100%。用药后 2 天内多数病例血中疟原虫转阴并退热。

【不良反应及注意事项】

不良反应较轻，仅少数患者注射局部有暂时性胀痛。妊娠 3 个月内妇女慎用。

【常用制剂与规格】

片剂：40mg；50mg。

胶囊剂：40mg；100mg。

注射液：80mg/1ml。

【用法用量】

成人首剂 160mg，第 2 天起每天一次，每次 80mg，连服 5~7 天。肌内注射，首剂 160mg，第 2 天起每天一次，每次 80mg，连用 5 日。

青蒿琥酯（Artesunate）

青蒿琥酯为青蒿素的水溶性衍生物。

【临床应用】

起效快，能迅速控制症状发作。可经口、静脉、肌肉、直肠等多种途径给药，适用于脑性疟及各种严重疟疾的救治。宜与防治疟疾复发的药物合用，以达到根治目的。

【常用制剂与规格】

片剂：50mg。

注射剂：60mg。

【用法用量】

口服首剂 100mg，第 2 天起一天 2 次，每次 50mg，连服 5 天。

（二）控制复发和传播的抗疟药

伯氨喹（Primaquine）

伯氨喹又称伯氨喹啉，是人工合成的 8 - 氨喹啉类衍生物。

【体内过程】

口服吸收快速而完全，生物利用度高。主要分布在肝脏，其次为肺、脑和心脏组织。大部分代谢为无活性产物。由于伯氨喹代谢、排泄均较快，血中浓度维持时间短，故需反复多次给药。

【临床应用】

对良性疟的红细胞外期及各型疟原虫的配子体均有较强杀灭作用，是控制疟疾复发和传播的首选药。对红细胞内期作用较弱，对恶性疟红内期无效，因此不能控制疟疾症状的发作，通常需与氯喹合用。疟原虫对本药很少产生耐药性。

【不良反应及注意事项】

本药毒性较大，治疗量可引起头晕、恶心、呕吐、腹痛、发绀等不良反应。葡萄糖 -6 - 磷酸脱氢酶缺乏者可发生急性溶血性贫血和高铁血红蛋白血症。用药过程中如发生急性溶血性贫血，应立即停药，给予地塞米松或泼尼松；如发生高铁血红蛋白血症，可静脉注射亚甲蓝。孕妇及肝肾功能不全患者慎用。

【常用制剂与规格】

片剂：13.2mg（相当于伯氯喹 7.5mg）。

【用法用量】

成人常用量，间日疟 3 片/天，连服 7 天；用于杀灭恶性疟配子体时，2 片/天，连服 3 天。

（三）病因性预防的抗疟药

乙胺嘧啶（Pyrimethamine）

【体内过程】

乙胺嘧啶口服吸收慢但较为完全。6 小时内血药浓度达到高峰。主要分布在肾、肺、肝、脾等器官及红细胞、白细胞内。能够通过胎盘，也可由乳汁排泄。经肾脏缓慢排泄，半衰期为 80～100 小时。服药后 5～7 天内有 10%～20% 的原型物经肾脏排泄，作用可持续 30 天以上。

【临床应用】

本药为二氢叶酸还原酶抑制药，通过阻止二氢叶酸转变为四氢叶酸，从而阻碍核酸的合成，抑制疟原虫的增殖，对各种疟原虫红细胞内期的抑制作用仅限于未成熟的裂殖体阶段，对成熟者无效，因此不能用于迅速控制症状，必须要到下一代红内期出现时才能发挥作用。

能杀灭原发性红细胞外期疟原虫，作用持久，服药一次可维持一周以上。不用于疟疾发作期的治疗。不能直接杀灭配子体，但能抑制蚊体内的有性生殖，起阻断传播的作用。与二氢叶酸合成酶抑制药磺胺类或砜类合用，干扰叶酸合成的不同阶段，起到双重抑制作用，又能减少耐药性的产生。

【不良反应及注意事项】

治疗剂量毒性小，偶可致皮疹。长期大剂量可因干扰人体叶酸代谢，引起巨幼细胞贫血、粒细胞减少，及时停药或用甲酰四氢叶酸治疗可恢复。过量可引起急性中毒，表现为恶心、呕吐、发热、发绀、惊厥甚至死亡。严重肝肾功能损伤患者应慎用，孕妇禁用。

【常用制剂与规格】

片剂：6.25mg。

【用法用量】

成人预防用药，应于进入疫区前 1～2 周开始服用，一般宜服至离开疫区后 6～8 周，每周服 4 片；耐氯喹虫株所致的恶性疟，每天 2 片，分 2 次服，疗程为 3 天。

三、抗疟药的选择

临床上应根据疟疾的种类、耐药情况合理选择抗疟药，常见方案如下。

1. 控制症状 对氯喹敏感疟原虫选用氯喹。

2. 脑性疟 选用氯喹、奎宁、青蒿素类等注射剂。

3. 耐氯喹的恶性疟 选用奎宁、青蒿素、甲氟喹。

4. 休止期 选用乙胺嘧啶和伯氨喹合用。

5. 预防用药 乙胺嘧啶可用于预防发作和阻止传播，氯喹可预防症状发作。

6. 联合用药 现有抗疟药尚无法对疟原虫的各个环节均有作用，因此宜联合用药。

如氯喹与伯氨喹合用治疗疟疾发作期，既控制症状，又防止复发和传播；乙胺嘧啶和伯氨喹合用于休止期的治疗，可防止复发。不同作用机制的药物合用也可增加疗效并减少耐药性，如耐氯喹的恶性疟使用青蒿素与甲氟喹联合治疗。

📕 任务二　抗阿米巴病药和抗滴虫病药

PPT

📖 岗位情景模拟

情景描述　王先生，30岁，爱好旅游，近日出现腹泻，每天便次在8次左右，量中等，带血和黏液，颜色类似果酱样，具有腐败腥臭味，重时伴剧烈腹痛，粪呈血水、洗肉水或稀水样。医院检查诊断为急性阿米巴痢疾。

分析　你认为王先生应该用何种药物治疗？

一、抗阿米巴病药

（一）阿米巴原虫生活史

阿米巴原虫有包囊和滋养体两个发育阶段：包囊是其传播的根源，人体经粪－口感染阿米巴包囊，在肠腔内被肠液破坏脱囊并迅速分裂成小滋养体，寄居在回盲部，与肠道菌群共生。在宿主环境不适时，滋养体转变成包囊，随粪便排出体外，形成重要的传染源，在外界潮湿环境中可存活一周。

滋养体为致病因子，小滋养体在一定条件下（被感染者免疫力低下或肠壁破损）侵入肠壁组织，发育成大滋养体，破坏肠壁黏膜下层组织，引起肠阿米巴病；滋养体也可随血流侵入肺、肝、脑等肠外组织，引起肺脓肿和脑脓肿等肠外阿米巴病。详见图14－1阿米巴原虫致病过程及相关用药。

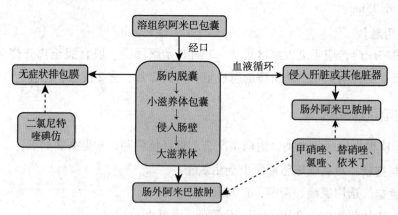

图14－1　阿米巴原虫致病过程及用药

（二）治疗阿米巴病的主要药物

根据药物作用部位，抗阿米巴病药分为三类，详见表14－2。

表 14 - 2　临床常用抗阿米巴病药

分类	代表药物
抗肠内、外阿米巴病药	甲硝唑、替硝唑、依米丁、去氢依米丁
抗肠内阿米巴病药	卤化喹啉类（喹碘仿、双碘喹啉、氯碘羟喹）、二氯尼特、尼龙霉素
抗肠外阿米巴病药	氯喹

1. 抗肠内、外阿米巴病药

甲硝唑（Metronidazole）

甲硝唑又名灭滴灵，为人工合成 5 - 硝基咪唑类化合物，可作为阿米巴、滴虫、厌氧菌感染的首选药。本品常用衍生物有替硝唑（Tinidazole）、奥硝唑（Ornidazole）等。

【体内过程】

在体内分布广泛，易进入组织和体液中，包括唾液、乳汁、精液和阴道分泌物。能通过血 - 脑屏障和胎盘屏障。主要在肝脏代谢，大部分药物以羟基和酸性代谢物的形式经肾脏排泄，少量药物以原型经肾脏排泄，也可由阴道分泌物、乳汁、唾液排出。

【临床应用】

（1）抗阿米巴原虫作用　对肠内肠外阿米巴滋养体有强大的杀灭作用，治疗急性阿米巴痢疾和肠道外阿米巴感染效果显著，但对肠腔内阿米巴原虫和包囊则无明显作用。不用于治疗无症状的包囊携带者。

（2）抗滴虫作用　对阴道毛滴虫有直接杀灭作用，口服后，药物可出现于阴道分泌物、尿液和精液中，故对男、女性泌尿生殖系统滴虫感染都具有良好的疗效，是治疗阴道毛滴虫感染的首选药。

（3）抗厌氧菌作用　可作为厌氧菌感染的首选药，用于治疗革兰阳性或隐性厌氧球菌或杆菌引起的盆腔炎、败血症和骨髓炎，也可与抗菌药合用防治妇科手术、胃肠外科手术时厌氧菌感染。

（4）抗贾第鞭毛虫作用　蓝氏贾第鞭毛虫是一种呈全球性分布的寄生性肠道原虫，主要寄生于人和某些哺乳动物的小肠，引起腹泻和消化不良等。本药是目前治疗贾第鞭毛虫最有效的药物，治愈率达到90％以上。

【不良反应及注意事项】

不良反应较轻而少见。常见不良反应有头痛、恶心、呕吐、口腔有金属味；少数患者可出现荨麻疹、皮肤瘙痒、白细胞减少等；极少数患者可出现眩晕、惊厥、共济失调等神经系统症状，一旦出现，应立即停药。极少数患者出现神经系统症状如肢体麻木、共济失调、惊厥等。本药会干扰乙醛代谢，服药期间饮酒会致急性乙醛中毒，出现恶心、呕吐、腹痛、腹泻、头痛等症状，因此，服药期间以及停药后不久，应严格禁止饮酒。孕妇禁用。

【常用制剂与规格】

片剂：0.1g；0.2g；0.25g。

缓释片：0.75g。

栓剂：0.5g。

阴道泡腾片：0.2g。

凝胶：0.075g/10g。

【用法用量】

肠道阿米巴病，成人0.4~0.6g/次，一天3次，疗程为7天；肠道外阿米巴病，0.6~0.8g/次，一天3次，疗程为20天。

2. 抗肠内阿米巴病药

二氯尼特（Niclosamide）

二氯尼特为二氯乙酰胺类衍生物，通常用其糠酸酯。

【临床应用】

本品是最有效的杀包囊药，单用对无症状的包囊携带者有良好的疗效，也可用于慢性阿米巴痢疾；对急性阿米巴痢疾效果差，与甲硝唑合用，可控制复发；对肠外阿米巴感染无效。

【不良反应及注意事项】

不良反应较轻，偶有恶心、呕吐、皮疹、麻刺感等症状，大剂量可致流产，但无致畸作用。

【常用制剂与规格】

片剂：0.25g；0.5g。

【用法用量】

成人0.5g/次，3次/天，10天为一疗程。

双碘喹啉（Diiodohydroxyquinoline）

【临床应用】

本药在肠腔中吸收较少，肠液中浓度较高，能有效地杀灭肠腔内的阿米巴滋养体，对组织内阿米巴原虫无效。用于治疗轻型、慢型阿米巴痢疾和无症状排包囊者。与甲硝唑、依米丁合用可治疗急性阿米巴痢疾，并提高根治率。

【不良反应及注意事项】

不良反应较少，大剂量可致腹泻，其次是引起恶心、呕吐和甲状腺轻度肿大，个别可产生发热、湿疹等碘过敏反应。大剂量长期应用时可引起亚急性骨髓-视神经病变，导致视神经萎缩、失明和外周神经病变等。有严重的腹泻及碘过敏患者应及时停药，禁用于肝肾功能不全、碘过敏及甲亢患者。本药应避光保存。

【常用制剂与规格】

片剂：0.2g。

【用法用量】

口服。成人常用量，每次0.4~0.6g，每天3次，连服2~3周。

巴龙霉素（Paromomycin）

巴龙霉素又称巴母霉素、巴罗姆霉素，属于氨基糖苷类抗生素，口服不易吸收。

【临床应用】

在肠腔内有较高浓度，可直接杀灭阿米巴滋养体，还能抑制阿米巴滋养体生长所必需的共生菌。对肠外阿米巴病无效。用于阿米巴肠炎和阿米巴痢疾的治疗。

【不良反应及注意事项】

口服应用时不良反应轻微。

【常用制剂与规格】

片剂：0.1g（10万单位）；0.25g（25万单位）。

【用法用量】

治疗阿米巴痢疾，成人常用量为 0.5~0.75g/次，3~4 次/天。

3. 抗肠外阿米巴病药

依米丁（Emetine）

依米丁又称吐根碱，是从茜草科吐根属植物中提取的异喹啉类生物碱。

【临床应用】

对溶组织内阿米巴滋养体有强大的杀灭作用，因毒性大，仅用于甲硝唑无效的急性阿米巴痢疾或肠外阿米巴病严重者。对肠腔阿米巴滋养体无效，不适用症状轻微的慢性阿米巴痢疾和无症状的包囊携带者。

【不良反应及注意事项】

可引起严重的胃肠道反应、肌无力、头痛、头晕及心脏损害，如心电图 T 波、ST段改变、心前区疼痛、心律失常等。局部注射可引起注射部位肌痛、硬结或坏死等。

【常用制剂与规格】

注射液：30mg/1ml；60mg/1ml。

【用法用量】

深部皮下或肌内注射。剂量为每天 1mg/kg，每天最大剂量不超过 60mg，每天一次，疗程为 4~6 天，如需第 2 疗程时必须间隔 6 周。

氯喹（Chloroquine）

【临床应用】

本药可以杀灭肠外中阿米巴滋养体。口服后分布到肝、肾、肺等组织，药物浓度高，故对阿米巴肝、肺脓肿有效。因肠内分布较少，对阿米巴痢疾无效。主要用于甲硝唑无效或禁用的阿米巴肝、肺脓肿患者，同时应与肠内阿米巴药合用，以防止复发。

【常用制剂与规格】

片剂：100mg；150mg；250mg。

【用法用量】

抗阿米巴肝脓肿，第 1、2 天，成人每天 2~3 次，每次服 0.5g，以后每天 0.5g，连用2~3周。

（三）抗阿米巴原虫感染药物的合理选用

溶组织阿米巴感染可遵照以下原则选择药物。

1. 无症状排包囊者 首选二氯尼特。

2. 轻中度阿米巴痢疾 可选用甲硝唑加二氯尼特或巴龙霉素。

3. 急性阿米巴痢疾 选用甲硝唑加二氯尼特，病重不能口服者可静脉滴注甲硝唑，甲硝唑禁用者可用依米丁治疗。

4. 肠外阿米巴病（阿米巴肝脓肿、脑阿米巴病或其他肠外阿米巴病） 首选甲硝唑加二氯尼特。

应注意区分阿米巴痢疾和细菌性痢疾，阿米巴痢疾用抗阿米巴药物治疗，细菌性痢疾则要用抗菌药治疗。

二、抗滴虫病药

阴道毛滴虫可导致女性阴道炎症、男性尿道炎症，多数通过性接触而传染，具有传染性。患者阴道黏膜发炎呈鲜红色伴瘙痒，上覆斑片状假膜，且白带增多变黄绿色，有泡沫样分泌物，偶可引起尿道炎、膀胱炎、前庭大腺炎等并发症，部分患者可无明显症状。

（一）治疗滴虫病的主要药物

乙酰胂胺（Acetarsol）

本品为五价胂剂，毒性较大，其复方制剂称为滴维净。置于阴道穹隆部能直接杀死滴虫，已婚者应双方同时治疗。

【临床应用】
外用有杀灭阴道滴虫作用。本药有一定的局部刺激性，用药后会使阴道分泌物增多。

【常用制剂与规格】
阴道片剂。

【用法用量】
治疗时先用1：5000高锰酸钾溶液冲洗阴道，然后将本药1~2片放置阴道穹隆部，次晨坐浴洗净，可直接杀灭滴虫。

甲硝唑（Mebendazole）

甲硝唑又称灭滴灵，详见本项目任务二。

曲古霉素（Hachimycin）

【临床应用】
较强的抗真菌、抗滴虫作用，对滴虫、白色念珠菌、毛发癣菌以及阿米巴滋养体等均有抑制作用。对阴道毛滴虫合用阴道念珠菌感染疗效较好，但停药后易复发，与甲硝唑合用可提高疗效，防止复发。

【不良反应及注意事项】

口服吸收少，不良反应较轻，阴道给药可引起阴道烧灼感等局部刺激，少数患者可引起白带增多。

【常用制剂与规格】

片剂、阴道片剂、软膏剂、混悬剂。

【用法用量】

成人口服剂量20万U/天，分4次服；阴道片为10万U，一次/天，10天为一疗程。

（二）抗滴虫药的合理选用

甲硝唑是目前治疗阴道毛滴虫感染最有效的药物，遇有耐甲硝唑滴虫感染时，也可使用乙酰胂胺或抗生素曲古霉素等。阴道毛滴虫可通过性接触和使用公共浴厕传播，故治疗时应夫妻同时治疗，并注意个人卫生与经期卫生，治疗期间男女禁止同房。

> **请你想一想**
>
> 使用公共浴池、公共厕所应该注意什么？感染滴虫应该如何合理应用？

任务三 抗肠蠕虫药

PPT

岗位情景模拟

情景描述 某男孩，5岁，喜在外边玩沙土。近段时间来，烦躁不安、失眠、食欲减退、夜间磨牙、消瘦，总是用手搔挠肛周。经医院检查确诊为蛲虫病、蛔虫病。

分析 1. 在生活中儿童如何避免蛲虫病、蛔虫病？

2. 可选择什么药物治疗？

常见的肠道蠕虫分为肠道线虫、肠道绦虫和肠道吸虫三大类，肠道线虫包括蛔虫、蛲虫、钩虫和鞭虫等；绦虫主要有猪肉绦虫和牛肉绦虫；吸虫如华支睾吸虫、姜片虫等。本任务主要学习抗肠线虫药和抗绦虫药。 微课

一、抗肠线虫药

在我国，肠道线虫感染如蛔虫和蛲虫感染发病率高，特别是儿童。抗肠线虫药是指用于驱除或杀灭肠道线虫的药物。

甲苯达唑（Mebendazole）

甲苯达唑为苯并咪唑类，口服吸收率低，生物利用率为22%，肠道内药物浓度高，可有效杀灭肠道内敏感寄生虫，对宿主影响小。

【药理作用】

甲苯达唑为高效、广谱的抗肠线虫药，对蛔虫、钩虫、蛲虫、鞭虫、绦虫感染均

有显著疗效，对钩虫卵、蛔虫卵、蛲虫卵和鞭虫卵等也有杀灭作用，因此对控制转播有重要意义。

【不良反应及注意事项】

本药无明显不良反应，偶见短暂的恶心、呕吐、腹泻、腹痛。大剂量偶见转氨酶升高。孕妇、2岁以下儿童及对本药过敏者禁用。

【常用制剂与规格】

片剂：0.1g。

【用法用量】

1. 蛲虫病　单剂1片。用药2周和4周后分别重复用药一次。

2. 蛔虫病、鞭虫病、十二指肠钩虫病及混合感染　成人和儿童，每天2次，每次1片，连服3天。

3. 绦虫病和粪类圆线虫　成人每天2次，每次2片，连服3天；儿童每天2次，每次1片，连服3天。

阿苯达唑（Albendazole）

阿苯达唑是由葛兰素史克公司继甲苯达唑后又一研制成功的同类药，又名肠虫清，也是一高效、广谱、低毒的驱虫药。

【药理作用】

本药抗虫作用与甲苯达唑相似，对蛔虫、蛲虫、钩虫、鞭虫、绦虫和粪类圆线虫等有驱杀作用；在肝、肺等组织中浓度较高，并能进入棘球蚴囊内，对肠道外寄生虫病如棘球蚴病、囊虫病、旋毛虫病、华支睾吸虫病、肺吸虫病、脑囊虫病等均有较好的疗效。

【不良反应及注意事项】

不良反应较轻，一般耐受性良好。主要有消化道反应和头晕、头痛和嗜睡等，多在数小时内自行缓解，不必停药。孕妇及2岁以下儿童禁用。

【常用制剂与规格】

片剂：0.1g；0.2g；0.4g。

咀嚼片：75mg；0.1g。

颗粒：0.1g/1g；0.2g/1g。

【用法用量】

成人蛔虫及蛲虫病，一次400mg，顿服；钩虫病，鞭虫病，一次400mg，一天2次，连服3天。12岁以下小儿用量减半。

左旋咪唑（Levamisole）

【药理作用】

左旋咪唑对多种线虫有杀灭作用，其中对蛔虫的作用较强，用于治疗蛔虫、蛲虫、钩虫感染，对丝虫病和囊虫病也有一定疗效。

【不良反应及注意事项】

治疗量偶有恶心、呕吐、头晕、腹痛等不良反应；大剂量或多次给药时，少数病例出现粒细胞减少、肝功能减退等。妊娠早期、肝肾功能不全者禁用。

【常用制剂与规格】

片剂：25mg。

【用法用量】

口服，成人每天100～200mg，饭后1小时顿服。

噻嘧啶（Pyrantel）

噻嘧啶又称抗虫灵，广谱抗肠蠕虫药。对蛔虫、蛲虫、钩虫、绦虫等均有抑制作用，对鞭虫无效。可用于上述敏感蠕虫单独感染或混合感染，虫卵阴转率达90%以上。

本药是去极化型神经-肌肉阻滞药，同时能抑制胆碱酯酶，对寄生虫的神经肌肉产生阻滞作用，麻痹虫体使之止动，安全排出体外，不致引起胆道梗阻或肠梗阻。本品口服很少吸收。服后可有轻度恶心、眩晕、腹痛。

枸橼酸哌嗪（Piperazine Citrate）

枸橼酸哌嗪又称驱蛔灵。本品具有麻痹蛔虫的作用，使蛔虫不能附着在宿主肠壁，随肠蠕动而排出。对蛔虫、蛲虫具有较强的驱虫作用，对钩虫、鞭虫作用不明显。主要用于驱除肠道蛔虫，包括蛔虫所致的不完全性肠梗阻。对蛲虫病有一定疗效，但用药时间较长，现已少用。本品不易吸收。偶可引起头晕、头痛、恶心、呕吐等症状。

恩波维铵（Pyrvinium Embonate）

恩波维铵又称扑蛲灵。本品具有明显杀蛲虫作用，对鞭虫、钩虫作用弱，对蛔虫无效，其抗虫机制系干扰肠虫的呼吸酶系统，抑制需氧呼吸，并阻碍虫体对葡萄糖的吸收，影响虫体生长和繁殖。可作为单一蛲虫感染首选药。不良反应少，少数患者可见恶心、呕吐、腹痛、腹泻等症状，偶有感光过敏反应和肌肉痉挛。服药后粪便呈红色，宜事先告诉患者。

二、抗绦虫药

氯硝柳胺（Niclosamide）

氯硝柳胺又称灭绦灵。是一种杀鳗剂和一种灭螺剂，为水杨酰胺类衍生物。

【药理作用】

本品口服不易吸收，在肠中保持高浓度，可杀死绦虫的头节和近段，对多种绦虫成虫有杀灭作用，如牛肉绦虫、猪肉绦虫、鱼绦虫、阔节裂头绦虫和短膜壳绦虫感染均有效，尤其对牛肉绦虫疗效最佳。对虫卵无效，服药后死亡的绦虫节片被肠道消化酶可释放出虫卵，若逆流入胃，有致囊虫病的危险，故在服用前先服用镇吐药。服用本药2小时后再服用硫酸镁导泻，可促进虫卵排泄。

【不良反应及注意事项】

不良反应少，仅见胃肠不适、腹痛、头晕、乏力、皮肤瘙痒等。

【常用制剂与规格】

片剂：500mg。

【用法用量】

成人 1g/次，隔 1 小时一次，共 2 次。宜在早晨空腹服用，服药时将药片充分咬碎后吞下，并应尽量少喝水，使药物能在十二指肠上部达到较高浓度。第 2 次服药 2 小时后需服硫酸镁导泻。

吡喹酮（Praziquantel）

吡喹酮为广谱抗血吸虫病和抗绦虫药。

【药理作用】

本药抗虫机制主要使虫体肌肉发生强直性收缩而产生痉挛性麻痹，在宿主免疫功能参与下，虫体皮层损害，促使虫体死亡。不仅对多种血吸虫有强大的杀灭作用，对绦虫感染和囊虫病也有良好的效果。本药可作为绦虫感染的首选药，治愈率达 90% 以上；治疗囊虫病，有效率达 82% ~98%。

【不良反应及注意事项】

不良反应主要为恶心、腹痛、腹泻、转氨酶升高、消化道出血等消化系统反应和皮疹、瘙痒、过敏性紫癜等过敏反应，治疗脑形囊虫病时，可因虫体死亡后的炎症反应引起脑水肿、颅内压升高，宜同时使用脱水药和糖皮质激素以防意外。

【常用制剂与规格】

片剂：200mg；600mg。

【用法用量】

治疗绦虫病，成人常用量为 10mg/kg，清晨顿服，1 小时后服用硫酸镁。

三、抗肠蠕虫药的合理使用

近年来随着高效、低毒、广谱的抗肠蠕虫药不断问世，多数肠道蠕虫病得到有效治疗和控制。不同蠕虫对药物的敏感性不同，应依据感染蠕虫的类别选择药物，详见表 14 –3。

表 14 –3　抗肠蠕虫药适应证及首选药物

适应证	首选
蛔虫、蛲虫、钩虫感染	甲苯达唑、阿苯达唑
鞭虫感染	甲苯达唑
绦虫、姜片虫感染	吡喹酮
囊虫感染	吡喹酮、阿苯达唑
包虫感染	阿苯达唑

目标检测

一、A 型选择题

1. 下列通过抑制二氢叶酸还原酶，阻碍虫体核酸合成的药物是（　　）

  A. 青蒿素   B. 伯氨喹   C. 奎宁

  D. 乙胺嘧啶   E. 氯喹

2. 控制疟疾复发和传播宜选用的抗疟药是 （ ）

  A. 伯氨喹   B. 乙胺嘧啶   C. 奎宁

  D. 青蒿素   E. 氯喹

3. 下列主要用于控制临床症状的抗疟药是 （ ）

  A. 乙胺嘧啶   B. 伯氨喹   C. 氯喹

  D. 奎宁   E. 青蒿素

4. 我国研制的没有"金鸡纳"反应的抗疟药是 （ ）

  A. 乙胺嘧啶   B. 氯喹   C. 奎宁

  D. 青蒿素   E. 氯喹

5. 下列主要用于疟疾病因性预防的药物是 （ ）

  A. 青蒿素   B. 伯氨喹   C. 奎宁

  D. 乙胺嘧啶   E. 氯喹

6. 急性阿米巴痢疾与肠外阿米巴病首选 （ ）

  A. 二氯尼特   B. 甲硝唑   C. 氯喹

  D. 伯氨喹   E. 青蒿素

7. 对甲硝唑无效或禁忌的肠外阿米巴病患者可选用 （ ）

  A. 替硝唑   B. 氯喹   C. 喹碘仿

  D. 乙酰胂胺   E. 伯氨喹

8. 甲硝唑的抗阿米巴作用，主要是通过杀灭 （ ）

  A. 包囊＋小滋养体   B. 包囊＋大滋养体   C. 阿米巴大滋养体

  D. 阿米巴包囊   E. 肠腔内小滋养体

9. 关于依米丁的说法，错误的是 （ ）

  A. 连续给药易发生蓄积中毒

  B. 生物碱类药物

  C. 局部刺激性强

  D. 采用深度皮下注射或肌内注射给药

  E. 抗阿米巴病的根治效果好，毒性大

10. 巴龙霉素属 （ ）抗生素

  A. 氨基糖苷类   B. 大环内酯类   C. 喹诺酮类

  D. 磺胺类   E. β-内酰胺类

11. 下列通过改变虫体肌细胞膜的离子通透性而发挥驱虫作用的药物是 （ ）

  A. 哌嗪   B. 吡喹酮   C. 噻嘧啶

  D. 氯喹   E. 左旋咪唑

12. 下列可用于治疗皮肤、内脏蠕虫蚴移行症的药物是 （ ）

  A. 甲苯达唑   B. 吡喹酮   C. 哌嗪

D. 噻嘧啶 　　　　　　E. 噻苯达唑

13. 某患者，男，35 岁，因食用未煮熟的米猪肉，出现癫痫发作，伴头痛、视物模糊、颅内压升高等症状，经检查确诊为脑囊虫病，应首选下列哪种药物继续治疗（　　）

    A. 吡喹酮 　　　　　　B. 哌嗪 　　　　　　　C. 甲苯达唑

    D. 氯硝柳胺 　　　　　　E. 阿苯达唑

14. 甲苯达唑的抗虫机制是（　　）

    A. 干扰虫体依赖于微管的葡萄糖摄取和利用

    B. 抑制虫体肌肉内的琥珀酸脱氢酶，减少 ATP 生成

    C. 神经 – 肌肉接头处胆碱受体阻断药

    D. 抑制虫体需氧呼吸和对葡萄糖的吸收

    E. 抑制虫体内的氧化磷酸化反应和对葡萄糖的摄取利用

二、X 型选择题

15. 以下属于控制疟疾症状药物的是（　　）

    A. 青蒿素 　　　　　　B. 伯氨喹 　　　　　　C. 奎宁

    D. 乙胺嘧啶 　　　　　　E. 氯喹

16. 以下对肠内外阿米巴病均有效的药物是（　　）

    A. 哌硝噻唑 　　　　　　B. 喹碘方 　　　　　　C. 依米丁

    D. 甲硝唑 　　　　　　E. 替硝唑

17. 甲硝唑最常见的不良反应是（　　）

    A. 共济失调、惊厥 　　B. 肢体麻木 　　　　　C. 恶心和口腔金属味

    D. 白细胞暂时性减少 　　E. 头痛、眩晕

18. 以下可通过阻断虫体的能量供应而抗虫的药物有（　　）

    A. 氯硝柳胺 　　　　　　B. 阿苯达唑 　　　　　C. 恩波吡维铵

    D. 左旋咪唑 　　　　　　E. 甲苯达唑

19. 甲苯达唑和阿苯咪唑共同的作用特点是（　　）

    A. 口服有效 　　　　　　B. 高效 　　　　　　　C. 不良反应轻

    D. 广谱 　　　　　　　　E. 显效迅速、作用持久

20. 用药后，排出活虫的抗肠虫药是（　　）

    A. 氯硝柳胺 　　　　　　B. 哌嗪 　　　　　　　C. 甲苯达唑

    D. 噻嘧啶 　　　　　　　E. 阿苯达唑

书网融合……

e 微课 　　　　　　划重点 　　　　　　自测题

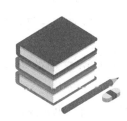

项目十五 抗恶性肿瘤药

学习目标

知识要求

1. **熟悉** 抗恶性肿瘤药的分类；常用抗恶性肿瘤药的临床应用与常见不良反应。
2. **了解** 肿瘤细胞增殖动力学特点和常用抗恶性肿瘤药的作用机制；抗恶性肿瘤药的毒性反应。

能力要求

1. 具备有效、合理、安全应用本类药物的能力。
2. 具备较强的自主学习能力。

任务一 抗恶性肿瘤药概述

PPT

岗位情景模拟

岗位情景 患者，女，53岁，几天前，无意中发现右侧乳腺外上有肿物，质地坚硬，边界不清，大小约 1.5cm×1.5cm，就诊后，确诊为乳腺癌ⅠB期（早期）。

分析 1. 该患者最佳的治疗措施是什么？

2. 如需化疗，可选择的药物有哪些？

肿瘤（tumor）是机体组织细胞在各种致瘤因素的作用下，在基因水平上失去对分化和生长的调控，异常增生而形成的新生物。新生物与其发源的正常组织有不同程度的差异，这种差异称为异型性（atypia）。依据肿瘤的异型性的大小和生长特性，肿瘤可分为良性肿瘤和恶性肿瘤。恶性肿瘤是严重危害人类健康的常见慢性病，由于其病因、发病机制以及患者的临床表现、身体状况复杂多变，单一的治疗方法效果并不理想。需要有规划的联合治疗措施（包含手术、化疗、放疗、免疫、中医药、心理等），才能有效提高恶性肿瘤治愈率或延长生存期，提升患者生活质量。

肿瘤的化学药物治疗（简称化疗）在综合治疗中占有重要地位，但化疗中存在着患者难以耐受的毒性反应和肿瘤细胞耐药性问题，也是导致化疗失败的主要原因。本项目主要讨论抗恶性肿瘤的化学治疗药。

一、细胞增殖动力学

正常组织细胞通过二分裂的方式进行增殖。细胞从一次分裂结束到下一次细胞分裂完成所需要的时间称为细胞增殖周期。大多数抗恶性肿瘤药都是通过抑制肿瘤增殖产生作用，所以，了解肿瘤细胞动力学对理解药物的抗肿瘤机制及作用特点具有重要的意义。

按照生长繁殖的特点，恶性肿瘤细胞可分为增殖、静止和无增殖能力三种细胞群。

（一）增殖细胞群

增殖细胞群指处在指数分裂增殖阶段的肿瘤细胞，恶性肿瘤产生的病例变化和临床过程即由这类细胞引起。这类细胞占全部肿瘤细胞的比率称肿瘤的生长比率（GF），GF 值越大，肿瘤生长速度越快，对药物也越敏感。肿瘤细胞的增殖周期指细胞从一次分裂结束起至下一次分裂完成时止。所有肿瘤细胞都有着相似的周期过程，可分为四个时期。

1. DNA 合成前期（G_1 期） 指细胞一次分裂终了到开始合成 DNA 之前的阶段，约占增殖周期的 1/2。

2. DNA 合成器（S 期） 指细胞主要进行 DNA 合成的代谢阶段，同时也合成 RNA 和蛋白质，约占增殖周期的 1/4。

3. DNA 合成后期（G_2 期） 指细胞 DNA 合成后的一段时期，RNA 和蛋白质合成继续进行，为有丝分裂做准备。此期约占增殖周期的 1/5。

4. 有丝分裂期（M 期） 指含有两倍 DNA 的肿瘤细胞分裂成两个子细胞的阶段，约占增殖周期的 1/20。

（二）静止细胞群（G_0 期）

这类细胞暂不分裂，但随时可以进入到 G_1 期开始分裂增殖。G_0 期细胞对大多数抗肿瘤药物不敏感，在增殖期细胞被药物杀灭后，这类细胞即进入到增殖周期，称为肿瘤复发的根源。

（三）无增殖能力细胞群

这类细胞像正常细胞那样分化成熟、衰老死亡，不对组织造成破坏，也无临床意义。

二、抗恶性肿瘤药的作用机制及分类

（一）干扰核酸生物合成的药物

此类药物又称抗代谢药。它主要干扰肿瘤细胞嘌呤和嘧啶合成的不同环节，从而抑制 DNA 的合成，属周期特异性抗肿瘤药，该类药物又可分为以下几种。

1. 抗嘌呤药 抑制嘌呤核酸的合成，如巯嘌呤。

2. 抗嘧啶药 抑制胸腺嘧啶的合成，如氟尿嘧啶。

3. 抗叶酸药 抑制二氢叶酸还原酶，如甲氨蝶呤。

4. 核苷酸还原酶抑制药 如羟基脲。

5. DNA 多聚酶抑制药 如阿糖胞苷。

（二）破坏 DNA 结构和功能的药物

有些药物可与肿瘤细胞 DNA 形成交联，如烷化剂、金属铂等；有些药物可抑制

DNA 拓扑异构酶，如博来霉素、依托泊苷等。

（三）干扰转录过程和阻止 RNA 合成的药物

药物可嵌入 DNA 碱基对之间，阻止 mRNA 的形成，如多柔比星、放线菌素 D 等。

（四）干扰蛋白质合成与功能的药物

药物可抑制微管蛋白活性而干扰其聚合功能，如长春碱类和紫杉醇，也可干扰核糖体功能如三尖杉碱；L－门冬酰胺酶则可干扰氨基酸的供应。

（五）影响激素平衡的药物

本类药主要有糖皮质激素类、性激素类及性激素拮抗伍等，对某些激素依赖性肿瘤有作用。

抗恶性肿瘤药物抗肿瘤的作用机制见图 15－1。

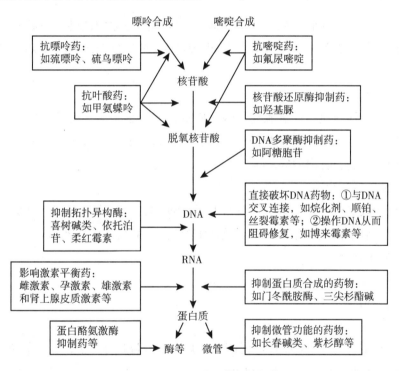

图 15－1　抗恶性肿瘤药的作用机制

任务二　常用抗恶性肿瘤药

PPT

岗位情景模拟

情景描述　患者，男，45 岁，长期吸烟史，因咳嗽痰带血丝就医，诊断为左上肺小细胞肺癌，左锁骨下淋巴结转移；医生给予化疗方案为 EP（依托泊苷＋顺铂）方案。

分析　1. 依托泊苷和顺铂抗肿瘤机制是什么？
　　　　2. 该化疗方案主要的不良反应有哪些？

一、干扰核酸合成药

本类药物又称为抗代谢药，化学结构与核酸代谢的必需物质如叶酸、嘌呤碱、嘧啶碱等相似，通过拮抗细胞核酸特别是 DNA 的生物合成，阻止肿瘤细胞的分裂增殖。属细胞周期特异性药物，对 S 期细胞最敏感。

（一）二氢叶酸还原酶抑制药

甲氨蝶呤（Methotrexate，MTX）

【药理作用】

本药化学结构与叶酸相似，竞争性抑制二氢叶酸还原酶活性，阻断二氢叶酸还原成四氢叶酸，使一碳单位携带受阻，从而阻碍 DNA 的生物合成。还可干扰 RNA 和蛋白质的合成。

【临床应用】

主要用于急性白血病、乳腺癌、绒毛膜癌、恶性葡萄胎、恶性淋巴瘤、非霍奇金淋巴瘤、蕈样肉芽肿、多发性骨髓瘤、卵巢癌、宫颈癌、睾丸癌、头颈部癌、支气管肺炎、软组织肉瘤、骨肉瘤等。

【不良反应及注意事项】

不良反应较多，主要是胃肠道反应和骨髓抑制，表现为口腔炎、胃炎、腹泻、溃疡及白细胞、血小板减少等。另外，可致肝肾损害、脱发、胎儿畸形等。

【常用制剂与规格】

片剂：2.5mg。

粉针剂：50mg。

【用法用量】

片剂，口服。成人一次 5～10mg，一天一次，每周 1～2 次，一疗程总量 50～100mg。用于急性淋巴细胞白血病维持治疗，一次 15～20mg/m²，每周一次。

粉针剂，用适量注射用水溶解，可供静脉、肌内、动脉、鞘内注射。用于急性白血病每次 10～30mg，每周 1～2 次。儿童每天 20～30mg/m²，每周一次；或视骨髓情况而定。

培美曲塞（Pemetrexed）

本药通过破坏细胞内叶酸依赖性的正常代谢过程，抑制细胞复制，从而抑制肿瘤的生长。临床主要用于非小细胞肺癌、恶性胸膜间皮瘤。

【常用制剂与规格】

粉针剂：0.1g；0.2g。

【用法用量】

静脉滴注。培美曲塞联合顺铂用于治疗恶性胸膜间皮瘤的推荐剂量为每 21 天 500mg/m²，滴注 10 分钟，顺铂的推荐剂量为 75mg/m²，滴注超过 2 小时，应在培美曲塞给药结束 30 分钟后再给予顺铂滴注。

（二）胸腺核苷酸合成酶抑制药

氟尿嘧啶（Fluorouracil Suppository，5 – FU）

【药理作用】

本药化学结构与尿嘧啶相似，本身无抗肿瘤活性，需要进入人体内转变为 5 – 氟尿嘧啶脱氧核苷，然后抑制胸苷酸合成酶，使脱氧胸苷酸缺乏，阻碍 DNA 生物合成，造成肿瘤细胞死亡。另外，其代谢产物可掺入 RNA 中，干扰 RNA 和蛋白质的合成，对 G_1、G_2 期细胞也有一定的作用。

【临床应用】

主要用于消化道肿瘤、绒毛膜上皮癌、乳腺癌、卵巢癌、肺癌、宫颈癌、膀胱癌及皮肤癌。

【不良反应及注意事项】

不良反应主要是胃肠道反应、骨髓抑制、脱发、共济失调等，重者可出现血性腹泻。局部给药刺激性大，注射部位因刺激性可致静脉炎或动脉内膜炎。偶见肝、肾损害。

【常用制剂与规格】

粉针剂：0.5g。

软膏：20mg/4g；100mg/4g。

【用法用量】

粉针剂，缓慢静脉滴注，每天 0.5～1mg，每 3～4 周连用 5 天。也可每周一次，每次 0.5～0.75g，连用 2～4 周后休息 2 周作为一疗程。静脉滴注速度愈慢，疗效愈好，而毒副作用相应减轻。小儿按体重每次 10～12mg/kg。

软膏外用，5%～10% 软膏局部涂抹。

卡培他滨（Capecitabine）

卡培他滨与氟尿嘧啶作用机制相似，同属于胸腺核苷合成酶抑制药，只是卡培他滨所转化生成的 5 – 氟尿嘧啶更多在肿瘤组织中，从而最大限度地降低了 5 – 氟尿嘧啶对正常组织的损害。临床主要用于结肠癌辅助化疗、结直肠癌、乳腺癌、胃癌。

【常用制剂与规格】

片剂：0.15g；0.5g。

【用法用量】

应在餐后 30 分钟内用水吞服，不得压碎或切割。单药的推荐剂量为 1250mg/m²，每天 2 次口服（早晚各一次；等于每天总剂量 2500mg/m²），治疗 2 周后停药 1 周，3

周为一个疗程。

（三）DNA 多聚酶抑制药

阿糖胞苷 （Cytarabine）

本品能选择性抑制 DNA 多聚酶活性，组织细胞 DNA 生物合成；也可掺入 DNA 和 RNA 中，干扰 DNA 链延长和 RNA 的功能。本药主要用于治疗急性淋巴细胞及非淋巴细胞白血病的诱导缓解期及维持巩固期，慢性粒细胞白血病的急变期，也适用于恶性淋巴瘤。主要不良反应为骨髓抑制和胃肠道反应。

【常用制剂与规格】

粉针剂：0.1g；0.5g。

【用法用量】

成人常用量，诱导缓解，一次 2mg/kg，一天一次，联用 10~14 天；维持量，一次 1mg/kg，一天 1~2 次，联用 7~10 天。

吉西他滨 （Gemcitabine）

本药是细胞周期特异性抗代谢类抗癌药，主要杀伤 DNA 合成期（S 期）细胞，也可以阻断细胞由 G_1 期向 S 期进展。临床主要用于非小细胞肺癌、胰腺癌、乳腺癌。

【常用制剂与规格】

粉针剂：0.2g；1.0g。

【用法用量】

成人推荐吉西他滨剂量为 $1000mg/m^2$，静脉滴注 30 分钟，每周一次，连续 3 周，随后休息一周，每 4 周重复一次。依据患者的毒性反应相应减少剂量。

（四）嘌呤核苷酸合成酶抑制药

巯嘌呤 （Mercaptopurine，6 – MP）

巯嘌呤为常用的抗嘌呤药物，其结构和次黄嘌呤相似，因而能竞争性地抑制次黄嘌呤的转变过程。口服吸收不完全，个体差异大，在体内转化成黄嘌呤核苷酸和硫代肌苷酸，干扰嘌呤代谢，阻碍 DNA 的合成，对 S 期细胞最敏感。此外，本药还有较强的免疫抑制作用。可用于绒毛膜上皮癌、恶性葡萄胎、急性淋巴细胞白血病及急性非淋巴细胞白血病、慢性粒细胞白血病的急变期的治疗。主要不良反应为胃肠道反应和骨髓抑制，偶见肝、肾损害。有致畸作用，孕妇禁用。

【常用制剂与规格】

片剂：25mg；50mg；100mg。

【用法用量】

绒毛膜上皮癌：成人常用量，每天 6~6.5mg/kg，分 2 次口服。以 10 天为一疗程，疗程间歇为 3~4 周。

白血病：开始，每天 2.5mg/kg 或 80~$100mg/m^2$，一天一次或分次服用。一般于用药后 2～4 周可见显效，如用药 4 周后，仍未见临床改进及白细胞数下降，可考虑在仔细观察下，加量至每天 5mg/kg；维持，每天 1.5～2.5mg/kg 或 50～100mg/m²，一天一次或分次口服。

（五）核苷酸还原酶抑制药

羟基脲（Hydroxycarbamide）

本药是一种核苷二磷酸还原酶抑制药，可以阻止核苷酸还原为脱氧核苷酸，因而选择性地抑制 DNA 的合成，能抑制胸腺嘧啶核苷酸掺入 DNA，并能直接损伤 DNA，但对 RNA 及蛋白质的合成并无抑制作用。主要用于慢性粒细胞白血病，疗效显著。也可用于转移性黑色素瘤。主要不良反应为骨髓抑制、胃肠道反应等。

【常用制剂与规格】

片剂：0.5g。

【用法用量】

慢性粒细胞白血病每天 20～60mg/kg，每周 2 次，6 周为一疗程；头颈癌、宫颈鳞癌等每次 80mg/kg，每 3 天一次，需与放疗合用。

二、影响 DNA 结构和功能药

（一）破坏 DNA 的烷化剂

环磷酰胺（Cyclophosphamide，MTX）

【药理作用】

本药在体外无药理活性。进入体内被肝脏或肿瘤内存在的过量磷酰胺酶或磷酸酶水解，变为活化作用型的磷酰胺氮芥而起作用。与 DNA 发生交叉联结，抑制 DNA 的合成，也可干扰 RNA 的功能，属细胞周期非特异性药物。

【临床应用】

抗瘤谱广，对恶性淋巴瘤疗效显著；对急性淋巴细胞白血病、卵巢癌、乳腺癌、多发性骨髓瘤等有一定疗效。与其他抗恶性肿瘤药合用，可提高疗效。还可抑制机体免疫功能，用于治疗某些自身免疫性疾病和预防器官抑制的排异反应等。

【不良反应及注意事项】

常见不良反应为骨髓抑制，胃肠道反应较轻，但对膀胱刺激性大，可引起出血性膀胱炎，多饮水可减轻或缓解症状；还可引起胎儿畸形、闭经、精子减少等。

【常用制剂与规格】

片剂：50mg。

注射液：0.1g；0.2g。

【用法用量】

片剂，成人常用量每天 2～4mg/kg，连用 10～14 天，休息 1～2 周重复。儿童常用量每天 2~6mg/kg，连用 10~14 天，休息 1~2 周重复。

注射液，成人单药静脉注射按体表面积每次 500~1000mg/m²，加生理盐水 20~30ml，静脉注射，每周一次，连用 2 次，休息 1~2 周重复。

噻替派（Thiotepa）

噻替派化学结构中含有 3 个乙撑亚胺基，活化后与肿瘤细胞 DNA 分子中的碱基结合，阻碍肿瘤细胞的分裂。本药抗瘤谱广、选择性高、毒性低。临床主要用于乳腺癌、卵巢癌、癌性体腔积液的腔内注射、膀胱癌的局部灌注、胃肠道肿瘤。不良反应轻、胃肠道反应少、局部刺激性小，主要不良反应是骨髓抑制。

【常用制剂与规格】

粉针剂：10mg。

【用法用量】

成人一次 10mg，一天一次，连续 5 天后改为一周 3 次，1 疗程总剂量为 300mg，如血常规良好，在第 1 疗程结束后 1.5~2 个月后可重复 1 疗程。

儿童一次 0.2~0.3mg/kg，一天一次，连续 5 天后改为一周一次，25~40mg 为 1 疗程。

替莫唑胺（Temozolomide）

本药为咪唑四嗪类，并具有抗肿瘤活性的烷化剂。在体循环生理 pH 状态下，迅速转化为活性产物 MTIC［3－甲基－（三嗪－1－）咪唑－4－甲酰胺］。MTIC 的细胞毒作用主要表现为 DNA 分子上鸟嘌呤第 6 位氧原子上的烷基化以及第 7 位氮原子的烷基化。通过甲基化加成物的错配修复，发挥细胞毒作用。主要用于多形性胶质母细胞瘤或间变性星形细胞瘤。

【常用制剂与规格】

胶囊剂：20mg；100mg。

【用法用量】

口服，每天剂量为 75mg/m²，共 42 天。

（二）破坏 DNA 的铂类化合物

顺铂（Cisplatin）

顺铂为金属铂类络合物，属周期非特异性药。主要与 DNA 上的碱基形成交叉联结，破坏 DNA 的结构和功能，阻止细胞分裂增殖。抗瘤谱广，对多种实体瘤有效，可用于肺癌、膀胱癌、卵巢癌、头颈部癌、睾丸恶性肿瘤等。铂类药物是联合化疗的常用药物。不良反应有胃肠道反应、骨髓抑制、肾毒性和神经毒性。

【常用制剂与规格】

粉针剂：10mg；20mg；30mg。

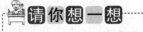

请你想一想

什么是水化治疗？

【用法用量】

通常采用静脉滴注方式给药。给药前 2~16 小时和给药后至少 6 小时之内，必须进行充分的水化治疗。单次化疗（每 4 周一次），一次 50~120mg/m²，共 2 次。

奥沙利铂（Oxaliplatin）

本药属于新的铂类衍生物，通过产生烷化结合物作用于 DNA，形成链内和链间交联，从而抑制 DNA 的合成及复制。本药与 DNA 结合迅速，最多需 15 分钟。用于经过氟尿嘧啶治疗失败后的结、直肠癌转移的患者，可单独或联合氟尿嘧啶使用。最常见不良反应为胃肠道、血液系统以及神经系统反应。

【常用制剂与规格】

注射剂：100mg/100ml。

【用法用量】

静脉滴注，一次 130mg/m²，加入 5% 葡萄糖注射液 250~500ml 中，输注 2~6 小时，如无主要毒性出现时，每 3 周给药一次，疼痛性感觉异常和功能障碍开始出现时，给药量应减少 25%，如在调整剂量后症状仍然持续存在或加重，应停止治疗。不要与氯化钠和碱性溶液混合或通过同一条静脉同时给药。

卡铂（Carboplatin）

本药为周期非特异性抗癌药，直接作用于 DNA，主要与细胞 DNA 的链间及链内交联，破坏 DNA 而抑制肿瘤的生长。应用于实体瘤如小细胞肺癌、卵巢癌、睾丸肿瘤、头颈部癌及恶性淋巴瘤等均有较好的疗效。也可适用其他肿瘤如子宫颈癌、膀胱癌及非小细胞性肺癌等。不良反应有骨髓抑制、胃肠道反应、肾毒性、过敏反应等。

【常用制剂与规格】

粉针剂：50mg；100mg。

【用法用量】

用 5% 葡萄糖注射液溶解，浓度为 10mg/ml，再加入 5% 葡萄糖注射液 250~500ml 中静脉滴注。一般成人用量按体表面积一次 200~400mg/m²，每 3~4 周给药一次；2~4 次为一疗程。也可采用按体表面积一次 50mg/m²，一天一次，连用 5 天，间隔 4 周重复。

（三）破坏 DNA 的抗生素

丝裂霉素（Mitomycin）

本药为细胞周期非特异性药物，丝裂霉素对肿瘤细胞的 G_1 期、特别是晚 G_1 期及早 S 期最敏感，在组织中经酶活化后，它的作用似双功能或三功能烷化剂，可与 DNA 发生交联，抑制 DNA 合成，对 RNA 及蛋白合成也有一定的抑制作用。可用于胃癌、肺癌、乳腺癌，也适用于肝癌、胰腺癌、结直肠癌、食管癌、卵巢癌及癌性腔内积液。骨髓抑制是最严重的毒性反应。

【常用制剂与规格】

粉针剂：2mg；4mg；8mg；10mg。

【用法用量】

每次 6～8mg，以氯化钠注射液溶解后静脉注射，每周一次。也可 10～20mg 一次，每 6～8 周重复治疗。腔内注射，每次 6～8mg。

博来霉素（Bleomycin）

博来霉素为多种糖肽抗生素的混合物，能与铁的复合物嵌入 DNA，引起 DNA 单链和双链断裂，但不引起 RNA 链断裂。适用于头颈部、食管、皮肤、宫颈、阴道、外阴、阴茎的鳞癌，霍奇金病及恶性淋巴瘤，睾丸癌及癌性胸腔积液等。对骨髓抑制较轻，但常见过敏性休克反应，部分患者可引起间质性肺炎和肺纤维化。

【常用制剂与规格】

粉针剂：15mg。

【用法用量】

肌内或皮下注射，一次 15～30mg，溶于 0.9% 氯化钠注射液 5ml 中使用；静脉注射，一次 15～30mg，溶于 0.9% 氯化钠注射液 5～20ml 中，缓慢静脉注射。

（四）拓扑异构酶抑制药

依托泊苷（Etoposide）

本药作用于 DNA 拓扑异构酶Ⅱ，形成药物–酶–DNA 稳定的可逆性复合物，阻碍 DNA 修复。延长药物的给药时间，可能提高抗肿瘤活性。主要用于治疗小细胞肺癌、恶性淋巴瘤、恶性生殖细胞瘤、白血病、神经母细胞瘤、横纹肌肉瘤、卵巢癌、非小细胞肺癌、胃癌和食管癌。

【常用制剂与规格】

胶囊剂：25mg。

注射液：100mg/5ml。

【用法用量】

胶囊，单用一天 60～100mg/m^2，连用 10 天，每 3～4 周重复；联合化疗，每天 50mg/m^2，连用 3 天或 5 天。

注射液，静脉滴注。将需用量用 0.9% 氯化钠注射液稀释，浓度每毫升不超过 0.25mg，静脉滴注时间不少于 30～60 分钟。

三、干扰转录过程和阻止 RNA 合成的药物

多柔比星（Doxorubicin）

多柔比星又称阿霉素，需静脉注射给药。该药可嵌入肿瘤细胞 DNA 双链形成稳定的复合物，干扰 DNA 复制和 RNA 转录，还能抑制拓扑异构酶Ⅱ活性，阻碍 DNA 双链的连接。主要用于各种白血病、恶性淋巴瘤，也可用于神经母细胞瘤、霍奇金病、肾

母细胞瘤，以及消化、呼吸、生殖等系统的实体瘤，是临床最常用的抗肿瘤药物之一。其不良反应主要有心脏毒性、骨髓抑制等。

【常用制剂与规格】

粉针剂：10mg；50mg。

【用法用量】

静脉滴注或动脉注射。成人单药为 $50 \sim 60mg/m^2$，每 $3 \sim 4$ 周一次或一天 $20mg/m^2$，连用 3 天，停用 $2 \sim 3$ 周后重复。联合用药为 $40mg/m^2$，每 3 周一次；或 $25mg/m^2$，每周一次，连用 2 周，3 周重复。

四、干扰蛋白质合成与功能的药物

长春新碱（Vincristine，VCR）

本药抗肿瘤作用靶点是微管，主要抑制微管蛋白的聚合而影响纺锤体微管的形成，使有丝分裂停止于中期。还可干扰蛋白质代谢及抑制 RNA 多聚酶的活力，并抑制细胞膜类脂质的合成和氨基酸在细胞膜上的转运。适用于急性白血病，尤其是儿童急性白血病，对急性淋巴细胞白血病疗效显著；也适用于恶性淋巴瘤、生殖细胞肿瘤、小细胞肺癌、尤文肉瘤、肾母细胞瘤、神经母细胞瘤、乳腺癌、慢性淋巴细胞白血病、消化道癌、黑色素瘤及多发性骨髓瘤等。主要不良反应是骨髓抑制，尚有神经毒性、胃肠道反应。

【常用制剂与规格】

粉针剂：1mg。

【用法用量】

静脉注射，成人剂量为 $1 \sim 2mg$，最大不超过 2mg，年龄大于 65 岁者，最大每次 1mg。儿童 $75\mu g/kg$ 或 $2.0mg/m^2$，每周一次，联合化疗是连用 2 周为一周期。

长春瑞滨（Vinorelbine）

本药是一种半合成的长春花生物碱，是一种周期特异性抗癌药。作用与长春新碱相似，主要通过与微管蛋白结合，使细胞在有丝分裂过程中微管形成障碍，在高浓度时尚可阻断细胞从 G_2 期进入 M 期。本药除了作用于有丝分裂的微管以外，也作用于轴突微管，故可引起神经毒性。主要用于非小细胞肺癌、乳腺癌患者。

【常用制剂与规格】

软胶囊：20mg。

粉针剂：10mg；20mg。

【用法用量】

软胶囊须用水送服，禁止咀嚼或吮吸胶囊。建议在用餐时服用胶囊。

粉针剂静脉滴注。单药治疗用量为每次 $25 \sim 30mg/m^2$。药物必须溶于生理盐水，并在短时间内（$15 \sim 20$ 分钟）输完，其后沿此静脉输入等量生理盐水以冲洗血管。

紫杉醇（Paclitaxel）

本药是一种抗微管药物，它能诱导和促进微管装配，具有聚合和稳定微管作用，干扰微管再排列，导致有丝分裂停止，从而抑制肿瘤细胞生长。主要用于卵巢癌、乳腺癌、非小细胞肺癌、头颈癌、食管癌、精原细胞瘤、复发非霍奇金淋巴瘤及与艾滋病相关型卡波西肉瘤。主要不良反应是骨髓抑制和胃肠道反应，也有心脏毒性、神经系统毒性。

【常用制剂与规格】

紫杉醇注射液：30mg/5ml；60mg/10ml；100mg/16.7ml；150mg/25ml。

【用法用量】

静脉滴注。单药治疗一次 $135 \sim 200mg/m^2$；联合用药一次 $135 \sim 175mg/m^2$，每隔 $3 \sim 4$ 周一次。

多西他赛（Docetaxel）

本药为紫杉醇类抗肿瘤药，通过干扰细胞有丝分裂和分裂间期细胞功能所必需的微管网络而起抗肿瘤作用。多西他赛可与游离的微管蛋白结合，促进微管蛋白装配成稳定的微管，同时抑制其解聚，使产生的微管束失去功能，从而抑制细胞的有丝分裂。主要用于局部晚期或转移性乳腺癌、局部晚期或转移性非小细胞肺癌，即使是在以顺铂为主的化疗失败后也可使用。主要不良反应为骨髓抑制、皮肤红斑等。

【常用制剂与规格】

注射液：20mg/0.5ml。

【用法用量】

静脉滴注，推荐剂量为 $75mg/m^2$ 滴注 1 小时，每 3 周一次。

高三尖杉酯碱（Homoharringtonine）

本药是从三尖杉属植物提出有抗癌作用的生物酯碱，能抑制真核细胞蛋白质的合成，使多聚核糖体解聚，干扰蛋白核体糖功能。本药对细胞内 DNA 的合成亦有抑制作用。适用于各型急性非淋巴细胞白血病，对骨髓增生异常综合征、慢性粒细胞性白血病及真性红细胞增多症等。不良反应主要有骨髓抑制、消化系统反应、心脏毒性等。

【常用制剂与规格】

注射液：1mg/1ml；2mg/2ml。

【用法用量】

静脉滴注。成人每天 $1 \sim 4mg$，加 5% 葡萄糖注射液 $250 \sim 500ml$，缓慢滴入 3 小时以上，以 $4 \sim 6$ 天为一疗程，间歇 $1 \sim 2$ 周再重复用药；小儿每天按体重 $0.05 \sim 0.1mg/kg$，以 $4 \sim 6$ 天为一疗程。

五、影响体内激素平衡的药物

他莫昔芬（Tamoxifen）

本药为非固醇类抗雌激素药物。它与雌二醇竞争雌激素受体，阻止雌激素作用的发挥，从而抑制乳腺癌细胞的增殖。主要用于复发转移乳腺癌、乳腺癌术后转移的辅助治疗和子宫内膜癌的治疗。主要不良反应有胃肠道反应、面色潮红、皮疹、脱发、白细胞减少等，长期大剂量使用可致失明。

【常用制剂与规格】

片剂：10mg。

【用法用量】

口服，每次 10mg，每天 2 次，也可每次 20mg，每天 2 次。

来曲唑（Letrozole）

来曲唑为新一代芳香化酶抑制药。通过抑制芳香化酶活性，使体内雌激素水平下降，从而消除雌激素对肿瘤生长的刺激作用。主要用于治疗绝经后、雌激素受体阳性、孕激素受体阳性或受体状况不明的晚期乳腺癌患者，也可以用于对绝经后早期乳腺癌患者或已经接受他莫昔芬辅助治疗 5 年的绝经后早期乳腺癌患者的辅助治疗。

【常用制剂与规格】

片剂：2.5mg。

【用法用量】

一次 2.5mg，每天一次，口服。

依西美坦

依西美坦是一种不可逆的甾体类芳香化酶抑制药，其结构与天然雄烯二酮底物相似。绝经后妇女的雌激素主要由雄激素通过外周组织芳香化酶的作用转化而成。依西美坦可显著降低绝经后妇女的血清雌激素水平。主要用于以他莫昔芬治疗后病情进展的绝经后晚期乳腺癌患者。

【常用制剂与规格】

依西美坦片/胶囊 25mg。

【用法用量】

依西美坦片/胶囊治疗早期和晚期乳腺癌患者的推荐剂量为 25mg，一天一次，饭后口服。

氟他胺（Flutamide）

本药为一种非类固醇的口服抗雄性激素，能阻止雄性激素在靶细胞的吸收和阻止雄性激素与细胞核的结合，显示强力的抗雄性激素作用。适用于以前未经治疗，或对激素控制疗法无效或失效的晚期前列腺癌症患者，它可被单独使用或与促黄体生成激素释放激素（LHRH）激动药合用。

【常用制剂与规格】

胶囊：125mg。

【用法用量】

口服。每次 250mg，每天 3 次。

氟维司群（Fulvestrant）

本药为竞争性的雌激素受体拮抗药，其亲合力与雌二醇相似。可阻断雌激素的营养作用，其作用机制与下调雌激素受体蛋白水平有关。可用于在抗雌激素辅助治疗后或治疗过程中复发的，或是在抗雌激素治疗中进展的绝经后（包括自然绝经和人工绝经）、雌激素受体阳性的局部晚期或转移性乳腺癌。不良反应常见虚弱无力、肝酶升高、恶心、头疼等。

【常用制剂与规格】

注射液：0.25g/5ml。

【用法用量】

肌内注射。成年女性（包括老年妇女），推荐剂量为每月给药一次，一次 250mg。

戈舍瑞林（Goserelin）

本药是天然促性腺激素释放激素的一种合成类似物，长期使用可抑制垂体促性腺激素的分泌，从而使男性血清睾酮的下降。用于可用激素治疗的前列腺癌。最常见的不良反应包括热潮红、多汗、性功能障碍、勃起功能减退和注射部位反应。

【常用制剂与规格】

缓释植入剂：3.6mg/支；10.8mg/支。

【用法用量】

皮下注射。在腹前壁皮下注射一次 3.6mg，每 28 天一次。

目标检测

一、A 型选择题

1. 氟尿嘧啶的主要不良反应是（　　）

    A. 血尿   B. 蛋白尿   C. 神经毒性

    D. 胃肠道反应   E. 过敏反应

2. 甲氨蝶呤的作用机制是（　　）

    A. 直接阻止 DNA 复制   B. 竞争二氢叶酸合成酶

    C. 抑制二氢叶酸还原酶   D. 抑制核苷酸还原酶

    E. 抑制 DNA 回旋酶

3. 主要作用于 M 期，抑制细胞有丝分裂的药物是（　　）

    A. 放线菌素 D   B. 阿霉素   C. 拓扑肯特

D. 长春碱　　　　　　　　E. 依托泊苷

4. 用药时需关注肺毒性的药物是（　　　）

  A. 柔红霉素　　　　　　B. 长春新碱　　　　　　C. 紫杉醇

  D. 博来霉素　　　　　　E. 氟他胺

5. 下列干扰肿瘤细胞转录过程和阻止 RNA 合成的抗肿瘤药是（　　　）

  A. 多柔比星　　　　　　B. 氟尿嘧啶　　　　　　C. 伊立替康

  D. 多西他赛　　　　　　E. 门冬酰胺酶

6. 下列属于雌激素受体阻断药的抗肿瘤药是（　　　）

  A. 炔雌醇　　　　　　　B. 他莫昔芬　　　　　　C. 阿那曲唑

  D. 丙酸睾酮　　　　　　E. 氟他胺

7. 抗恶性肿瘤药物最常见的严重不良反应是（　　　）

  A. 过敏反应　　　　　　B. 消化道反应　　　　　C. 骨髓抑制

  D. 肝毒性　　　　　　　E. 肾毒性

8. 体外无药理活性需通过肝脏转化后才有活性的烷化剂是（　　　）

  A. 环磷酰胺　　　　　　B. 白消安　　　　　　　C. 噻替派

  D. 洛莫司汀　　　　　　E. 多柔比星

二、X 型选择题

9. 抗肿瘤药氟他胺的不良反应包括（　　　）

  A. 男性乳房发育、乳房触痛

  B. 恶心、呕吐

  C. 骨髓抑制

  D. 肝功能损害

  E. 失眠、疲倦

10. 可影响体内激素平衡的抗肿瘤药有（　　　）

  A. 紫杉醇　　　　　　　B. 他莫昔芬　　　　　　C. 来曲唑

  D. 卡铂　　　　　　　　E. 氟他胺

书网融合……

  微课　　　　　　划重点　　　　　　自测题

参考文献

[1] 国家食品药品监督管理总局执业药师资格认证中心. 国家执业药师资格考试应试指南药学专业知识（二）[M]. 北京：中国医药科技出版社，2019.

[2] 国家药典委员会，中华人民共和国药典：2020 年版. 二部 [M]. 北京：中国医药科技出版社，2020.

[3] 杨宝峰. 药理学 [M]. 9 版. 北京：人民卫生出版社，2018.

[4] 朱依谆，殷明. 药理学 [M]. 8 版. 北京：人民卫生出版社，2016.

[5] 王建新，杨莉莉. 应用药理基础 [M]. 2 版. 北京：中国医药科技出版社，2016.

[6] 张虹，秦红兵. 药理学 [M]. 3 版. 北京：中国医药科技出版社，2017.

[7] 李全斌. 药理学基础 [M]. 北京：中国中医药出版社，2018.

[8] 姜国贤，曹红. 药理学 [M]. 北京：中国中医药出版社，2018.

[9] 黄瀚，李仕剑，刘世坤. 药学专业药理学几个教学难点的应对策略 [J]. 中国药房，2013，24（08）：760–762.